Traiter l'obésité
et le surpoids

sous la direction de
Dr Jean-Philippe Zermati,
Dr Gérard Apfeldorfer,
Dr Bernard Waysfeld

Traiter l'obésité et le surpoids

avec les contributions de
Danielle Bourque, Anne-Françoise Chaperon, Pierre Dalarun, Pr Marc Fantino, Claude Fischler, Pr Philippe Froguel, Pr André Holley, Dr Stéphanie Hahusseau, Katherine Kuréta-Vanoli, Dr Jean-Michel Lecerf, Estelle Masson, Ulla Menneteau, Lyne Mongeau, Pr Jean-Michel Oppert, Véronique Provencher, Jean-Pierre Poulain, Natalie Rigal, Magali Volery, Pierre Weill

Préface Pr Bernard Guy-Grand

Odile Jacob

15, rue Soufflot, 75005 Paris

www.odilejacob.fr

ISBN : 978-2-7381-2428-9

Préface

Pr Bernard Guy-Grand

Encore un livre sur l'obésité et son traitement ?

Et pourtant celui-ci, issu des réflexions du GROS*, tente et réussit, de façon plus complète que les précédents, à faire souffler un vent rafraîchissant sur la littérature et les pratiques foisonnantes qui sévissent dans ce domaine, bien que les idées qu'il formalise soient nées il y a déjà pas mal de temps.

Tout repose sur une affirmation et une question : pour traiter un problème il faut le comprendre – et ici c'est suffisamment difficile par nature, la chose est si diverse et si complexe qu'on ne peut prétendre y être complètement parvenu ; comment se fait-il que, malgré l'explosion récente des connaissances, les résultats des traitements médicaux classiques non invasifs restent aussi désespérément mauvais ?

Trois parties dans ce livre qui peut s'adresser à un lectorat élaboré tout autant qu'à un grand public avide d'un discours nouveau. La première recense sous la plume d'auteurs compétents les principales avancées scientifiques réalisées depuis une ou deux décennies dans la mise en évidence de déterminants majeurs de l'obésité, au sein desquels le comportement alimentaire, dysfonctionnel ou non,

* Groupe de réflexion sur l'obésité et le surpoids.

primitivement altéré ou secondairement troublé, joue un rôle évident. On regrettera un peu l'absence de la biologie et du regard économique et démographique quand on souhaite théoriser l'obésité... qui est à la fois singulière et plurielle... mais il ne s'agissait pas ici d'écrire un « traité » exhaustif.

La deuxième présente avec beaucoup de clarté une série de pratiques trop souvent négligées par les approches mécanistiques du traitement, et qui mériteraient de faire partie de l'enseignement de base des nutritionnistes. Elles restituent la singularité de l'humain dans la prise en charge – au-delà de la simple empathie – et permettent au moins de faire accepter (pas toujours) au patient les limites de ses ambitions si souvent renforcées par le regard intolérant des autres. On est très proche de l'« éducation thérapeutique », mais ici bien intégrée. Que le lecteur ne s'étonne pas de ne pas voir apparaître de « résultats » mirobolants : c'est l'honneur des auteurs de ne pas se vanter comme tant d'autres. « Si tu ne peux guérir, du moins dois-tu soigner » tout comme « *primum non nocere* » devraient rester des principes de base.

La troisième s'attache à pointer, sans agressivité inutile, quelques-uns des défauts des politiques de prévention actuelles dont on peut douter qu'elles soient réellement efficaces faute de s'attacher aux « causes des causes », et dont on peut se demander si elles n'ont pas parfois des effets culpabilisants et pervers. Sept propositions sont lancées... du bon sens qui ne peut que retenir l'attention... à défaut de trouver les moyens réels de les faire appliquer.

L'entreprise était difficile. Elle ne résout pas les problèmes posés – et n'y prétend d'ailleurs pas. Du moins doit-on savoir gré aux auteurs d'avoir mis en exergue le sensoriel, l'émotionnel et le symbolique, trop souvent étouffés sous les calories, et clairement montré que, si manger est bien plus que se nourrir, on peut en effet trouver dans ces dimensions de quoi aider vraiment.

Introduction

À tout problème complexe, il existe une solution simple, directe et fausse.

Le 15 septembre 162, Lucius Verus quitta sa demeure à l'aube, le cœur allègre et l'esprit plein de bonnes résolutions. Il se rendait à Rome. Grâce à son ami Flavius, il allait rencontrer le médecin personnel de l'empereur Marc Aurèle, l'homme dont la renommée s'étendait dans tout l'Empire romain. Voilà des années qu'il luttait seul contre son embonpoint. Cette année, il avait résolu de prendre conseil auprès de l'éminent Claudius Galenus pour en finir une bonne fois pour toutes avec ce maudit surpoids.

Quand il referma derrière lui la porte de la salle d'examen, un large sourire illuminait son visage radieux. Par les dieux, que cet homme était impressionnant ! En deux phrases concises, il lui avait exposé la solution à sa maladie. « Lucius, avait dit le grand savant, pour résoudre ton problème il ne suffit que de deux choses. En premier lieu, pour te nourrir, tu choisiras tes aliments parmi les moins riches et les moins gras, que tu consommeras en quantité abondante afin qu'ils te remplissent la panse et calment tes appétits. En second lieu, chaque matin, à jeun, tu te rendras en courant à grande foulée jusqu'à la ferme de ton voisin où là, après une énergique friction, tu te feras masser par un esclave robuste[1]. »

Le 15 septembre 2010, Louis Vera, quitta son domicile en se demandant pourquoi il ressentait cet étrange petit serrement de cœur. Après quatre mois d'attente, il avait rendez-vous ce matin avec le professeur Claude Galien, le célèbre nutritionniste. Voilà dix ans qu'il suivait l'un après l'autre tous les régimes amaigrissants qu'on lui proposait. En fin de compte, il n'avait réussi qu'à grossir de 20 kilos. Cette fois, il était bien décidé à mettre toutes les chances de son côté et à bien faire les choses. Et, tant qu'à prendre conseil, autant s'adresser au Bon Dieu plutôt qu'à ses saints.

Quand il referma derrière lui la porte du cabinet, il comprit tout à coup la raison de son serrement de cœur. Il n'y avait pas eu de miracle. Le grand médecin lui avait dit ce qu'il pressentait déjà : il allait falloir se remettre au régime. Encore ! « M. Vera, avait dit le professeur, le problème est simple : vous mangez mal et vous ne bougez pas assez. Voilà donc ce que je vous prescris. » Il avait saisi une ordonnance dans son tiroir et sans lever le nez avait écrit : pratiquer chaque jour soixante minutes de marche rapide ; manger moins gras, moins sucré et consommer des fruits et des légumes à volonté, au moins cinq fois par jour[2].

Ce que nous savons aujourd'hui, au XXIe siècle, du développement du tissu adipeux, de la régulation de la masse grasse et des nutriments, du fonctionnement du cerveau, de la génétique du poids et du comportement alimentaire, de la psychologie des individus, des interactions des émotions avec le comportement alimentaire, du métabolisme des aliments, de la sociologie des mangeurs, des techniques de communication ne pourrait pas tenir dans la bibliothèque de Claudius Galenus.

Comment comprendre alors que nous ayons tant progressé dans la compréhension de l'obésité et si peu évolué dans nos pratiques, au point que nous en soyons encore à prescrire une médecine de l'Antiquité ?

Ce livre ne prétend pas totalement éclaircir ce paradoxe. Il ne prétend pas non plus dresser un panorama exhaustif de tous les traitements de l'obésité. Par exemple, il n'aborde pas les traitements médicamenteux ou la chirurgie digestive. Non d'ailleurs que nous les refusions. Mais les premiers semblent frappés d'une terrible malédiction qui les fait systématiquement retirer du marché pour cause d'effets secondaires plus ou moins graves. Et la seconde ne devrait s'adresser qu'aux personnes présentant des obésités massives, résultant souvent de l'échec des thérapies classiques, diététiques ou psychologiques.

Ces échecs sont à l'origine du Groupe de réflexion sur l'obésité et le surpoids. Ce groupe de praticiens s'est constitué en 1998 sur la base de ce constat : les régimes, les médicaments ou même les psychothérapies classiques ne permettent pas un amaigrissement durable. Dès sa création, entourés par les meilleurs experts dans tous les domaines en rapport avec l'obésité, nous avons donc mené une réflexion approfondie sur les causes de ces échecs et les possibilités de traitement qu'offrent aujourd'hui nos nouvelles connaissances.

En 2008, pour célébrer ses dix premières années de réflexion, le GROS a organisé un congrès international à l'Unesco afin d'exposer la synthèse de ses travaux et les propositions de traitement et de prévention qui en découlaient.

La première partie de ce livre expose les connaissances que nous avons rassemblées sur la génétique du comportement alimentaire, la régulation de la masse grasse, des nutriments et des émotions, le développement du tissu adipeux, l'existence et le dérèglement du poids d'équilibre, l'absence de relation entre la nature des différents nutriments et la prise de poids et les effets de la sédentarité.

Dans cette partie, il faudra sans doute retenir l'apparente et trompeuse simplicité du comportement alimentaire dissimulant en réalité la redoutable complexité des mécanismes de régulation, mêlant facteurs génétiques, physiologiques, socio-environnementaux et psycho-émotionnels. Tant de complexité ne pouvant naturellement s'accompagner que d'innombrables causes de dérèglement. Il faudra également retenir une notion centrale : le développement possible et irréversible chez certaines personnes du tissu adipeux, contrecarrant les promesses de ceux qui laissent croire que chacun peut disposer comme il l'entend de son corps, atteindre et maintenir le poids qui lui convient ou même le poids recommandé par le corps médical et les études épidémiologiques.

Il ressort aussi de ces travaux le fait que la prise de poids ne dépend pas de la composition en lipides ou en glucides de l'alimentation, mais tout simplement des calories consommées en plus des besoins, exprimés par les sensations de faim et de satiété et quelle que soit la nature nutritionnelle de ces calories. Ou quand la nature des lipides est incriminée, c'est davantage pour évoquer leur capacité à modifier le mode de stockage des excès alimentaires et l'influence de notre environnement alimentaire.

L'ensemble de ces travaux nous permet de comprendre que le contrôle du comportement alimentaire s'effectue par des mécanismes majoritairement inconscients qui déterminent également le poids d'équilibre, ou *set-point*, de chaque individu. Celui-ci dépend de l'efficacité ou de la défaillance des processus de régulation et de la capacité des adipocytes à se multiplier de façon plus ou moins réversible. Il ne dépend pas de nos désirs, ou de ceux qui prescrivent un poids comme on prescrirait une potion.

Toutes ces connaissances nous ont permis d'aboutir à une nouvelle théorie de l'obésité. Grâce à celle-ci, nous avons pu conceptualiser des approches thérapeutiques innovantes basées sur les sensations alimentaires, la gestion des émotions et l'estime de soi ou l'acceptation de soi. En cela, nous avons rejoint les nombreux courants dits « *no dieting* », ou dits « *intuitive eating* » qui se développent un peu partout dans le monde. Tous se caractérisent par des approches complexes et le refus de méthodes simplistes dont ils constatent les effets délétères.

Partant d'une nouvelle théorie, il nous a fallu adapter nos anciens outils thérapeutiques ou en construire de nouveaux. C'est ce qu'expose la deuxième partie de ce livre : comment obtenir une réduction calorique, source incontournable de la perte de poids, sans tomber dans l'écueil des régimes. C'est par l'observation et la comparaison du comportement alimentaire des mangeurs régulés avec le comportement de nos patients que nous avons pris conscience du rôle central des sensations alimentaires et du plaisir alimentaire dans les mécanismes de la régulation pondérale et nutritionnelle.

Malheureusement, nous avons aussi découvert que la plupart des patients en difficulté avec leur poids ou leur comportement alimentaire étaient dans l'incapacité de percevoir ou de reconnaître ces sensations régulatrices. Souvent, ils ne savaient plus identifier la faim qui déclenche le repas ou la satiété qui permet de l'arrêter. Pour eux, il a fallu inventer de nouvelles pratiques qui les aident à retrouver les sensations perdues. C'est ainsi que s'est imposé le travail sur le goût et les sensations alimentaires.

Reconnaître ses sensations alimentaires est une chose. Les respecter en est une autre. Soit les mangeurs sont incités à s'en remettre à des conseils diététiques censés leur permettre de contrôler leur poids, soit leurs émotions submergent leurs sensations alimentaires. Entre rationalité et émotivité, le mangeur devient un égaré en quête de repères introuvables.

C'est ainsi que nous en sommes venus à traiter la restriction cognitive. Sur une longue période, le mangeur qui tente de contrôler mentalement son comportement alimentaire, afin de maigrir ou simplement de ne pas grossir, mange plus et moins bien que le mangeur qui respecte ses sensations alimentaires. Manger devient pour lui une complication, une inquiétude ou une souffrance. Mais, dans une société qui prône un idéal de minceur inaccessible à la plupart et qui fait de cette minceur l'étalon de la valeur des individus, il est bien difficile d'accepter les différences ordonnées par la nature. Cette quête de minceur impossible, la peur du rejet qui frappe les obèses entraînent aujourd'hui des millions de personnes dans l'univers de la restriction. Plus les gros sont rejetés, stigmatisés, détestés, plus ils se détestent eux-mêmes et s'imposent des régimes qui les font grossir. C'est pourquoi, même quand souvent une certaine perte de poids est envisageable, le deuil du poids désiré, l'affirmation de soi et l'acceptation des réelles possibilités du corps sont des passages obligés pour le plus grand nombre qui imposent parfois un travail spécifique à l'aide de thérapie cognitivo-comportementale ou psychocorporelle.

Enfin, comment ignorer ces mangeurs qui se réfugient dans la nourriture, et parfois dans le surpoids lui-même, pour se réconforter des difficultés de l'existence ou tout simplement de la dureté de la vie quotidienne ? Les mêmes culpabilisent ensuite d'avoir mangé, ce qui les conduit à manger plus encore. Comment persister à croire que ces personnes puissent échapper au cercle vicieux dans lequel elles se trouvent par la magie de slogans nutritionnels, vœux pieux et moralisateurs qu'elles se répètent d'ailleurs chaque fois qu'elles mangent. Tous les courants de la psychologie ont apporté leur éclairage pour aider à comprendre ce qui faisait manger les obèses. Tous se sont efforcés d'apaiser leur souffrance, souvent d'ailleurs avec succès, mais sans pour autant modifier ce cercle vicieux. Sans nul doute, modifier cette inclination à manger pour se soulager de certaines émotions s'avère une tâche bien difficile. Aujourd'hui, cependant, nous disposons de nouvelles approches psychologiques, non plus centrées sur les causes des émotions, mais sur les émotions elles-mêmes. Le problème n'étant pas d'éprouver des émotions, bien au contraire, mais de ne pas les supporter et de tenter de s'y soustraire. La prise alimentaire contre le vide affectif ou la souffrance, en somme.

Face à la difficulté de soigner ces dérèglements, on conçoit l'importance d'en prévenir l'apparition. La troisième partie de ce livre est donc consacrée à une tentative d'étendre notre expérience de la prise en charge individuelle à des actions de santé publique ou de prévention à grande échelle : redonner de l'importance à l'acte alimentaire, qui nécessite plus que jamais l'attention du mangeur, promouvoir l'éducation alimentaire plutôt que l'information nutritionnelle, lutter contre la stigmatisation des obèses, favoriser des modes de vie plus actifs, mais pas nécessairement plus physiques...

L'expérience suisse montre que les campagnes de prévention peuvent mettre en garde contre les dangers des régimes amaigrissants et inviter les citoyens à respecter leurs sensations de faim. Certes, il reste du chemin à parcourir, mais cette politique des petits pas présente au moins le mérite d'aller dans le bon sens. Quant à l'expérience québécoise, elle montre que les pouvoirs publics peuvent s'impliquer dans des programmes de soins ambitieux tenant compte des données scientifiques les plus récentes et ne sont pas condamnés à prescrire des régimes amaigrissants qui ont fait la preuve de leur inefficacité.

Le champ de la prévention dépasse bien largement celui de l'intervention médicale. Il est du ressort de l'ensemble de notre société. Rarement une maladie aura imposé à ce point de s'interroger sur nos modes de vie, nos modes de consommation et plus généralement sur l'ensemble de nos valeurs. Dans ce contexte, il n'est pas inutile de rappeler combien la dimension sociale, les valeurs de partage et de « réenchantement » de notre alimentation semblent peut-être se présenter comme les meilleurs facteurs actuels de protection contre l'obésité.

L'obésité devient une maladie complexe et redoutable qui se caractérise moins par une facilité à grossir que par une difficulté à maigrir. Elle est difficile à comprendre et les moyens de la combattre efficacement sont encore peu nombreux. Toutefois nous observons qu'une meilleure compréhension du phénomène permet de progresser dans nos traitements en restant fidèles à nos engagements de praticiens : *primum non nocere*, « d'abord ne pas nuire », comme aurait sûrement dit Claudius Galenus.

NOTES

1. Galien, *Méthode de traitement*, Paris, Gallimard, coll. « Folio essais », 2009.
2. *La santé vient en mangeant*, Institut national de prévention et d'éducation pour la santé, 2002.

I

Les progrès dans la compréhension de l'obésité

CHAPITRE PREMIER

Quelle est la contribution de la génétique dans les comportements alimentaires ?

Philippe Froguel

Loin du « tout génétique »

Aucune personne sérieuse ne croit les généticiens quand ils prétendent que l'hérédité joue un rôle essentiel dans la survenue d'un surpoids. Pourtant ces mêmes généticiens ne sont pas si extrémistes et ne soutiennent certainement pas la thèse du « tout est génétique » : ils admettent que, au niveau sociétal, notre civilisation et son environnement « obésogènes » sont responsables de l'essentiel de l'« épidémie » d'obésité. Celle-ci touche environ 1 milliard de personnes dans le monde dont la majorité est issue des mégapoles des pays en voie de développement. Mais ce qu'ils soutiennent tout aussi fermement, c'est qu'au niveau individuel certains d'entre nous sont plus vulnérables que d'autres aux effets délétères de notre mode de vie moderne. En effet, il est maintenant solidement établi qu'il existe des gènes d'hypersensibilité à l'environnement qui favoriseront la prise de poids de beaucoup de nos contemporains, alors que d'autres, plus chanceux par les temps qui courent, résisteront davantage (pour combien de temps ?) aux ravages de la « malbouffe ».

Gènes d'hypersensibilité et génétique permissive

Allons plus loin : n'est-il pas étonnant, voire miraculeux, de n'apercevoir qu'une minorité de « gros » dans les rues de nos pays, quand tout semble conjugué pour nous faire grossir dès le berceau ? Et que la courbe ascendante de la prévalence de l'obésité semble s'aplatir depuis deux ou trois ans, notamment chez l'enfant et l'adolescent ? Non seulement en France, pays où existe un Plan national Nutrition et Santé pour faire reculer l'obésité (vous savez les slogans « Mangez cinq fruits et légumes par jour » écrits en petits caractères en bas des pubs pour les Big Mac), mais aussi en Angleterre où rien n'est entrepris pour inciter nos chères têtes blondes à mieux manger et à faire du sport.

Il est tout à fait possible que la limite maximale de l'épidémie d'obésité soit bientôt atteinte du fait des résistances individuelles à la prise de poids tout comme beaucoup d'entre nous résistent à la grippe porcine sans être vaccinés. Ainsi, pour que l'épidémie d'obésité progresse encore, il faudrait que notre environnement devienne si nocif qu'il finisse par emporter les dernières digues génétiques de contrôle du poids.

Paradoxalement, les pourfendeurs de l'hypothèse génétique de l'obésité (tout est dû au milieu et au libre arbitre) sont incapables de nous expliquer pourquoi la planète devient obèse. Les épidémiologistes les plus distingués sont dans l'incapacité d'identifier des causes suffisamment puissantes qui expliqueraient depuis quelques décennies la défaillance de notre régulation énergétique ancestrale. En fin de compte, force est d'admettre que personne ne connaît précisément les (nombreux) facteurs environnementaux à l'origine de la vague d'obésité qui s'est abattue sur cette fin du XXe siècle pour ne plus nous lâcher.

Prenons le coupable le plus idéal : l'alimentation excessive, déséquilibrée, trop grasse de type « fast-food » : personne ne sait vraiment si l'on mange plus ou moins qu'avant, et exactement quel type d'aliments on mange réellement, faute de données fiables. Les enquêtes individuelles montreraient plutôt que l'on mange moins de calories et surtout moins de graisses qu'il y a trente ans. L'alimentation industrielle a tellement changé nos habitudes durant ces trente dernières années qu'il est difficile de savoir ce que nous ingurgitons chaque jour. Et si nous mangeons globalement moins de graisses (notamment saturées), l'augmentation de la consommation des graisses poly-insaturées, si elle obstrue moins nos artères, a potentiellement d'autres effets métaboliques obésogènes (voir chapitre 4 par P. Weill, p. 61).

L'une des conséquences de ces bouleversements récents de nos habitudes alimentaires est que les données épidémiologiques dont nous disposons en 2010 (rétrospectives pour la plupart) sont peut-être inadaptées à la situation réelle de la nutrition de nos enfants. Ainsi voudrait-on définir des politiques de santé publique sur des constats probablement complètement dépassés ! Un état des lieux à grande échelle de la situation nutritionnelle des jeunes générations s'avère donc bien nécessaire.

La sédentarité est-elle vraiment en cause dans l'obésité ?

À une époque où le passage en salle de musculation est devenu un « must » des sociétés postindustrielles, poser la question de la sédentarité frise déjà l'hérésie. Des données incontestables récentes montrent pourtant que contrairement aux idées reçues les dépenses énergétiques ont légèrement augmenté en Europe depuis trente ans et que l'exercice physique ne s'est pas significativement raréfié, bien au contraire[1]. De plus, à côté des *big two devils* (mauvaise alimentation et sédentarité), plusieurs autres causes potentielles de surpoids sont parfaitement corrélées au nombre croissant d'obèses et constituent des coupables potentiels aussi sérieux que les deux précédents[2] : la baisse de la durée et de la qualité du sommeil (une heure de moins en vingt ans, notamment chez les jeunes), la consommation accrue de psychotropes (depuis peu les médicaments les plus vendus en valeur au monde), l'air conditionné (augmentation de près de 2 °C de la température des maisons l'hiver…), l'élévation de l'âge du premier enfant chez la femme, la diminution de la consommation de tabac (car l'arrêt du tabac fait grossir), le traitement amélioré des ulcères de l'estomac (car il s'accompagne d'une hypersécrétion d'une hormone intestinale qui stimule la faim).

En d'autres termes, nous ignorons totalement pourquoi des groupes entiers de la société, surtout les plus pauvres, non seulement prennent du poids, mais, pour une proportion croissante, développent une obésité très sévère ! Aussi, proposer comme le font unanimement nos hommes (et femmes) politiques une taxation du « gras » ne peut qu'être inefficace et socialement injuste dans la mesure où les populations les plus pauvres sont aussi celles qui consomment le plus ce type de nourriture peu onéreuse.

La part du patrimoine génétique dans l'obésité

L'hypothèse des généticiens est que notre patrimoine génétique détermine notre réponse biologique à nos habitudes de vie. Bien sûr, il est possible de réagir, mais, comme à bicyclette, une pente plus escarpée demande une ténacité forte pour ne pas descendre de vélo. Ce qui est d'autant plus difficile que l'on a une vie stressante, avec des transports professionnels quotidiens éprouvants, etc. Les études récentes portant sur des dizaines de milliers de jumeaux ont définitivement démontré que les trois quarts de la variation interindividuelle de la corpulence humaine étaient génétiquement déterminés, y compris chez l'enfant où le comportement alimentaire est aussi fortement héréditaire. Les études familiales ont aussi montré que le risque de devenir très obèse quand on a un père ou une mère obèse était 5 à 8 fois plus important. Plus l'obésité est précoce et sévère plus les facteurs génétiques semblent prépondérants.

Étonnamment peut-être, la génétique nous en a plus appris en dix ans sur les circuits de régulation de l'appétit que les quarante dernières années d'études psycho-comportementales et épidémiologiques « classiques ». Contrairement à ce que pensaient les spécialistes de l'obésité jusqu'à la fin des années 1990, la mutation d'un seul gène, si elle se situe précisément dans la voie cérébrale hypothalamique de régulation de l'appétit, suffit à rendre obèse un jeune être humain, tout comme d'ailleurs une souris ! Car les mêmes gènes entraînent l'obésité du rongeur comme celle de l'homme. Ceci montre bien que les mécanismes de régulation du poids ont été conservés malgré l'évolution des espèces.

L'interface génétique/environnement

Sur le plan clinique, les enfants (et ensuite adultes) porteurs de ces anomalies génétiques présentent une obésité massive isolée (sans autre signe particulier visible) avec une faim continue. Au moins 2 % des obèses sont victimes de ce genre de maladies génétiques dites monogéniques ou mendéliennes, car obéissant aux lois de Mendel, le célèbre manipulateur de petits pois. Des données très récentes montrent cependant que l'environnement module la gravité de ces obésités monogéniques. Il s'agit de maladies évolutives qui n'apparaissent pas toujours dès l'enfance. Ainsi, des adultes porteurs de mutations de gènes d'obésité peuvent être restés minces quand ils étaient jeunes tout en devenant hélas ensuite obèses du fait de changements environnementaux. On peut d'ailleurs se demander pourquoi près de 90 % des enfants de 2010 porteurs de ces mutations sont très obèses, alors que 80 % de leurs grands-parents étaient minces à leur âge.

Certains évoquent le changement drastique d'éducation alimentaire, très contrôlée par les parents après la Seconde Guerre mondiale (avec des tickets de rationnement jusqu'en 1949), devenue très « laxiste » depuis 1968. L'enfant qui a toujours faim, du fait d'une anomalie génétique peut librement piocher dans le frigo quand il le veut. Des données non encore publiées suggèrent que la chirurgie digestive de l'obésité (1 000 Français sont opérés chaque mois et maigrissent généralement avec succès) ne serait pas encore suffisante pour « guérir » la majorité de ces patients porteurs d'une obésité monogénique. Par ailleurs, on sait maintenant que certains de ces patients obèses ont des anomalies chromosomiques très fines (des microdélétions d'un chromosome qui ne touchent qu'un petit nombre de gènes), uniquement détectables par les dernières nanotechnologies, parfois associées à des retards scolaires qui ne sont pas secondaires à l'obésité mais bien liés à des problèmes de développement du cerveau.

Ceci doit nous interroger sur les causes et conséquences de ces retards mentaux « légers » souvent associés à un surpoids. L'explication « humaniste » classique des psychologues consiste parfois à dire que l'obésité isole et rend difficile l'apprentissage. Hélas, il est tout aussi probable que les mêmes anomalies biologiques qui, schématiquement, limitent le quotient intellectuel perturbent aussi les circuits de contrôle de la faim. Les mêmes protéines étant souvent impliquées dans ces deux dérèglements. Un consensus commence à apparaître pour recommander un diagnostic génétique de ces formes très sévères d'obésité, surtout quand elles s'associent à des troubles cognitifs et comportementaux précoces. Les mêmes études génétiques montrent que des régions du génome sont associées au risque simultané d'autisme et d'obésité avec retard mental. Pour certains neurologues, toute la nosologie actuelle des maladies psychiatriques est à revoir, car les mêmes causes (génétiques) pourraient en fonction de l'environnement donner des présentations cliniques très différentes.

Des gènes de l'obésité situés dans le cerveau

Les criblages pangénomiques viennent d'identifier une vingtaine de gènes dont chacun augmente le risque d'obésité de 10 à 50 %, de manière additive. La grande surprise de ces travaux a été la découverte que tous ces gènes étaient exprimés dans le cerveau (donc que la protéine correspondante contribue probablement au fonctionnement cérébral). En effet, l'hypothèse généralement retenue par les biologistes et physiologistes de la fin du siècle dernier était que l'obésité était une affaire de stockage des graisses plus ou moins facilité et de dépenses énergétiques plus ou moins élevées. Mais ce n'est pas ce qui a été trouvé jusqu'à présent. Certains de ces gènes sont d'ailleurs des « facteurs de croissance ou de différenciation des neurones », et tous semblent intervenir d'une manière ou d'une autre dans les comportements alimentaires.

Les porteurs des variants « à risque » de ces gènes d'obésité n'ont pas nécessairement plus faim que les autres (à la différence de porteurs de mutations sévères d'obésité monogénique), *mais ils adaptent mal leur alimentation en fonction de leur mode de vie, ils contrôlent mal leur comportement et donc leur prise alimentaire.* Les questionnaires alimentaires les trouvent moins aptes à se contrôler (par exemple lors d'une soirée entre amis), ils sont plus « désinhibés » face à la nourriture. Ceci est très important car, contrairement à ce que l'on pense généralement, *95 % des choix alimentaires ne sont pas faits de manière consciente,* mais répondent à des circuits neuronaux non corticaux. Les célèbres études psycho-comportementales des années 1960 (du type de celles immortalisées dans le film d'Alain Resnais *Mon oncle d'Amérique* sur les expériences d'Henri Laborit) ont été décortiquées – voire financées – par les industriels du secteur agroalimentaire. Ceux-ci en ont déduit des stratégies très élaborées destinées à accroître la consommation des mangeurs. Il est probable que les personnes porteuses de variants de l'ADN « à risque » de ces gènes d'obésité sont mal armées pour se protéger des sollicitations subliminales, ou des « pièges à goût » (notamment les additifs renforçateurs de saveur, parfois métaboliquement toxiques) ajoutés par les industriels afin d'inciter, à son insu, le mangeur à consommer davantage[3].

D'où viennent les gènes de l'obésité ?

Deux théories s'affrontent. L'une d'elles, très populaire parmi les médecins et les journalistes, postule que les humains ont été sélectionnés par leur résistance à la famine pendant notre longue histoire. Ainsi, nous aurions un patrimoine génétique enrichi en génotypes d'épargne énergétique, qui aurait conféré un avantage sélectif jusqu'aux temps récents d'abondance alimentaire. Hélas, cette théorie séduisante, postulée dans les années 1960, n'a jamais été confirmée par les études génétiques : non seulement aucun gène « économe » n'a été identifié jusqu'à présent, mais en plus la proportion de mutations obésogènes récemment découvertes n'est pas différente dans les populations isolées (comme les petits peuples du Pacifique qui ont eu des conditions de vies frugales pendant longtemps et sont depuis peu très obèses) comparées à celle des Européens. Enfin, si cette théorie était fondée nous devrions presque tous être obèses puisque nous descendons des survivants des famines passées.

Récemment est apparue une théorie concurrente appelée « hypothèse du prédateur[4] ». Dans la nature, être gros est à la fois un avantage à long terme pour survivre quand il y a moins de nourriture, mais aussi un très gros désavantage à la survie immédiate quand il faut échapper aux prédateurs de tout poil qui se régalent par exemple des mulots trop joufflus. Les primates avaient jusqu'à peu leurs propres prédateurs. Ceux-ci ont disparu il y a environ dix mille ans (avec les mammouths) pour des raisons mal connues. Ainsi, l'histoire récente humaine a pu permettre une accumulation de mutations de gènes qui en théorie font grossir mais qui n'ont pas été complètement exprimés (car l'accès limité à la nourriture était la règle) ou qui n'ont pas été « éliminés » car leur effet sur la survie de leurs porteurs était « neutre » (on mourait jeune bien avant que le diabète apparaisse !). Notre génome contiendrait un grand nombre de ces mutations « potentiellement obésogènes » qui depuis une génération ont pu conduire à cette recrudescence des cas d'obésité tout en « épargnant » une importante partie de l'humanité qui a échappé à cette accumulation de mutations dangereuses pour le poids. Les progrès très récents du séquençage rapide et relativement peu onéreux du génome humain permettront de faire l'inventaire des mutations des gènes qui contrôlent la prise alimentaire et donc de savoir si la théorie du prédateur est vraie ou fausse.

Quelle conclusion « sociétale » peut-on tirer des études génétiques ?

L'enjeu est de taille à un moment où certains milieux politiques, notamment en Angleterre chez les conservateurs, considèrent l'obésité et ses conséquences comme des péchés dus à la faiblesse de caractère (conduisant à la gloutonnerie et à la paresse) dont le traitement ne devrait pas être pris en charge par la société. Il conviendrait ainsi de ne pas trouver d'excuses biologiques aux obèses (comme aux drogués ou aux pauvres qui n'ont qu'à s'en prendre à eux-mêmes au lieu de demander à l'État de les assister).

L'autre idée en vogue outre-Manche est que les parents sont coupables de l'obésité de leurs enfants et qu'il faut leur en enlever la garde afin de les protéger d'une éducation laxiste. Au discours culpabilisateur répond l'argumentation scientifique des généticiens de l'obésité qui expliquent que certains enfants (ou adultes) ont une faim irrépressible qui ne peut être contrôlée aisément par l'éducation familiale. Mais le milieu scientifique est lui-même divisé : un article de l'Institut d'hygiène londonien vient d'accuser les obèses de contribuer à l'effet de serre en générant plus de gaz carbonique que les autres. En France, Air France a songé un moment à surtaxer les personnes obèses, accentuant ainsi la stigmatisation dont elles sont les victimes (voir chapitre 19, page 289).

Cependant, si les généticiens ont raison, et que les causes de l'obésité sont « à l'intérieur de certains d'entre nous », il conviendrait plutôt que la société protège les personnes vulnérables en assurant la promotion d'un marketing responsable qui n'incite pas les mangeurs à la surconsommation alimentaire plutôt que d'assener un discours moralisateur incitant à « mieux manger » qui sera de peu d'efficacité. De même peut-on comprendre que les approches thérapeutiques purement cliniques atteindront souvent leurs limites en exigeant d'individus prédisposés à l'obésité un effort difficile à maintenir au sein d'un environnement défavorable.

NOTES

1. Westerterp K. R., Speakman J. R., « Physical activity energy expenditure has not declined since the 1980s and matches energy expenditures of wild mamans », *Int. J. Obes.* (Lond.), août 2008, 32 (8), p. 1256-1263.

2. McAllister E. J., Dhurandhar N. V., Keith S. W., Aronne L. J., Barger J., Baskin M., Benca R. M., Biggio J., Boggiano M. M., Eisenmann J. C., Elobeid M., Fontaine K. R., Gluckman P., Hanlon E. C., Katzmarzyk P.,

Pietrobelli A., Redden D. T., Ruden D. M., Wang C., Waterland R. A., Wright S. M. et Allison D. B., « Ten putative contributors to the obesity epidemic », *Crit. Rev. Food Sci. Nutr.*, novembre 2009, 49 (10), p. 868-913.

3. Cohen D. A., « Neurophysiological pathways to obesity : Below awareness and beyond individual control », *Diabetes*, 2008, 57, p. 1768-1773.

4. Speakman J. R., « A nonadaptive scenario explaining the genetic predisposition to obesity : the "predation release" hypothesis », *Cell. Metab.*, juillet 2007, 6 (1), p. 5-12.

CHAPITRE 2

Plaisir alimentaire et régulation énergétique

Marc Fantino

Parmi ses diverses fonctions physiologiques, la prise alimentaire doit d'abord procurer aux êtres vivants un approvisionnement énergétique exactement ajusté à leurs dépenses. Or celles-ci sont largement variables car elles dépendent de facteurs extérieurs, notamment pour l'Homme, contingentes de son environnement géographique et social. D'autre part, la prise alimentaire est la seule voie d'entrée des matériaux constitutifs des êtres vivants. Elle doit donc leur fournir chaque élément en quantité adaptée pour compenser les pertes et maintenir leur composition corporelle.

Une fois la croissance terminée, cette composition se caractérise en effet par une remarquable stabilité dans le temps, comparativement aux flux de matière et d'énergie qu'implique la prise alimentaire. Une évaluation grossière indique qu'en quarante ans de vie adulte un Homme ingère quelque cinquante tonnes d'aliments et de boissons, alors que dans le même temps sa masse corporelle ne s'accroît en moyenne que d'une dizaine de kilogrammes, au pire quelques dizaines s'il développe une certaine obésité. L'évidence d'un ajustement d'une remarquable précision, à moyen et à long terme, de la prise alimentaire aux besoins s'impose donc. Mais sa propriété la plus remarquable est qu'il s'agit d'un pur comportement qui de surcroît peut être source de plaisir sensoriel pour l'homme. Pour cette raison, on attribue aussi à la prise alimentaire une fonction psychique et psychosociale.

Or la dualité entre la fonction homéostatique de la prise alimentaire, sa nature comportementale et le plaisir sensoriel qui lui est généralement associé interroge sur les interactions entre ces trois aspects dans l'élaboration de cette réponse physiologique, nécessairement adaptée car essentielle à la survie des individus. La question du rôle du plaisir dans le déterminisme et le contrôle du comportement alimentaire s'impose donc : le plaisir est-il une conséquence (un sous-produit !) de la prise alimentaire, ou le plaisir est-il moteur de la prise alimentaire ?

Si toutes les espèces vivantes bénéficient bien d'un contrôle physiologique de la prise alimentaire, le plaisir est, par essence, une expérience subjective humaine dont la connaissance n'est accessible que par l'introspection et la communication. Aussi est-il difficile d'affirmer que les animaux ressentent, comme l'Homme, du plaisir alimentaire. C'est pourquoi, pudiquement, les scientifiques ont repris au français ancien le mot *palatabilité* (de palatal, ou « ce qui frappe le palais ») pour désigner, chez l'animal, le concept jouant le même rôle que le plaisir alimentaire chez l'Homme. Cependant, pour Pierron, « la palatabilité est le caractère d'un aliment agréable au goût[1] ». Mais, contrairement à ce que pensait Aristote, le plaisir n'est pas le seul moteur du comportement d'ingestion. La nécessité que les individus couvrent leurs besoins énergétiques et nutritionnels par la prise alimentaire implique, à l'évidence, une composante métabolique dans son déterminisme. Aussi, depuis quelques années, les scientifiques identifient-ils deux aspects dans le contrôle physiologique de la prise alimentaire, distinguant le « contrôle homéostatique » du « contrôle hédonique ».

Contrôle homéostatique de la prise alimentaire

L'étude des mécanismes physiologiques concourant au maintien ou au rétablissement de l'homéostasie énergétique amène à distinguer le *contrôle à court terme* du comportement d'ingestion, de la *régulation à long terme* d'une ou plusieurs grandeurs directement associées à l'équilibre de la balance énergétique[2].

LA BALANCE ÉNERGÉTIQUE EST-ELLE RÉGULÉE ?

La masse adipeuse corporelle est la grandeur la plus probablement régulée dans le cadre de la balance énergétique en raison même de son rôle de réserve calorique, mais aussi parce que l'on connaît maintenant un mécanisme possible de mesure de cette grandeur. Il est en effet implicite que toute grandeur physiologique régulée soit obligatoirement mesurée *in vivo*. Or la production de leptine, hormone élaborée par les adipocytes en proportion de leur masse totale, peut jouer le rôle de boucle de rétroaction informant le cerveau de l'importance de la masse adipeuse périphérique.

L'actuelle pandémie d'obésité fait cependant naître quelques doutes sur la réalité d'une régulation, au sens cybernétique du mot, de la masse des lipides de réserve. Une grandeur régulée devrait en effet être aussi efficacement défendue, par des réponses correctrices appropriées, lorsqu'elle dépasse sa valeur d'équilibre (sa valeur de consigne) que lorsqu'une perturbation lui impose transitoirement une valeur inférieure. L'échec quasi systématique à long terme des tentatives d'amaigrissement par restriction alimentaire indique à l'évidence que des mécanismes compensatoires efficaces, notamment l'hyperphagie réactionnelle, interviennent pour rétablir le poids et la masse grasse d'origine dès que le comportement alimentaire redevient libre. En revanche, l'inflation pondérale au fil de la vie, caractérisant maintenant tant d'adultes, indique que le poids idéal atteint à l'issue de la période de croissance ne semble guère défendu face à la pléthore alimentaire moderne. La suggestion d'une consigne pondérale « flottante » a été récemment reprise par Zheng[3] comme si la régulation pondérale était régie par un mécanisme analogue à la roue à cliquet d'un cric. Pourtant, un nombre non négligeable d'adultes « régulent » bien et peuvent conserver toute leur vie leur poids de jeunesse sans aucune privation alimentaire. De plus, sur de plus courtes périodes, la correction d'un excès pondéral induit par quelques abus ponctuels est possible, même chez les obèses (sauf pour certains sujets en restriction cognitive).

Au plan physiologique, il est donc bien raisonnable de distinguer les mécanismes de la « régulation énergétique » à long terme (ou de régulation de la masse adipeuse) de ceux du « contrôle de la prise alimentaire » à court terme.

LE CONTRÔLE À COURT TERME DE LA PRISE ALIMENTAIRE

Le comportement de prise alimentaire est intermittent, s'exerçant en séquences récurrentes échelonnées dans le temps. Ce caractère discontinu en facilite l'étude car la question de son déterminisme peut dès lors se décomposer en deux sous-problèmes : d'une part l'étude des mécanismes qui rendent compte de son apparition périodique, donc des mécanismes du déclenchement du repas en présence de l'état de faim ; d'autre part l'étude des mécanismes qui rendent compte de l'arrêt de l'ingestion, en déterminant la fin du repas (voir note 2).

La faim correspond à l'état de motivation interne qui préside à l'ingestion alimentaire. C'est l'éveil spécifique qui périodiquement pousse tout être vivant à la recherche de nourriture et/ou à débuter un repas. Il est à noter que la faim survient même en l'absence de toute nourriture et qu'une faim intense peut pousser à manger des aliments de très faible palatabilité. La faim s'oppose à la *satiété* qui caractérise la période interprandiale, lorsque le sujet n'éprouve aucune motivation pour la nourriture. Cet état s'estompe dès que la faim réapparaît et que le sujet se prépare pour le repas suivant. Faim et satiété sont donc deux concepts antinomiques : la satiété caractérise un sujet en état de « non-faim ». C'est pourquoi le mot de satiété ne doit pas être confondu avec celui de *rassasiement* qui qualifie l'état de plénitude contemporain de l'arrêt de l'ingestion alimentaire ; il désigne donc les mécanismes et signaux qui mettent fin aux repas. Satiété et rassasiement ne sont pas synonymes.

Le mot appétit caractérise l'attrait pour un aliment particulier, éprouvé par un sujet, qu'il soit ou non en état de faim. Le terme d'*appétit spécifique*, proposé par Richter en 1936[4], désigne la forte motivation d'un sujet carencé à consommer un nutriment (ou un minéral) particulier qui lui fait défaut, et dont l'ingestion lui procure un vif plaisir oro-sensoriel tout en favorisant le rétablissement de son équilibre nutritionnel. L'appétit spécifique le plus typique est celui pour le chlorure de sodium, caractérisé par un fort attrait pour le goût salé chez tout sujet présentant un déficit pour ce nutriment[5]. Les appétits spécifiques peuvent répondre à des mécanismes purement physiologiques et réflexes, mais ils peuvent être aussi conditionnés (par les processus d'apprentissage décrits dans « Déterminants du plaisir gustatif et des préférences », page 40).

FONDEMENT MÉTABOLIQUE DES ÉTATS DE FAIM ET DE SATIÉTÉ

Parce que la première finalité biologique du comportement alimentaire est d'assurer la continuité de l'approvisionnement énergétique de l'organisme, au plan historique plusieurs théories ont été successivement proposées pour rendre compte de l'alternance des états de faim et de satiété qui rythme les séquences d'ingestion. Chacune attribuait un rôle privilégié, direct ou indirect, à l'oxydation des divers métabolites énergétiques.

Le glucose constitue cependant le carburant quasi exclusif des neurones cérébraux. Aussi n'est-il pas surprenant que le comportement alimentaire soit principalement modulé par la disponibilité cérébrale de ce nutriment. Quand la capacité des cellules cérébrales à oxyder le glucose décline, l'état de faim survient, et ce signal déclenche la prise alimentaire. Cette *théorie glucostatique,* ancienne car formulée il y a plus de soixante ans par Jean Mayer[6], n'a été confirmée que récemment par la mise en évidence des mécanismes biochimiques intracellulaires impliqués (voir « Aspects neurophysiologiques », p. 44). Les censeurs du signal métabolique « disponibilité du glucose » sont des neurones spécialisés traditionnellement localisés dans les noyaux hypothalamiques ventro-médians (VMH) et dans l'hypothalamus latéral (LH)[7], mais maintenant aussi identifiés comme étant dans le noyau arqué (ARC).

ARRÊT DE LA PRISE ALIMENTAIRE OU MÉCANISMES DU RASSASIEMENT

On a longtemps pensé que la disparition du signal métabolique de faim rendait compte de l'arrêt de l'ingestion alimentaire marquant la fin des repas. Cependant, une grande majorité de l'énergie et des nutriments ingérés est alors encore dans le tractus digestif et, en dépit des réponses neuroendocriniennes anticipatoires, ils n'ont donc guère pu modifier le milieu intérieur. On sait maintenant que l'interruption de l'ingestion est commandée par des mécanismes physiologiques autonomes, multiples et complexes, les mécanismes du rassasiement. Ils impliquent la transmission de divers signaux du tube digestif au cerveau pour l'informer de la nature et de la quantité des apports alimentaires. Cette signalisation met en jeu des messages nerveux transitant par les nerfs vagues ou par voie orthosympathique jusqu'au tronc cérébral, mais aussi divers messages chimiques libérés par le tube digestif en fonction de son contenu et transportés jusqu'au cerveau par voie sanguine (voir revue[8]). Ces médiateurs humoraux sont encore très mal connus, mais ils comptent probablement la cholécystokinine (CCK) ou ses fragments, notamment la CCK 8[9]. Le GLP-1 et le neuropeptide YY[10], libérés par la muqueuse duodénale en réponse à l'arrivée des nutriments, ont aussi la capacité de stopper l'ingestion alimentaire de diverses espèces animales. Une contribution de l'insuline[11] puis de la leptine[12] au rassasiement a été également suggérée, mais ces hormones participent plus probablement à la régulation de la balance énergétique à long terme même si, comme exposé plus loin, elles assurent cette fonction en modulant l'amplitude de la réponse à court terme, c'est-à-dire l'amplitude de la prise alimentaire[13].

CONTRIBUTION D'APPRENTISSAGE AU RASSASIEMENT

Le rassasiement ne repose pas seulement sur des mécanismes physiologiques autonomes. Il implique aussi des mécanismes psychophysiologiques complexes de conditionnement et d'apprentissage connus sous le terme de « rassasiement conditionné » (originellement *conditioned satiety* en anglais). D'abord mis en évidence chez le rat il y a plus de quarante ans par Le Magnen[14], puis démontré chez l'homme par Booth[15] (et voir revue[16]), ce mécanisme permet à l'organisme d'anticiper sur les effets postingestifs des aliments consommés. Le rassasiement conditionné repose sur un *double apprentissage inconscient* qui établit des liens entre, d'une part, l'image sensorielle, olfactive et gustative, de chaque aliment et, d'autre part, les effets métaboliques que ceux-ci ont induits lors de leurs consommations antérieures. Lorsqu'un aliment particulier est à nouveau consommé, tout se passe comme si le cerveau, identifiant son image sensorielle, se référait pour déterminer la quantité à ingérer à une « table de composition des aliments mémorisée » et réactualisée après chaque nouvelle ingestion. Par ce processus, le consommateur peut arrêter sa prise alimentaire dès qu'il a ingéré la quantité d'aliments nécessaire et suffisante à la satisfaction de ses besoins nutritionnels. Sa mise en jeu dans le cadre de la prise alimentaire normale de l'Homme a été démontrée. Mais ce mécanisme est évidemment provisoirement inopérant lors de la première ingestion d'un aliment, ou en cas de tromperie sensorielle, par exemple lorsque l'aliment contient un substitut de goût (un édulcorant intense ou un substitut lipidique, etc.). Plusieurs essais sont en effet nécessaires pour que l'organisme ajuste correctement sa consommation au contenu nutritionnel réel de l'aliment.

Contrôle hédonique de la prise alimentaire

L'expérience subjective commune révèle que la motivation à manger est grande en début de repas et que l'ingestion procure alors un plaisir sensoriel significatif. En revanche, motivation et plaisir déclinent progressivement au cours de l'ingestion puis s'épuisent à la fin du repas. Or les psychophysiologistes ont constamment souligné le rôle moteur de ce « renforcement sensoriel » qu'est le plaisir pour l'organisation des comportements qui stimulent les sens.

LE PLAISIR ALIMENTAIRE PEUT-IL ÊTRE DÉLÉTÈRE ? LE CAS DES RÉGIMES « CAFÉTÉRIA » GÉNÉRATEURS D'OBÉSITÉ « DIÉTÉTIQUE »

Indéniablement l'expérience subjective commune indique que le plaisir alimentaire, ou une palatabilité élevée (la « bonne chère » !) peuvent stimuler l'ingestion. Plus objectivement, une très abondante production scientifique dans les années 1980, relative aux effets des régimes dits « cafétéria » (régimes de haute palatabilité par leur richesse en aliments variés, gras et sucrés), confirme clairement que de nombreuses espèces animales, tout spécialement les rongeurs de laboratoire, manifestent une grande hyperphagie en présence de tels régimes et développent une obésité dite « diététique » en dépit d'une élévation correctrice de leur thermogenèse postprandiale[17]. Et, malheureusement, il semble bien qu'une partie importante de l'espèce humaine n'échappe pas à ce processus[18]. Point n'est nécessaire de vérification expérimentale pour s'en convaincre, les données épidémiologiques récentes le prouvent ! Dans tous les pays, y compris les pays en voie de développement, la pandémie d'obésité explose au sein des populations accédant à une nourriture abondante, variée[19], moins coûteuse et de bonne palatabilité. Les mécanismes de la régulation homéostatique seraient-ils donc systématiquement débordés par une incitation à consommer plus, induite par un plaisir alimentaire exacerbé[20] ? Le plaisir alimentaire ne serait-il que facteur de dysrégulation, perturbant le contrôle homéostatique de la prise alimentaire ?

Une observation plus attentive indique cependant que tous les sujets ne sont pas exposés de la même façon au risque d'obésité diététique. La génétique intervenant, un certain nombre d'individus semblent dotés des moyens adéquats pour assurer la régulation de leur balance énergétique au moyen de réponses physiologiques adaptées, quelle que soit la palatabilité de leur alimentation. Pour eux, mais aussi dans une certaine mesure pour tous, le plaisir alimentaire non seulement n'est pas systématiquement facteur de dysrégulation, mais il contribue à l'organisation du comportement alimentaire et à son ajustement aux besoins.

DÉTERMINANTS DU PLAISIR GUSTATIF ET DES PRÉFÉRENCES : RÔLE DE L'HISTOIRE ALIMENTAIRE DE CHAQUE CONSOMMATEUR

Pour le psychologue Young, le terme de palatabilité ne fait référence qu'à la valeur hédonique d'une denrée alimentaire qui dépend de son goût, de ses arômes, de sa texture, de sa température et de son apparence[21], les caractéristiques propres de l'aliment. Pourtant le plaisir (ou le déplaisir) évoqué par la consommation d'un aliment (sa « palatabilité » donc) ne dépend pas seulement de ses qualités intrinsèques mais aussi de critères propres au consommateur. Il est certes des stimuli naturellement aversifs, qui en toutes circonstances et pour tous les individus seront systématiquement perçus comme désagréables et donc rejetés : produits très amers, trop salés, à l'odeur putride... Mais la réciproque n'est pas forcément vraie : des produits habituellement agréables pour le plus grand nombre peuvent être source de dégoût pour d'autres. L'histoire de chaque sujet, ses expériences alimentaires antérieures peuvent fortement moduler sa perception affective de certains aliments antérieurement consommés. Ce mécanisme repose également sur un apprentissage qui présente quelques analogies avec celui décrit pour le rassasiement conditionné. Lors de chaque prise alimentaire, l'image sensorielle de l'aliment, sa flaveur, est mémorisée en tant que *stimulus conditionnel*. Parallèlement, les effets postingestifs de l'aliment consommé, positifs ou négatifs pour l'économie métabolique et nutritionnelle du sujet, interviennent comme *stimuli inconditionnels*. La conséquence physiologique de ce conditionnement est d'induire une modification de la perception affective de l'aliment : si les effets postingestifs antérieurs ont été favorables, par exemple si l'apport s'est révélé adéquat pour couvrir les besoins énergétiques ou nutritionnels du sujet, une amplification progressive du plaisir induite par la consommation ultérieure du même aliment s'établit, créant ainsi une « préférence conditionnée ». Ceci a été parfaitement démontré, notamment par les travaux princeps de Le Magnen[22], puis confirmé par ceux de Sclafani[23]. Inversement, des effets postingestifs décevants, voir délétères (par exemple si un aliment toxique induit des troubles digestifs postprandiaux) créent une atténuation de la préférence spontanée pour l'aliment, voire une aversion conditionnée, entraînant son rejet. Une seule expérience très défavorable lors de la première consommation d'un aliment nouveau peut induire une aversion conditionnée totale et définitive : c'est l'« effet Garcia[24] ». La réalité de ces mécanismes a d'abord été vérifiée chez l'animal de laboratoire, puis confirmée chez l'Homme notamment par les travaux de Berstein[25].

Les qualités intrinsèques des aliments et l'histoire alimentaire propre à chaque sujet ne sont cependant pas les seuls facteurs déterminant la perception affective des aliments. Celle-ci est aussi fortement dépendante de l'état physiologique du consommateur lors de l'ingestion.

L'ALLIESTHÉSIE ALIMENTAIRE OU LA MODULATION DU PLAISIR ALIMENTAIRE PAR L'ÉTAT ÉNERGÉTIQUE

C'est un psychophysiologiste français, Michel Cabanac, qui, le premier, montra que le plaisir alimentaire contribue au contrôle régulateur de la prise alimentaire grâce à l'*alliesthésie olfacto-gustative*[26]. Ce mot désigne le changement de la composante affective attachée aux sensations alimentaires en fonction de l'état énergétique interne du sujet. Il correspond à une expérience subjective pluriquotidienne de chacun : un aliment dont l'odeur et la saveur sont perçues comme agréables à jeun devient indifférent, voire désagréable après le repas. Donc, d'initialement attractif à jeun, le stimulus alimentaire devient répulsif quand l'état énergétique du sujet est restauré par la prise alimentaire, et ce changement de sensation favorise l'arrêt de l'ingestion. L'alliesthésie alimentaire, qui est dite *négative* quand le plaisir décroît, contribue donc au processus de rassasiement[27].

Cabanac et ses collaborateurs ont montré que ce phénomène n'a pas pour origine la stimulation des appareils sensoriels olfactif ou gustatif par l'aliment ingéré, puisqu'une administration de glucose directement dans l'estomac par une sonde génère aussi une alliesthésie négative[28]. Ils ont en revanche prouvé qu'elle trouve son origine dans la stimulation des chémorécepteurs gastroduodénaux par les nutriments ingérés, en particulier par le glucose[29], mais aussi les acides aminés et probablement les acides gras[30]. L'amplitude de l'alliesthésie est en effet directement proportionnelle à la concentration des nutriments dans le tube digestif. Le nerf vague est la principale voie afférente transmettant le message au cerveau[31]. L'alliesthésie s'apparente donc à un réflexe physiologique autonome, obligatoire et inné, ce qui la différencie radicalement d'un phénomène voisin décrit par B. Rolls sous le nom de « rassasiement sensoriel spécifique » (originellement la *sensory-specific satiety*[32]) qui implique probablement un apprentissage analogue à celui du rassasiement conditionné.

Ainsi, l'alliesthésie négative peut donc contribuer au contrôle à court terme de la prise alimentaire en participant au rassasiement. Mais elle s'intègre aussi à la régulation à long terme de la balance énergétique. En effet, un amaigrissement de 10 % du poids initial, résultant d'une restriction calorique volontaire, supprime provisoirement l'alliesthésie négative : les stimuli alimentaires agréables à jeun le restent même après l'administration intragastrique d'une charge de glucose qui devrait normalement réduire le plaisir perçu[33]. Dès lors le maintien du plaisir alimentaire est susceptible d'entretenir l'ingestion afin de corriger le déficit énergétique. La perception redevient désagréable après le repas ou une administration intragastrique de glucose dès que le retour à une alimentation à volonté a permis la récupération du poids initial.

Aspects neurophysiologiques du contrôle nerveux de la prise alimentaire

Le contrôle physiologique de la prise alimentaire présente une grande complexité. Ses deux aspects, contrôle homéostatique et contrôle hédonique, reposent sur la coexistence de réseaux neuronaux et de médiateurs différents qui interfèrent les uns avec les autres. Nous savons aujourd'hui que le siège de ces contrôles n'implique pas seulement différentes zones de l'hypothalamus mais met en jeu de très nombreuses structures cérébrales. Certaines stimulent la prise alimentaire tandis que d'autres l'inhibent. La complexité de ces systèmes exclut qu'ils soient présentés ici, mais le lecteur particulièrement curieux de découvrir ces mécanismes trouvera quelques informations complémentaires dans l'annexe « Pour en savoir plus », p. 367.

Ce qu'il faut savoir

Contrôle homéostatique de la prise alimentaire : action de la leptine

La découverte de la leptine a été une étape importante pour la connaissance des mécanismes de l'homéostasie énergétique. Elle a apporté le chaînon manquant au système de régulation[34]. La première fonction de cette hormone, sécrétée par le tissu adipeux en proportion de sa taille, serait d'informer l'hypothalamus sur l'état des réserves énergétiques et de moduler les mécanismes de déclenchement et d'arrêt de la prise alimentaire dans le cadre de la régulation énergétique à long terme. Mais elle pourrait aussi participer aux mécanismes du contrôle hédonique de la prise alimentaire.

Contrôle hédonique de la prise alimentaire

Le contrôle hédonique, quant à lui, est assuré par plusieurs systèmes neurochimiques différents dont trois ont été particulièrement étudiés : le système dopaninergique, le système opioïde et le système endocannabinoïde.

Le système dopaminergique

Il exerce une action importante sur le renforcement alimentaire en modulant la valeur hédonique des aliments. Inversement, son blocage pharmacologique par des antagonistes spécifiques réduit la préférence et la consommation d'aliments sucrés de manière identique à la dilution de leur saveur sucrée[35].

Le système des opioïdes endogènes

La présence de troubles du comportement alimentaire chez les consommateurs d'opiacés se comprend mieux aujourd'hui à la lumière de nouvelles connaissances mettant en évidence la sécrétion par l'organisme de substances opioïdes intervenant dans le contrôle de la perception affective des aliments, en étroite interaction avec le système dopaminergique.

La stimulation de la production des opioïdes lors de la consommation d'aliments sucrés a même pu faire évoquer l'idée d'une véritable addiction à l'égard du sucre. Si ces manifestations ont pu être observées chez le rat, il n'en est pas de même chez l'Homme dont les consommations, même excessives, de boissons sucrées ou d'aliments très palatables ne répondent pas à la définition médicale de la dépendance (physique ou psychique) à l'égard des substances addictogènes.

Le système endocannabinoïde

On a également pu observer que la consommation de cannabis pouvait stimuler l'appétit et augmenter la consommation de nourriture très palatable ; au point que certains médecins ont utilisé cette propriété pour stimuler l'appétit de leurs patients cancéreux anorexiques.

Remarques finales, conclusions

Pour tenter de rendre compte de l'actuelle pandémie d'obésité, le rôle des divers facteurs potentiellement incriminables est fréquemment passé en revue (voir par exemple Hill[36], ou Harris[37]). Il est évident que l'effet stimulateur des nourritures très agréables peut entraîner une surconsommation même en l'absence de faim, c'est-à-dire même quand le besoin calorique est couvert. De façon non exceptionnelle, nous pouvons consommer un produit très attractif, non pour couvrir un déficit énergétique mais seulement pour le plaisir sensoriel ainsi procuré. Or l'environnement alimentaire moderne a très profondément changé : à la libre disponibilité d'aliments de densité énergétique souvent élevée, à la taille des portions accrue, s'ajoutent une variété et une palatabilité toujours plus grandes, favorisant l'abondance des stimulations sensorielles susceptibles d'augmenter la consommation calorique. Mais toutes les personnes ne répondent pas de la même façon à ces facteurs de risque, et ces différences pourraient s'expliquer par une certaine variabilité du substratum neurophysiologique du contrôle de la prise alimentaire. Notamment, des variations génétiques des récepteurs dopaminergiques impliqués dans le contrôle hédonique pourraient prédisposer à la surconsommation en présence d'un surplus d'aliments (et de boissons) bons, riches et variés[38]. Ainsi des différences dans la neurophysiologie du renforcement alimentaire pourraient prédisposer à l'obésité.

NOTES

1. Pieron H., *Vocabulaire de la psychologie*, Paris, PUF, 1968.

2. Fantino M. « Contrôle physiologique de la prise alimentaire », *in* Basdevant A., Laville M. et Lerebours E. (éd.), *Traité de nutrition clinique de l'adulte*, Paris, Flammarion Médecine-Sciences, 2001, p. 25-34.

3. Zheng H., Lenard N. R., Shin A. C. et Berthoud H. R., « Appetite control and energy balance regulation in the modern world : Reward-driven brain overrides repletion signals », *Int. J. Obes.* (Lond.), 2009, 33, suppl. 2, S8-S13.

4. Richter C. P., « Increased salt appetite in adrenalectomized rats », *Am. J. Physiol.*, 1936, 115, p. 155-161.

5. Richter C. P. « Salt appetite of mammals : Its dependence on instinct and metabolism », *in* Fondation Singer-Polignac, *L'Instinct dans le comportement des animaux et de l'homme*, Paris, Masson, 1956, p. 577-632 ; Krause E. G. et Sakai R. R. « Richter and sodium appetite : from adrenalectomy to molecular biology », *Appetite*, 2007, 49, p. 353-367.

6. Mayer J., « Glucostatic mechanism of regulation of food intake », *N. Engl. J. Med.*, 1953, 249, p. 13-16 ; Mayer J., « Regulation of energy intake and the body weight : The glucostatic theory and the lipostatic hypothesis », *Ann. NY Acad. Sci.*, 1955, 63, p. 15-43.

7. Sanz C., Roncero I., Vazquez P., Navas M. A. et Blazquez E., « Effects of glucose and insulin on glucokinase activity in rat hypothalamus », *J. Endocrinol.*, 2007, 193, p. 259-267.

8. Woods S. C. et D'Alessio D. A., « Central control of body weight and appetite », *J. Clin. Endocrinol. Metab.*, 2008, 93, S37-S50.

9. Ritter R. C., Covasa M. et Matson C. A., « Cholecystokinin : Proofs and prospects for involvement in control of food intake and body weight », *Neuropeptides*, 1999, 33, p. 387-399 ; Moran T. H., « Cholecystokinin and satiety : current perspectives », *Nutrition*, 2000, 16, p. 858-865.

10. Beglinger C. et Degen L., « Gastrointestinal satiety signals in humans – physiologic roles for GLP-1 and PYY ? », *Physiol. Behav.*, 2006, 89, p. 460-464 ; Chelikani P. K., Haver A. C., Reeve J. R. Jr, Keire D. A. et Reidelberger R. D., « Daily, intermittent intravenous infusion of peptide YY (3-36) reduces daily food intake and adiposity in rats », *Am. J. Physiol. Regul. Integr. Comp. Physiol.*, 2006, 290, R298-R305.

11. Woods S. C. et Porte D. Jr, « The role of insulin as a satiety factor in the central nervous system », *Adv. Metab. Disord.*, 1983, 10, p. 457-468 ; Orosco M., Gerozissis K., Rouch C. et Nicolaidis S., « Feeding-related immunoreactive insulin changes in the PVN-VMH revealed by microdialysis », *Brain Res.*, 1995, 671, p. 49-58 ; Woods S. C., Seeley R. J., Porte D. Jr et Schwartz M. W., « Signals that regulate food intake and energy homeostasis », *Science*, 1998, 280, p. 1378-1383.

12. Bado A., Levasseur S., Attoub S., Kermorgant S., Laigneau J. P., Bortoluzzi M. N., Moizo, L., Lehy T., Guerre-Millo M., Le Marchand-Brustel Y. et Lewin M. J., « The stomach is a source of leptin », *Nature*,

1998, 394, p. 790-793 ; Peters J. H., Simasko S. M. et Ritter R. C., « Modulation of vagal afferent excitation and reduction of food intake by leptin and cholecystokinin », *Physiol. Behav.*, 2006, 89, p. 477-485.

13. Baskin D. G., Figlewicz Lattemann D., Seeley R. J., Woods S. C., Porte D. Jr et Schwartz M. W., « Insulin and leptin : dual adiposity signals to the brain for the regulation of food intake and body weight », *Brain Res.*, 1999, 848, p. 114-23 ; Valassi E., Scacchi M. et Cavagnini F., « Neuroendocrine control of food intake », *Nutr. Metab. Cardiovasc. Dis.*, 2008, 18, p. 158-168.

14. Le Magnen J., « Effects des administrations postprandiales de glucose dans l'établissement des appétits », *C. R. séances Soc. biol. fil.*, 1959, 153, p. 212-215.

15. Booth D. A., « How nutritional effects of food can influence people's dietary choices », *The Psychobiology of Human food selection,* 1982, 4, p. 67-84.

16. Booth D. A., « Learnt reduction in the size of a meal. Measurement of the sensory-gastric inhibition from conditioned satiety », *Appetite*, 2009, 52, p. 745-749.

17. Rothwell N. J. et Stock M. J., « Effects of feeding a palatable "cafeteria" diet on energy balance in young and adult lean (+/?) Zucker rats », *Br. J. Nutr.*, 1982, 47, p. 461-471 ; Rothwell N. J. et Stock M. J., « A role for brown adipose tissue in diet-induced thermogenesis », *Obes. Res.*, 1997, 5, p. 650-656.

18. Kennedy E., « Dietary diversity, diet quality, and body weight regulation », *Nutr. Rev.*, 2004, 62, S78-S81.

19. On décompte actuellement quelque deux cent mille références alimentaires dans l'ensemble des supermarchés européens contre une cinquantaine de produits de base disponibles il y a un siècle !

20. Zheng H., Lenard N. R., Shin A. C. et Berthoud H. R., « Appetite control and energy balance regulation in the modern world : Reward-driven brain overrides repletion signals », *Int. J. Obes.* (Lond.), 2009, 33, suppl. 2, S8-S13.

21. Young P. T., « The role of affective processes in learning and motivation », *Psychol. Rev.*, 1958, 66, p. 104-125.

22. Le Magnen, J., « Ingestive behaviour in the homeostatic control of internal environment », *Appetite*, 1984, 5, p. 159-167.

23. Sclafani A, « Post-ingestive positive controls of ingestive behavior », *Appetite*, 2001, 36, p. 79-83 ; Lucas F. et Sclafani A., « Differential reinforcing and satiating effects of intragastric fat and carbohydrate infusions in rats », *Physiol. Behav.*, 1999, 66, p. 381-388.

24. Garcia J., Hankins W. G. et Rusiniak K. W., « Behavioral regulation of the milieu interne in man and rat », *Science*, 1974, 185, p. 824-831.

25. Bernstein I. L., « Taste aversion learning : A contemporary perspective », *Nutrition*, 1999, 15, p. 229-234.

26. Cabanac M., « Physiological role of pleasure », *Science*, 1971, 173, p. 1103-1107 ; Cabanac M., « Sensory pleasure », *Q. Rev. Biol.*, 1979, 54, p. 1-29.

27. Fantino M., « Role of sensory input in the control of food intake », *J. Auton. Nerv. Syst.*, 1984, 10, p. 347-358.

28. Cabanac M. et Fantino M., « Origin of olfacto-gustatory alliesthesia : Intestinal sensitivity to carbohydrate concentration ? », *Physiol. Behav.*, 1977, 18, p. 1039-1045.

29. *Ibid.*

30. Cabanac M. et Lafrance L., « Ingestive/aversive response of rats to sweet stimuli. Influence of glucose, oil, and casein hydrolyzate gastric loads », *Physiol. Behav.*, 1992, 51, p. 139-143.

31. Cabanac M. et Lafrance L., « Duodenal preabsorptive origin of gustatory alliesthesia in rats », *Am. J. Physiol.*, 1992, 263, R1013-R1017.

32. Rolls B. J., « Sensory-specific satiety », *Nutr. Rev.*, 1986, 44, p. 93-101.

33. Cabanac M. et Duclaux R., « Obesity : absence of satiety aversion to sucrose », *Science*, 1970, 168, p. 496-497 ; Cabanac M. et Lafrance L. « Facial consummatory responses in rats support the ponderostat hypothesis », *Physiol. Behav.*, 1991, 50, p. 179-183.

34. Zhang Y., Proenca R., Maffei M., Barone M., Leopold L. et Friedman J. M., « Positional cloning of the mouse obese gene and its human homologue », *Nature*, 1994, 372, p. 425-432.

35. Geary N. et Smith G. P., « Pimozide decreases the positive reinforcing effect of sham fed sucrose in the rat », *Pharmacol. Biochem. Behav.*, 1985, 22, p. 787-790 ; Schneider L. H., Davis J. D., Watson C. A. et Smith G. P., « Similar effect of raclopride and reduced sucrose concentration on the microstructure of sucrose sham feeding », *Eur. J. Pharmacol.*, 1990, 186, p. 61-70.

36. Hill J. O., Peters J. C., Catenacci V. A. et Wyatt H. R., « International strategies to address obesity », *Obes. Rev.*, 2008, 9, suppl. 1, p. 41-47.

37. Harris J. L., Pomeranz J. L., Lobstein T. et Brownell K. D., « A crisis in the marketplace : How food marketing contributes to childhood obesity and what can be done », *Ann. Rev. Public Health*, 2009, 30, p. 211-225.

38. Wang G. J., Volkow N. D., Logan J., Pappas N. R., Wong C. T., Zhu W., Netusil N. et Fowler J. S., « Brain dopamine and obesity », *The Lancet*, 2001, 357, p. 354-357 ; Stice E., Spoor S., Bohon C. et Small, D. M., « Relation between obesity and blunted striatal response to food is moderated by TaqIA A1 allele », *Science*, 2008, 322, p. 449-452.

CHAPITRE 3

Régulation nutritionnelle, goût et appétits spécifiques

André Holley

Il est entendu que, chez les personnes en bonne santé, le comportement de prise alimentaire assure une régulation en qualité et en quantité de la consommation des nutriments, sur la base des informations sensorielles émises par les aliments. Le succès de cette régulation se manifeste par la sélection et l'ingestion des aliments appropriés à la satisfaction des besoins nutritionnels. Son échec se traduit par un déséquilibre pondéral et l'apparition de troubles fonctionnels.

Puisque la faim (ou l'appétit) est l'état cérébral/mental qui motive le comportement régulateur, on est en droit de s'attendre à ce que des besoins nutritionnels spécifiques soient à l'origine d'appétits également spécifiques conduisant à la sélection et à la consommation préférentielle de certains nutriments. À la notion d'une régulation alimentaire énergétique susceptible de défendre l'équilibre pondéral (voir chapitre 2) s'ajoute la notion d'une régulation nutritionnelle qualitative capable de corriger un déficit portant sur tel ou tel type de nutriment. L'appétit pourrait alors se manifester sélectivement, c'est-à-dire avec des préférences pour des aliments supposés corriger le déficit.

L'idée qu'une certaine sagesse du corps s'exprime dans des faims spécifiques est largement répandue. Elle paraît illustrée par les « envies » réputées attachées à la période de la grossesse. Cependant, les preuves d'une satisfaction effective des besoins alimentaires par l'écoute attentive des désirs de consommation sont loin d'être établies, particulièrement chez les humains. Avant de faire état de données recueillies dans des conditions contrôlées chez l'animal, nous allons commencer par examiner les obstacles qui se dressent dans les tentatives de fournir une base solide aux allégations en faveur de l'existence d'appétits spécifiques.

La détection physiologique du besoin

Nous supposons que lesdits appétits ont pour fonction de combler un manque, de réduire un déficit. Encore faut-il que le déficit se manifeste par des signes identifiables par les dispositifs biologiques homéostatiques, sinon qu'il engendre des désirs explicites. Cependant, les signes d'un déficit ne sont pas nécessairement d'une grande spécificité, en ce sens que des carences précises peuvent se signaler par une large gamme de symptômes comme de la fatigue, l'abaissement de la résistance aux maladies ou une diminution des protéines sanguines. Se pose aussi la question de détecteurs internes du manque ainsi que celle de leur connexion avec des aires cérébrales ayant la possibilité d'influencer les décisions de consommation (voir l'étude de Torii *et al.*, 2002, sur la carence en lysine chez le rat). Si un détecteur n'est pas disponible pour le constituant déficitaire lui-même, au moins peut-il en exister un pour un paramètre ou un composant qui lui est intimement lié.

Que sait-on des détecteurs disponibles ? *A priori,* les dispositifs permettant de détecter un déficit d'un produit dans l'organisme doivent se trouver à l'intérieur de l'organisme, ceux permettant de repérer la présence d'un constituant capable de combler le déficit pouvant être placés sur les voies sensorielles. Cependant, l'hypothèse de l'opposition entre la réception interne à l'organisme et la réception sensorielle externe a perdu beaucoup de sa pertinence depuis des travaux récents qui montrent que la paroi du tube digestif possède des dispositifs de réception et de transduction qui sont apparentés à ceux des systèmes gustatif et olfactif (Sutherland *et al.*, 2007 ; Braun *et al.*, 2007).

Détecter qu'une substance fait défaut ne servirait à rien si la substance n'était pas disponible dans l'environnement du consommateur ou si elle ne pouvait pas être reconnue par les sens. L'identification est en principe permise par des marqueurs sensoriels (Holley, 2006). Le cas le plus simple est celui du déficit en chlorure de sodium (sel). Le nutriment recherché a lui-même un goût (salé) qui permet de le reconnaître sans apprentissage. Mais le produit déficitaire peut ne pas avoir de goût ou d'odeur par lui-même ; il suffit qu'il soit toujours accompagné par d'autres substances qui, elles, ont des qualités sensorielles. Cette fois, la détection suppose un apprentissage, comme dans le cas de la carence en thiamine chez le rat (Rodgers et Rozin, 1966 ; Rozin, 1998).

C'est en principe la disparition des symptômes de la carence qui permet de déterminer que le déficit a été comblé. Encore faut-il que ces symptômes aient été assez marqués pour que leur réduction ne passe pas inaperçue.

Enfin, s'il est assez aisé d'attribuer la correction du déficit à la consommation, chez l'animal qui peut être soumis à un régime très simplifié et parfaitement connu, cette attribution peut s'avérer beaucoup plus problématique chez les humains.

Les nutriments susceptibles de manquer

On peut se demander maintenant vers quelles catégories de nutriments pourraient s'orienter les recherches de déficits potentiellement générateurs d'appétits spécifiques. On pense aux protéines qui ont des fonctions multiples dont certaines sont tout à fait vitales. Or la synthèse des protéines nécessite des acides aminés. Certains d'entre eux sont dits essentiels car ils ne peuvent être synthétisés par l'organisme et doivent être trouvés dans la nourriture. Étant donné la composition en protéines des aliments usuels, trois d'entre eux sont susceptibles d'être vraiment limitants : il s'agit du tryptophane, de la lysine et de la méthionine (Bourre, 1990). Ils sont limitants au sens où leur absence dans l'alimentation empêche la synthèse de certaines protéines.

Un exemple de déficit en acide aminé, bien étudié récemment, est celui de la l-lysine (Torii K. *et al.*, 2002). Les humains ne sont pas à l'abri d'un déficit en lysine ; dans les pays développés, la lysine est un acide aminé limitant dans le régime des personnes âgées, c'est-à-dire que son absence perturbe la synthèse protéique. Les teneurs en lysine de l'alimentation sont faibles, également, dans les pays en voie de développement dans lesquels la population dépend principalement de céréales pour son apport en protéines. De nombreuses populations complètent leur régime riche en céréales par des légumes et des pois, riches en lysine. Dans une étude réalisée sur une communauté économiquement faible du nord-ouest de la Syrie,

Smriga *et al.* (2004) ont montré qu'un apport en lysine a un effet de réduction de l'anxiété et d'abaissement du niveau de stress au sein des familles. Cette relation entre le déficit en lysine, l'anxiété et le stress a aussi été observée chez le rat par Torii *et al.* (2002).

Dans l'expérience de Torii *et al.*, des rats déficients en lysine sont placés devant quinze solutions d'acides aminés différents ; ils montrent une préférence pour une solution contenant cet acide aminé, alors qu'un goût amer la rend normalement déplaisante. Après compensation de leur déficit, les animaux reprennent leur croissance interrompue et reviennent à leur préférence initiale pour le glutamate monosodique au goût *umami*. Il semble que le déficit soit détecté à la périphérie, aussitôt après l'absorption par l'intestin. Une localisation possible des détecteurs serait la veine porte hépatique et les afférences vagales assureraient la transmission centrale. Chez les rats carencés, la concentration de lysine efficace pour susciter une réponse vagale a été trouvée cent fois plus basse que chez les rats non déficients. Quant à la réponse d'anxiété au déficit en lysine, elle semble avoir pour intermédiaire une variation de la concentration en sérotonine dans le noyau central de l'amygdale (Smriga *et al.*, 2002).

Un autre facteur (humoral) a aussi été impliqué : l'activine A dont l'activité dans le sérum est supprimée lors du déficit en lysine. La déficience en lysine s'accompagne d'un marquage de l'hypothalamus par l'activine A. L'infusion d'activine dans l'aire latérale hypothalamique diminue le comportement de recherche de lysine chez les animaux privés.

À côté des acides aminés essentiels, il existe également une autre catégorie d'acides, les acides gras dont certains membres, faute d'être synthétisés, doivent être trouvés dans l'alimentation. Ainsi, une enzyme qui est parmi les plus importantes de l'organisme, la Na-K-ATPase, se trouve réduite de moitié dans les terminaisons nerveuses des animaux carencés en un acide gras à longue chaîne, l'acide alpha-linolénique (oméga-3). Les carences en cet acide gras ont un effet délétère sur l'architecture des membranes.

Une autre catégorie de nutriments aux fonctions multiples est susceptible d'être l'objet de carences : ce sont les vitamines. Traditionnellement, ces carences avaient pour cause principale une alimentation insuffisante ou inappropriée. Cette cause est désormais exceptionnelle, mais certains pays en voie de développement connaissaient, il y a encore peu de temps, et connaissent sans doute encore, de graves carences. Cependant, dans les pays industrialisés plusieurs facteurs peuvent fragiliser des groupes spécifiques, parmi lesquels la grossesse et la lactation, chez la femme, des infections, certains médicaments, l'alcoolisme chronique, etc. Pour certaines vitamines, les stocks de l'organisme sont suffisants pour retarder pendant plusieurs semaines (vit. B), voire plusieurs mois (vit. A), les symptômes francs d'une carence, alors que les taux sanguins de la vitamine ont diminué, entraînant certaines anomalies « infracliniques » dont le médecin a du mal à discerner l'origine (Bourre, 1990).

Enfin, mentionnons les oligo-éléments qui, comme leur nom l'indique, ne représentent qu'une très faible masse de notre corps mais n'en jouent pas moins un rôle considérable dans notre organisme, en particulier dans le cerveau. Rôle considérable qui peut être positif, mais peut devenir négatif en cas de concentration trop élevée. On a signalé, chez le rat porteur d'une lésion des glandes parathyroïdes, une faim spécifique de calcium conduisant les animaux opérés à préférer le $CaCl_2$ au $MgCl_2$ et au NaCl.

Sur le plan comportemental

Pour rester dans notre analyse du problème des faims spécifiques, ajoutons qu'au plan comportemental un organisme peut mettre en œuvre diverses stratégies pour combler une carence repérée. Il y a d'abord la démarche d'approche vers une catégorie d'aliment marquée sensoriellement par la substance déficitaire (le sel). C'est la mise en jeu d'un apprentissage positif fondé sur les propriétés sensorielles associées à la présence de la substance recherchée – même si cette substance n'a en propre ni goût ni odeur perceptibles (appétit spécifique pour la thiamine). À l'opposé de cette démarche de préférence se situe la démarche d'aversion : sont fuis tous les aliments qui ont été associés aux symptômes de carence : ce sont les anorexies de privation.

Deux exemples révélateurs : la vitamine B et le sel

Ces considérations étant formulées, nous pouvons examiner les exemples d'appétits spécifiques particulièrement remarquables dont nous disposons.

Tout d'abord, le cas de l'appétit spécifique pour une vitamine, la thiamine (vit. B). Dans des expériences de choix (Harris *et al.*, 1933), *des rats déficients en thiamine montrent leur préférence pour un régime contenant la vitamine.* On a alors imaginé que ce choix était effectué sur la base d'un apprentissage grâce aux effets bénéfiques intervenant rapidement. Cependant, il apparut que les rats perçoivent la saveur de l'aliment contenant la thiamine, mais non la thiamine elle-même. La réinterprétation de l'expérience est que les rats préfèrent spontanément toute nourriture nouvelle à celle correspondant au déficit (Rozin et Rodgers, 1966) – ce qui correspond à une aversion pour la nourriture carencée – puis construisent un attrait pour la nourriture vitaminée.

D'autres vitamines B comme la piridoxine, le pantothénate et la riboflavine font l'objet de faims spécifiques selon les mêmes mécanismes.

Un autre exemple est celui de l'appétit spécifique inné pour le sel. Il existe de nombreuses observations de terrain indiquant que les animaux sont capables d'entreprendre des migrations pour se procurer du sel. Au laboratoire, en 1936, Richter a observé que des rats privés de leurs glandes surrénales mouraient en quelques jours d'une déplétion de sel mais qu'ils survivaient si on leur donnait accès à des sources de sel. Richter supposait que le déficit sodique induisait à la fois un changement de sensibilité des récepteurs pour le sel et des changements centraux entraînant la préférence pour le sel. En réalité, on n'a pas trouvé de preuve comportementale d'un changement de seuil. En revanche, on a bien observé un corrélat neuronal de la faim pour le sel en étudiant le noyau du tractus solitaire (NTS). Ce noyau du tronc cérébral est un relais des fibres gustatives et des afférences parasympathiques. Ce que l'on a observé, c'est que, dans le NTS de rats déficients en sodium, la population de neurones sensibles au sodium s'élargit, c'est-à-dire qu'elle inclut désormais des neurones qui, auparavant, répondaient de préférence au sucre et pas au sel. Bien que l'interprétation de cette observation soit assez difficile, on peut y voir l'indication que le système gustatif change ses priorités en raison de l'urgence de consommer du sel. Remarquons que les rats n'ont pas besoin d'apprentissage pour préférer les solutions salines concentrées. La première ingestion de ces solutions révèle la préférence. Cette préférence pour les sels de sodium n'est vraie que pour leur présentation en milieu liquide.

Une envie n'exprime pas obligatoirement un besoin nutritionnel

Pour ce qui concerne les humains, la détection d'une relation causale entre un besoin nutritionnel identifiable et un appétit sélectif caractérisé est très difficile. Le comportement qualifié de *craving*, qui est caractérisé par le désir intense de consommer une certaine nourriture palatable, est un comportement très commun, notamment chez les jeunes adultes. L'opinion populaire tend à l'interpréter comme une réponse à un besoin, même si l'objet du désir est parfois surprenant. Mais ces épisodes de fringale sélective sont-ils corrélés avec des états de besoin biologique ? Nous retrouvons la difficulté de définir précisément le besoin : les cas évidents de manque sont rares. Il se peut que des appétits spécifiques soient effectivement responsables de *craving*, mais qu'il faille des circonstances exceptionnelles pour que le besoin biologique soit décelable. Alors, peut-on induire un état de besoin qui déclenche un désir spécifique et compulsif de consommation ? Harvey *et al.* (1993) ont étudié des sujets obèses souffrant d'un diabète de type II, recevant un breakfast pauvre en calories. Les auteurs n'ont pas trouvé matière à conclure que la restriction de la prise de certains aliments conduisait à une augmentation du désir de consommer ces nourritures. Gendall *et al.* (1999) ont recherché les effets de repas différant par la composition en macronutriments sur la consommation compulsive ultérieure chez 9 femmes qui avaient montré préalablement des épisodes de *craving*. Les auteurs ont trouvé, après un repas riche en protéines, des preuves d'une compensation qui suggère qu'une régulation de la prise de glucides peut exister chez certains individus. Strachan *et al.* (2004) ont analysé les conséquences d'une hypoglycémie aiguë chez 13 adultes souffrant d'un diabète de type I. 15 % des sujets manifestèrent du *craving* alors qu'ils étaient normoglycémiques, la prévalence du *craving* s'élevant à 65 % pendant l'hypoglycémie. L'effet le plus grand fut observé pour trois types de nourriture au contenu élevé en glucides. Dans une revue consacrée à la psychologie de la consommation alimentaire compulsive du type *craving*, Hill (2007) concluait : « Au total, l'interprétation populaire du craving comme étant déclenché par des besoins nutritionnels spécifiques doit être abandonnée au profit d'une interprétation plus subtile et plus complexe du comportement humain de prise alimentaire. »

Conclusion

Notre examen *a priori* nous a fait prendre conscience de la difficulté à rassembler les données permettant de conclure avec assurance à l'existence d'appétits sélectifs motivés par des besoins identifiables. Cette difficulté n'est pas la démonstration que ces appétits n'existent pas ou sont inopérants pour orienter la sélection des aliments consommés. Il est probable que, dans l'ensemble des facteurs psychologiques, économiques et sociaux qui interfèrent avec le choix alimentaire dans la vie de tous les jours, les désirs de consommation effectivement orientés par des besoins spécifiques n'ont pas la saillance qui permettrait de les repérer avec le degré de confiance autorisant une conclusion scientifiquement satisfaisante.

RÉFÉRENCES BIBLIOGRAPHIQUES

– Bourre J.-M., *La Diététique du cerveau*, Paris, Odile Jacob, 1990.
– Braun T., Voland P., Kunz L., Preinz C. et Gratzl M., « Enterochromaffin cells of the human gut : sensors for spices and odorants », *Gastroenterology*, 2007, 132, p. 1890-1901.
– Gendall K. A., Joyce P. R. et Abbott R. M., « The effects of meal composition on subsequent craving and binge eating », *Addictive Behavior*, 1999, 24, p. 305-315.
– Harris L. J., Clay J., Hargreaves F. et Ward A., « Appetite and choice of diet : The ability of the vitamin B deficient rat to discriminate between diets containing and lacking the vitamin », *Proceedings of the Royal Society* (Londres), 1933, série B, 113, p. 161-190.
– Harvey J., Wing R. R. et Mullen M., « Effects on food cravings of a very low calorie diet or a balanced, low calorie diet », *Appetite*, 1993, 21, p. 105-115.
– Hill A. J., « The psychology of food craving », *Proceedings of the Nutrition Society*, 2007, 66, p. 277-285.
– Holley A., *Le Cerveau gourmand*, Paris, Odile Jacob, 2006.
– Richter C. P., « Increased salt appetite in adrenalectomized rats », *American Journal of Physiology*, 1936, 115, p. 155-161.
– Rodgers W. et Rozin P., « Novel food preferences in thiamine deficient rats », *Journal of Comparative Physiology and Psychology*, 1966, 61, p. 1-4.
– Rozin P., *Towards a Psychology of Food Choice*, Bruxelles, Institut Danone, 1998.
– Smriga M., Kameishi M., Uneyama H. et Torii K., « Dietary L-lysine deficiency increases stress-induced anxiety and fecal excretion in rats », *Journal of Nutrition*, 2002, 132, p. 3744-3746.
– Smriga S., Ghosh Y., Mouneimne P., Pellett L. et Scrimshaw N. S., « Lysine fortification reduces anxiety and lessens stress in family members in economically weak communities in Northwest Syria », *Proceedings of the National Academy of Sciences*, 2004, 101, p. 8285-8288.
– Strachan M., Ewing F. M., Frier B. M., Harper A. et Deary I. J., « Food cravings during acute hypoglycaemia in adults with Type I diabetes », *Physiology and Behavior*, 2004, 80, p. 675-682.
– Sutherland K., Young R. L., Cooper N. J., Horowitz M. et Blackshaw L. A., « Phenotypic characterization of taste cells of the mouse small intestine », *American Journal of Physiology. Gastrointestinal Liver Physiology*, 2007, 292, p. 1420-1428.
– Torii K. *et al.*, « Nutritional deficiency of an essential amino acid L-Lysine (physiological recognition and responses) », *in* Anderson H., Blundell J., Chiva M. (éd.), *Food selection. From genes to culture*, Danone Institute, 2002.

CHAPITRE 4

Graisses et obésité : une question de quantité ou de qualité ?

Pierre Weill

Nos racines biologiques

Notre histoire biologique est vieille de millions d'années. Nous avons construit notre physiologie en adaptant notre patrimoine génétique à notre environnement et à l'alimentation qu'il nous procurait. Jusqu'à un passé récent, nos repas, issus des ressources de la chasse et de la cueillette étaient très riches en protéines (essentiellement animales), en fibres alimentaires, en micronutriments variés ; ils étaient pauvres en sucres et en graisses saturées.

Il y a quelque dix à vingt mille ans, en inventant l'agriculture, nous sortions du « paradis biologique » d'un paléolithique de chasse et de cueillette auquel nos gènes s'étaient parfaitement adaptés.

Physiologiquement, nous fonctionnons toujours comme des chasseurs-cueilleurs du paléolithique. Mais notre environnement, lui, a profondément évolué, d'abord doucement sur une petite centaine de siècles, puis très brutalement ces derniers cinquante ans.

Nos racines biologiques plongent désormais dans une chaîne alimentaire où elles ont parfois du mal à trouver les nutriments dont elles ont besoin. De ce décalage entre gènes et nutriments naissent les maladies de civilisation (obésité, diabète...) qui sont probablement autant de maladies environnementales.

Petite histoire de chaîne(s) alimentaire(s)

Une chaîne alimentaire est une succession d'équilibres délicats qui vont du sous-sol à la stratosphère, transmettant d'un maillon à l'autre une énergie sans cesse modifiée, utilisée, stockée, remobilisée. La lumière est le point de départ de toute chaîne alimentaire, lorsque l'énergie lumineuse du soleil est captée par les plantes. Les chloroplastes transforment alors la lumière en sucres, en captant le gaz carbonique et la vapeur d'eau de l'air ambiant. Un peu plus bas, les bactéries du sol transforment l'azote inerte de l'atmosphère en futures protéines. Quand les jours sont longs et la température élevée, une activité intense règne au niveau du sol ou à la surface des océans où se fabrique la matière organique des végétaux. Puis les animaux herbivores et leurs prédateurs passent et engloutissent sucres, lipides et protéines fabriqués grâce à l'énergie solaire. La respiration animale produit ensuite vapeur d'eau et gaz carbonique qui protègent la vie sur terre de son « effet de serre » bénéfique et serviront de carburant à la photosynthèse ultérieure tandis que leurs déjections restituent à la terre, l'azote dérobé par les plantes lors de leurs synthèses de protéines.

Notre lointain ancêtre, omnivore de bout de chaîne, s'est construit de la riche diversité animale et végétale issue de ces équilibres fragiles. Une chaîne alimentaire « naturelle » est faite de soleil, d'échanges et de (bio)diversité.

Il y a un petit siècle pourtant, l'apport massif du pétrole et des engrais azotés a bouleversé ces équilibres extérieurs dont dépend probablement notre harmonie intérieure.

Lipides et chaîne alimentaire

Sans « graisses », la vie est impossible. Chaque membrane de chaque cellule du vivant est faite de (phospho-) lipides. Dans notre corps, on trouve des graisses partout. Dans le tissu adipeux, elles jouent un rôle de stockage d'énergie. Cette mécanique physiologique héritée probablement des temps paléolithiques de disette (fonction de stockage) est tellement importante que les adipocytes, cellules de base du tissu adipeux, une fois créés, ne meurent jamais. Les lipides composent l'essentiel des membranes celullaires, du système nerveux et du cerveau.

Alors que les lipides du tissu adipeux sont la plupart du temps composés d'acides gras saturés ou mono-insaturés que nous savons facilement fabriquer, les membranes des cellules sont, elles, composées en très grande partie d'acides gras poly-insaturés (ou AGPI) que nous ne savons pas synthétiser. Seules les plantes sont équipées des enzymes qui élaborent ces AGPI composants de masse des membranes de nos cellules du tissu cérébral et nerveux.

Pour une composition harmonieuse de notre cerveau, de notre rétine, de chacune de nos cellules ; nous dépendons donc de molécules que seules les plantes savent fabriquer quelques maillons plus haut dans la chaîne alimentaire. Les apports dont notre corps a besoin en AGPI dépendent donc exclusivement de ce qui pousse dans nos champs et de ce que mangent les animaux qui nous nourrissent.

Oméga-3 et oméga-6 : frein et accélérateur

Non seulement, nous devons trouver dans nos régimes alimentaires ces AGPI que nous ne savons pas fabriquer, mais en plus nous devons les trouver de façon équilibrée.

En effet les oméga-6 et les oméga-3, les deux familles d'AGPI sont les précurseurs de molécules joliment dénommées « médiateurs cellulaires ». Celles-ci (prostaglandines, thromboxanes, leucotriènes et aussi résolvines) régissent toutes les grandes fonctions de notre physiologie : inflammation, agrégation plaquettaire, immunité, reproduction, lipogenèse, etc. La découverte de ce lien entre les rôles essentiels joués par les médiateurs cellulaires d'une part et leur origine lipidique d'autre part avait d'ailleurs valu en 1982 un prix Nobel à l'équipe de biochimistes qui fit cette importante découverte.

Mais ce n'est pas tout, les médiateurs cellulaires issus soit des oméga-6, soit des oméga-3 ont toujours des rôles antagonistes dans notre corps. Ainsi, par exemple les oméga-6 sont les précurseurs de molécules proinflamatoires et proagrégantes alors que les oméga-3 sont les précurseurs de molécules anti-inflamatoires et antiagrégantes.

À sa façon, la biochimie des lipides raconte une histoire de chaîne alimentaire équilibrée, du végétal à l'animal et de l'animal à l'homme.

Oméga-3 et oméga-6 : dans les feuilles ou dans les graines

Seuls les végétaux sont donc équipés des enzymes nécessaires à la synthèse des acides gras (AG) précurseurs des deux familles oméga-6 et oméga-3. Ces deux enzymes sont actives dans tous les végétaux, mais ni au même endroit de la plante ni à la même saison.

L'acide gras précurseur des oméga-3 (nom de code C18 : 3 oméga-3) est le principal AG des feuilles des végétaux. Doté de propriétés particulières dues à ses 3 doubles liaisons, C18 : 3 oméga-3 est un constituant de masse des membranes végétales où s'effectue la synthèse chlorophyllienne. Au printemps, cet oméga-3 est la forme de lipide la plus répandue au monde, sur terre (dans les feuilles des végétaux en herbe) et dans les mers (dans les algues).

L'acide gras précurseur des oméga-6 (nom de code C18 : 2 oméga-6) est un constituant de masse des réserves lipidiques des graines. Énergie de réserve pour la plantule à venir, il est le principal AG des graines oléagineuses (soja, tournesol) et des céréales (maïs, blé, etc.).

Les oméga-3 sont donc des acides gras « de printemps » qui accompagnent la croissance des végétaux, alors que les oméga-6 sont des acides gras d'« automne » qui accompagnent la fructification et la mise en place de l'« énergie de réserve » des plantes.

Chez les animaux

Les animaux dont la chaîne alimentaire est basée sur l'herbe concentrent dans leurs produits les oméga-3 des feuilles. Les poissons sauvages carnassiers de bout de chaîne ont concentré dans leur chair les oméga-3 qui ont servi d'abord à la synthèse chlorophyllienne des algues avant de nourrir des crevettes qui allongent et désaturent ces oméga-3 végétaux puis servent de repas aux poissons. Bien sûr, si ces mêmes poissons sont nourris de graines riches en oméga-6, leurs chairs perdront leur teneur en oméga-3.
De façon similaire, quand les animaux terrestres cessent de consommer leurs rations traditionnelles d'herbe, de luzerne et de lin pour passer aux maïs-blé-soja-palme issus des grandes monocultures, leurs œufs, lait et viandes qui nous fournissent les deux tiers de nos lipides ne nous apportent plus les oméga-3 dont nos racines biologiques ont besoin, mais au contraire un large excès d'oméga-6.

Une drôle d'histoire de marmotte… et d'oméga-3

La marmotte est un modèle expérimental intéressant[1] pour sa capacité à développer de façon intense son poids et son tissu adipeux avant la phase d'hibernation. Les mécanismes qui font passer la marmotte d'une phase d'hyperphagie et de lipogenèse intense à la phase d'hibernation où les réserves de graisses sont doucement oxydées font intervenir des voies de signalisation complexes.

Au printemps, quand les marmottes se réveillent, la synthèse chlorophyllienne bat son plein, et les prairies des alpages sont de vastes champs d'oméga-3. Libérées de leur engourdissement hivernal, les marmottes omnivores se gavent de C18 : 3 oméga-3 et le transforment en dérivés oméga-3 à longue chaîne qui participent à la fonction de reproduction, principal souci d'une marmotte printanière.

Durant l'été, puis à l'automne, lorsque les plantes des prairies développent leurs graines, celles-ci se remplissent de sucres, d'amidon et d'oméga-6. Les marmottes ont alors assuré leur fonction de reproduction, et les petits marmottons à peine sevrés quittent le terrier familial. Les marmottes de fin d'été se nourrissent alors de ces graines, développent un appétit féroce et, fort logiquement, un important tissu adipeux pour accueillir toute cette énergie ingérée. Une fois ses réserves de graisse constituées pour l'hiver, la marmotte s'endort tranquillement… pour quelques mois.

De façon surprenante, lorsque des chercheurs donnent aux marmottes en automne un régime riche en oméga-3 (sous forme de lin : une graine exceptionnellement riche en oméga-3), le cycle immuable des saisons se rompt, et les marmottes n'hibernent plus l'hiver venu…

La marmotte, le cycle des saisons et nos racines biologiques

Les marmottes de l'Université du Colorado n'hibernent donc plus lorsque les chercheurs leur font consommer les oméga-3 de la graine de lin. Sans doute se croient-elles au printemps…

Mais si leur régime contient beaucoup de ces acides gras d'automne dénommés oméga-6, elles vont développer leur tissu adipeux pour passer l'hiver à venir bien au chaud dans leur bouillotte de gras.

Notre physiologie héritée du paléolithique a, elle aussi, gardé la trace des saisons et des aliments qui font le lien entre notre environnement et notre corps.

Le développement du tissu adipeux nécessite deux phénomènes complémentaires : l'hyperplasie et l'hypertrophie. L'hyperplasie est le développement du nombre de cellules adipeuses de base : les adipocytes. L'hypertrophie est la croissance de ces adipocytes en taille et en masse.

De façon finaliste, mais tout à fait logique, une alimentation d'« automne » alors que les sucres et les graisses oméga-6 abondent doit favoriser à la fois l'ingestion, l'appétit et le stockage d'un excédent d'énergie pour pouvoir passer l'hiver avec une réserve d'énergie sous la peau au cas où les mammouths ne viendraient pas...

Cette mécanique paléolithique nous était fort utile il y a quelques centaines de milliers d'années. Elle s'est ancrée dans nos racines, mais désormais, celles-ci puisent dans un environnement nutritionnel où sucres, oméga-6, amidon et graisses saturées abondent toute l'année. Et ce décalage entre nos gènes et nos nutriments n'est sans doute pas sans conséquences.

Oméga-6, oméga-3 et obésité : quelques explications mécanistiques

Un développement excessif du tissu adipeux fait appel à de nombreux mécanismes physiologiques. Rappelons que nous ne pouvons stocker que l'excédent d'énergie vis-à-vis de nos besoins. *L'obésité commence toujours par un déséquilibre entre calories ingérées et calories dépensées.* Elle continue avec la synthèse et le transport des graisses, puis avec leur dépôt dans le tissu adipeux.

Les AGPI oméga-6 ou oméga-3 sont impliqués dans ces mécanismes à chacune de leurs étapes[2]. Les oméga-6, AG de l'automne, saison où se constituent nos réserves d'énergie pour l'hiver diminueraient la dépense énergétique de base[3] et augmenteraient logiquement l'appétit[4] et la lipogenèse[5]. Ils favorisent l'inflammation[6] et le développement du tissu adipeux[7], tandis que les AG oméga-3 favorisent la satiété[8], freinent les mécanismes de synthèse[9] et de transport des lipides[10].

Ces effets antagonistes sont d'autant plus importants à souligner que les conseils nutritionnels les plus courants[11] ont porté depuis cinquante ans sur la hausse du ratio AGPI/AGS (AG saturés) sans se préoccuper du ratio oméga-6/oméga-3 au sein des AGPI. Le remplacement des lipides animaux par des huiles végétales riches en acides gras oméga-6 (huiles, margarines et produits industriels contenant maïs, tournesol, soja et palme) n'a probablement pas produit d'effets bénéfiques en termes de développement de l'obésité, bien au contraire.

D'une génération à l'autre

L'obésité semble toucher des sujets de plus en plus jeunes, et les explications liées à une balance énergétique excédentaire ne semblent pas autosuffisantes pour justifier la progression de l'obésité infantile d'une classe d'âge à l'autre.

Une étude récente[12] menée par plusieurs laboratoires du CNRS et de l'INRA a impliqué quatre générations de souris. Celles-ci étaient nourries avec des régimes identiques pour toutes les générations. Les régimes étaient tous très riches en oméga-6 (rapport oméga-6/oméga-3 = 28) apportés par des huiles de maïs. À la naissance, tous les souriceaux étaient du même poids. Mais, dès l'allaitement, des différences de poids apparaissaient et, à l'âge adulte, les souris étaient de plus en plus grosses d'une génération à l'autre. À nature de régime égale, les arrière-petits-enfants sont beaucoup plus gros que leurs arrière-grands-parents. Ces différences significatives de poids et de taille du tissu adipeux ne peuvent pas être expliquées par les régimes puisque ceux-ci sont identiques pour toutes les générations de souris, ni bien sûr par des différences génétiques puisque les gènes ne peuvent pas « muter » d'une génération à l'autre.

En fait, c'est bien l'expression des gènes, c'est-à-dire le couple « gène-nutriment » qui est en cause. Et au final, c'est l'expression des gènes de l'inflammation (et dans une moindre mesure du recrutement adipocytaire) qui est surexprimée chez le souriceau à la naissance si l'alimentation de ses ascendants est trop riche en oméga-6.

De la souris à l'homme

Rien de plus naturel et apparemment immuable que le lait qui sort du sein… Et pourtant… Dans une étude publiée en 2006[13], Philippe Guesnet a évalué la composition en oméga-6 et en oméga-3 du lait de femmes américaines des années 1950 aux années 2000. En un demi-siècle, le rapport entre les oméga-6 et les oméga-3 est passé d'une valeur de 5 à une valeur de 22.

Dans le même article[14], nous avons évalué avec un autre département de l'INRA, les effets des changements de la chaîne alimentaire sur la valeur de ce ratio dans les régimes occidentaux. Et nous retrouvons quasiment les mêmes chiffres : la valeur de ce ratio est passée de 1960 à 2000 de 5 à 23 en moyenne. La composition des laits maternels n'a donc pas changé toute seule. C'est bien l'environnement qui a changé. Les femmes occidentales ont été « exposées » à des changements brutaux de la composition de leurs régimes. Le développement massif des huiles de soja, maïs, palme, et tournesol, additionné aux changements massifs de l'alimentation animale (où le couple maïs-soja riche en oméga-6 a détrôné l'herbe riche en oméga-3) ont modifié en profondeur la composition de notre alimentation lipidique.

Les paléonutritionnistes reconstituent un ratio oméga-6/oméga-3 de 1 durant les centaines de milliers d'années qui ont été celles de la construction de notre physiologie et de notre génome[15]. Ce ratio a atteint doucement avec l'invention de l'agriculture une valeur de 5 ; il a ensuite explosé en quelques décennies pour atteindre des valeurs comprises entre 15 et 25 dans nos régimes.

Étant donné les implications de ce ratio dans toutes les grandes fonctions de l'organisme, il est franchement étonnant que la question des conséquences de ces évolutions sur nos maladies dites « de civilisation » ne soit pas posée plus souvent...

L'inflammation

Il est particulièrement remarquable de constater que dans l'étude transgénérationnelle sur les souris les gènes de l'inflammation soient surexprimés d'une génération oméga-6 à l'autre. *L'excès d'inflammation pourrait être qualifié de « pathologie mère »*. Elle précède l'installation de l'obésité comme elle précède le diabète, le développement tumoral, certaines pathologies cardio-vasculaires, et bien d'autres maladies « à composante inflammatoire » dont la longue liste recoupe exactement celle de ces maladies de civilisation qui semblent progresser inexorablement.

L'inflammation est bien sûr un phénomène tout à fait naturel et bénéfique, c'est bien l'« excès » d'inflammation qui est néfaste quand les molécules anti-inflammatoires ne prennent pas le relais, une fois l'agression à l'origine de la réaction inflammatoire de défense passée.

Or cet équilibre entre substances pro- et anti-inflammatoires est régulé par le rapport entre oméga-6 pro-inflammatoires et oméga-3 anti-inflammatoires

Nos racines biologiques et notre chaîne alimentaire

Puisque la valeur du ratio entre oméga-6 et oméga-3 joue un rôle clairement démontré dans le développement du tissu adipeux et dans la genèse de l'inflammation, puisque ce rapport est dépendant à 100 % de notre alimentation (aucun animal ne sait fabriquer des AGPI), les modifications de notre chaîne alimentaire semblent bien à l'origine de la détérioration de ce rapport et des conséquences induites.

La « révolution verte » a développé des plantes productives riches en oméga-6 : le maïs (oméga-6/oméga-3 = 55) est la source de glucides la plus productive, la moins chère et la plus répandue au monde. Le soja (oméga-6/oméga-3 = 7) est la source de protéines la plus productive, la moins chère et la plus répandue au monde. Le palme (oméga-6/oméga-3 = 40) est la source de lipides la moins chère et la plus répandue au monde.

Nos racines biologiques plongent désormais dans une chaîne alimentaire qu'elles ne reconnaissent plus et nos gènes n'y rencontrent plus les nutriments qui les ont exprimés pendant des centaines de milliers d'années.

De l'animal modèle à l'homme

Les études mécanistiques décrivent un effet des oméga-6 sur la différenciation adipocytaire et l'hyperplasie[16].

Sur modèle animal[17], un régime riche en oméga-6 (dans des conditions isolipidiques et isocaloriques vis-à-vis d'un régime contrôle riche en oméga-3) provoque un accroissement du poids et du tissu adipeux.

Les cultures de cellules, les souris, les hamsters, les marmottes... apportent donc leur part à la construction d'un modèle scientifique qui lie rapport oméga-6/oméga-3 élevé et augmentation de l'obésité.

Le modèle est d'autant plus crédible qu'il repose également sur de nombreuses données humaines : les données épidémiologiques citées plus haut, mais également des études cliniques d'observation où les auteurs ont corrélé dans certaines cohortes les taux d'AGPI plasmatiques et les paramètres anthropométriques. Ainsi par exemple le taux d'oméga-3 plasmatique est inversement corrélé au tour de taille, de hanche, à l'IMC et au poids dans une cohorte australienne[18] alors que l'obésité est inversement corrélée au taux d'oméga-3 dans le tissu adipeux dans une cohorte espagnole[19].

Ce modèle s'appuie aussi sur le *golden standard* des études cliniques d'intervention. Dès 1966, Dayton, en Californie, avait mesuré (par hasard) pendant quatre ans chez 600 volontaires adultes américains une hausse de poids parfaitement corrélée avec l'enrichissement en C18 : 2 oméga-6 du tissu adipeux[20]. En 2006, nous avons mis en place en Bretagne un protocole adapté aux conditions habituelles de consommation : 180 volontaires obèses répartis en deux groupes ont consommé des régimes de même composition. Les volontaires du groupe « témoin » consommaient des produits standard, alors que les volontaires du groupe « essai » consommaient des produits issus d'une filière « lin » (produits animaux et pain à teneur accrue en oméga-3[21]). Après une période de trois mois surveillée, où les volontaires des deux groupes perdent autant de poids (– 3 kilos) grâce à un effet « comportement alimentaire encadré », une période libre de cinq mois provoque ensuite une reprise de poids dans le groupe « standard » (+ 2 kilos), mais pas dans le groupe « lin », où les membranes des globules rouges témoignent d'une forte imprégnation par les oméga-3 alimentaires. Des différences significatives apparaissent également sur les autres critères anthropométriques[22].

Conclusion : oméga-6, oméga-3 et chaîne alimentaire

Depuis quelques décennies, nos régimes occidentaux sont de plus en plus riches en oméga-6. Cet apport sans doute excessif est lié à un modèle agricole dominant tant pour les huiles végétales les plus consommées que pour les lipides animaux. Les produits dits « biologiques » présentent les mêmes déséquilibres et la même richesse en oméga-6 que les produits dits « conventionnels ».

Les données expérimentales qui mesurent les effets des oméga-6 et des oméga-3 sur les différents mécanismes de la lipogenèse produisent des résultats concordants et... inquiétants.

Tous les éléments scientifiques de constitution d'un raisonnement semblent réunis depuis les études fondamentales sur cultures de cellules, jusqu'aux études humaines d'intervention.

Comme les marmottes au début de cet article, nous sommes dépendants de notre environnement. Le ratio entre acides gras oméga-6 et oméga-3 dans notre corps est complètement dépendant de la nature des lipides végétaux consommés, soit par l'homme directement, soit par les animaux d'élevage (poissons ou animaux terrestres) qui nous fournissent les deux tiers de nos lipides alimentaires.

Le développement du tissu adipeux a d'abord des causes quantitatives : l'excès de consommation d'énergie par rapport à nos besoins. En matière de traitement et de prévention de l'obésité, il faut donc rappeler la nécessité en premier lieu de rapprocher consommations et besoins.

Ce préliminaire posé, les données de consommation indiquent désormais un ralentissement de la consommation de calories et pourtant un développement concomitant de l'obésité, notamment infantile.

Il est alors tentant de mettre en avant des causes qualitatives qui rappellent l'importance de la maîtrise du rapport oméga-6/oméga-3 dans nos régimes.

Le combat contre l'obésité ne peut être gagné sans travailler à la fois sur les comportements alimentaires et la qualité des produits.

On réconciliera plus facilement l'homme avec ses aliments pour gagner la bataille du comportement alimentaire si la société lui fournit des produits de qualité dont la mémoire biologique correspond à ses besoins physiologiques. Il semble donc qu'il y ait urgence à favoriser l'accessibilité de tous à des aliments issus d'une agriculture qui intègre des objectifs de nutrition (et notamment la maîtrise du ratio entre oméga-6 et oméga-3).

L'ensemble de ces données appelle donc à de nouveaux choix de production agricole (avec des objectifs de nutrition) qui devraient être efficaces afin de faire face au développement rapide de l'obésité.

NOTES

1. Florant *et al.*, « Fat-cell mass, serum leptin and adiponectine changes during weight gain and loss in yellow bellied marmots », *J. Comp. Physiol.*, 2004.

2. Legrand *et al.*, « Lipides », *in* Martin A. (coord.), *Apports nutritionnels conseillés pour la population française*, AFSSA, CNERNA-CNRS, Tec & Doc, 2001, 3e édition, chapitre 3, p. 63-82.

3. Hulbert A. J., « Membrane fatty acids as pacemakers of animal metabolism », *Lipids*, 2007.

4. Félix B. *et al.*, « Les acides gras poly-insaturés de l'alimentation modulent de façon significative les taux plasmatiques du *Brain Derived Neurotrophic Factor* chez le porc », *Nutrition clinique et métabolisme*, 2008.

5. Morize *et al.*, « Effet de la dose d'ALA alimentaire sur le métabolisme lipidique », *OCL*, 2005.

6. Lafontan M., « Fat cells : afferent and efferent messages define next approaches to treat obesity », *Annu. Rev. Pharmacol. Toxicol.*, 2005.

7. Ailhaud G. *et al.*, « Development of white adipose tissue », *in* Bray A. G., Bouchard C. (éd.), *Handbook of Obesity. Etiology and pathophysiology*, New York, Marcel Dekker, Inc., 2004, seconde édition, p. 481-514.

8. Félix B. *et al.*, « Les acides gras poly-insaturés de l'alimentation modulent de façon significative les taux plasmatiques du *Brain Derived Neurotrophic Factor* chez le porc », *Nutrition clinique et métabolisme*, 2008.

9. Morize *et al.*, « Effet de la dose d'ALA alimentaire sur le métabolisme lipidique », *OCL*, 2005 ; Ailhaud G. *et al.*, « Temporal changes in dietary fats : role of n-6 fatty acids in excessive adipose tissue development and relationship to obesity », *Progress in Lipids Research*, 2006.

10. Jacotot B. *et al.*, « Acides gras alimentaires pour la prévention du risque coronarien », *Cahiers de nutrition et de diététique*, 1988.

11. Legrand P. *et al.*, « The consumption of food products from linseed-fed animals maintains erythrocyte omega-3 fatty acids in obese humans », *Lipids*, 2010 ; Ueki K. *et al.*, « Weight loss and blood pressure reduction in obese subjects in response to nutritional guidance using information communication technology », *Clin. Exp. Hypertens.*, 2009, 31, p. 231-240 ; Knopp R. H. *et al.*, « Saturated fat prevents coronary artery disease ? An American paradox », *Am. J. Clin. Nutr.*, 2004, 80, p. 1102-1103.

12. Massiera F. *et al.*, « A Western-like fat diet is sufficient to induce a gradual enhancement in fat mass over generations », *J. Lipid Res.*, 2010.

13. Ailhaud G. *et al.*, « Temporal changes in dietary fats : Role of n-6 fatty acids in excessive adipose tissue development and relationship to obesity », *Progress in Lipids Research*, 2006.

14. *Ibid.*

15. Eaton S. B. *et al.*, « The ancestral human diet : What was it and what should be a paradigm for contempory nutrition ? », *Proc. Nutr. Soc.*, 2006.

16. Ailhaud G. *et al.*, « Temporal changes in dietary fats : Role of n-6 fatty acids in excessive adipose tissue development and relationship to obesity », *Progress in Lipids Research*, 2006.

17. *Ibid.* ; Ailhaud G., communication personnelle, projet ANR LIPADIP.

18. Micallef M. *et al.*, « Plasma n-3 polyunsaturated fatty acids are negatively associated with obesity », *British Journal Nutrition*, novembre 2009, 102 (9), p. 1370-1374.

19. Garaulet M. *et al.*, « Site specific differences in FA composition of abdominal adipose tissue in an obese population from a Mediterranean area : relation with dietary FA, plasma lipid profile, serum insulin, and central obesity », *Am. J. Clin. Nutr.*, 2001.

20. Dayton S. *et al.*, « Composition of lipids in human serum and adipose tissue during prolonged feeding of a diet high in UFA », *J. Lip. Res.*, 1966.

21. Legrand P. *et al.*, « The consumption of food products from linseed-fed animals maintains erythrocyte omega-3 fatty acids in obese humans », *Lipids*, janvier 2010, vol. 45, n° 1, p. 11-19 ; site : www.bleu-blanc-coeur.com/

22. Legrand P. *et al.*, « The consumption of food products from linseed-fed animals maintains erythrocyte omega-3 fatty acids in obese humans », *Lipids*, janvier 2010, vol. 45, n° 1, p. 11-19 ; Weill P. *et al.*, « A high value for the ratio between saturated and n-3 fatty acids in our diets is linked to a deterioration in the parameters for obesity », *An. Nutr. Metabol.*, 2007.

CHAPITRE 5

La restriction cognitive

Jean-Philippe Zermati
et Gérard Apfeldorfer

Un véritable débat anime aujourd'hui le monde des nutritionnistes. Faut-il encore prescrire des régimes amaigrissants ? Ce qu'en termes plus scientifiques les spécialistes désignent sous l'expression de restriction cognitive. Le moins que l'on puisse dire est que la position de la communauté scientifique sur ce sujet semble au minimum partagée et contradictoire. Herman et Polivy[1], les découvreurs du concept, considèrent la restriction cognitive comme un trouble du comportement alimentaire qui constituerait un facteur de risque de l'obésité. Alors que d'autres[2] la considèrent comme le seul rempart contre l'actuelle épidémie d'obésité. D'autres encore[3], dans une tentative de concilier les deux positions, proposent une distinction entre des formes souples et rigides de la restriction cognitive. Des positions si opposées ne manquent pas de surprendre.

Pour se faire une opinion, il convient de procéder en deux temps : d'une part évaluer les traitements du surpoids et de l'obésité par les régimes amaigrissants, d'autre part apporter des éclaircissements sur le concept de restriction cognitive.

Le bilan des régimes amaigrissants

Précisons quant aux régimes amaigrissants que nous parlons de toutes méthodes, tous programmes ou conseils diététiques de type équilibré destinés à entraîner ou stabiliser le poids.

• Dans 90 % des cas, l'efficacité d'un régime amaigrissant ne dépasse pas trois ans. Une étude portant sur 29 programmes amaigrissants montrait que la perte de poids des sujets dont le poids moyen était de 100 kilos ne dépassait pas 3 kilos au bout de cinq ans[4]. Dans une seconde étude portant sur 2 400 personnes, 94 % des personnes ayant maigri avaient repris leur poids au bout de deux ans seulement[5].
• Certaines études menées sur des enfants suivis pendant trois ans ont pu montrer qu'à poids et âge équivalents ceux qui avaient le plus grossi étaient ceux qui avaient pratiqué le plus de régimes. Si bien que les auteurs conclurent qu'à moyen terme les régimes amaigrissants favorisaient la prise de poids[6]. D'autres études, toujours sur les enfants, ont montré que ceux-ci avaient d'autant plus de risque d'être en surpoids que leurs parents suivaient des régimes amaigrissants[7].
• Bien des personnes qui ont effectué de nombreux régimes s'étonnent de la difficulté croissante qu'elles éprouvent à maigrir après chaque nouvelle tentative. Si plusieurs explications sont avancées, il en est une particulièrement sérieuse. Les reprises de poids consécutives aux régimes peuvent entraîner une multiplication irréversible des cellules graisseuses[8] (chapitre 4, page 61).
• Le débat concernant l'efficacité de certains régimes par rapport à d'autres a été récemment tranché par une étude

qui montre la stricte égalité de résultats sur la perte de poids quel que soit le type de régime[9]. Les auteurs ont soumis 800 personnes aux quatre régimes les plus fréquemment prescrits par les médecins. Dans chaque groupe, ils ont retiré 750 calories selon les modalités de chacun des régimes. Dans les quatre groupes, la perte de poids s'est révélée identique au bout d'un an ainsi que la reprise du poids au bout de deux ans. Le seul fait de soustraire des calories avait permis d'obtenir une perte de poids. Donc inutile de se battre pour savoir s'il est plus judicieux de retirer les viandes, les pâtes ou le fromage.

• Enfin, l'anxiété et la culpabilité alimentaires qui accompagnent les régimes amaigrissants perturbent les processus physiologiques de contrôle des apports alimentaires. Et aboutissent fréquemment à des compulsions qui en définitive aggravent la prise de poids[10]. Les personnes au régime deviennent particulièrement vulnérables au stress et réagissent paradoxalement par des prises alimentaires[11].

Ainsi non seulement les régimes amaigrissants ne font pas maigrir durablement, mais ils peuvent même faire grossir définitivement en mettant en œuvre des processus psychologiques ou physiologiques irréversibles. Et aucun d'entre eux n'a d'efficacité supérieure aux autres.

Le concept de restriction cognitive

Éclaircir le concept de restriction cognitive impose de revenir sur quelques aspects concernant sa définition, sa physiologie et sa sémiologie. En premier lieu, il semble nécessaire de s'accorder sur une définition qui, bien souvent par contresens, est assimilée à une alimentation exagérément hypocalorique ou interdictive. Or ces deux dimensions ne figurent pas dans le concept de restriction cognitive proposé par Herman et Polivy qui le décrivent seulement comme une intention de contrôler mentalement son comportement alimentaire dans le but de maigrir ou de ne pas grossir[12]. Il est important d'observer que la notion de réussite ou d'échec du contrôle du comportement alimentaire ou du poids n'intervient pas dans cette conception. Les notions d'intentionnalité et de contrôle mental constituent donc les aspects centraux de la définition.

Pour les détracteurs de la restriction cognitive, les effets délétères du comportement de restriction résultent essentiellement de l'intention d'instaurer un contrôle mental du comportement alimentaire. Celui-ci est normalement contrôlé par les besoins énergétiques[13], nutritionnels[14] et émotionnels qui s'expriment sous la forme de sensations ou d'émotions alimentaires[15] et permettent à l'individu de consommer, sans l'intervention de sa conscience, les quantités d'énergie et de nutriments suffisantes à maintenir son poids d'équilibre et lui assurer un bon état de santé.

Le comportement alimentaire dépend également de choix ou de décisions effectués, consciemment ou non, par l'individu[16]. Il résulte donc pour la plus grande part de choix et de représentations liés à l'histoire personnelle du sujet ou au contexte social, économique, culturel, religieux... dans lequel il évolue. Et, pour une moindre part, il peut résulter de processus cognitifs conscients opérés par l'individu lui-même. Le généticien Philippe Froguel estime à 95 % la part de l'inconscient dans les déterminants du comportement alimentaire (chapitre 1, page 19).

L'ensemble de ces représentations détermine une relation unique du mangeur avec ses aliments. Elles sont également source d'*émotions induites* par cette relation spécifique[17]. Des représentations positives induisent des émotions positives favorisant le rassasiement. Des représentations négatives concernant les aliments ingérés induisent des émotions telles que l'anxiété, la culpabilité, la dépression, la colère, la honte, qui empêchent la perception ou la prise en compte des sensations de rassasiement.

À la lumière des données précédentes, nous pourrions définir la restriction cognitive comme une intention de conférer aux cognitions conscientes et au contrôle volontaire l'essentiel du contrôle du comportement alimentaire dans le but de maîtriser son poids. Or une telle ambition ne peut s'envisager sans un bouleversement profond du comportement alimentaire. La restriction cognitive se caractérise en effet par un glissement d'une tentative de contrôle mental vers un contrôle de plus en plus émotionnel du comportement alimentaire, accompagné parallèlement d'un effacement du contrôle sensoriel. Elle se décompose en quatre stades ou états cliniques caractérisés par leur degré de sévérité, habituellement précédés par une phase préclinique[18]. Ces différents états alternent généralement les uns avec les autres.

Tableau 1. Les différents stades de gravité de la restriction cognitive

(Il peut s'agir de stades installés ou d'états transitoires)

Restriction cognitive légère. Le comportement alimentaire est principalement contrôlé par les cognitions ou les pensées. Les sensations et émotions alimentaires sont clairement perçues, mais le mangeur décide délibérément de ne pas en tenir compte. Les émotions induites sont encore à fort contenu positif. Les émotions extra-alimentaires exercent une influence modeste.

Je sais que j'ai faim, mais je ne dois pas/plus manger.

Restriction cognitive modérée. Le comportement alimentaire reste principalement contrôlé par les cognitions. Les sensations et émotions alimentaires sont toujours perçues, mais ne peuvent plus être respectées du fait de l'apparition d'émotions induites à fort contenu négatif. Le mangeur devient plus vulnérable à ses émotions extra-alimentaires.

Je sais que je n'ai plus faim, mais je ne peux pas m'arrêter.

Restriction cognitive sévère. Le contrôle cognitif reste très fort, mais les sensations et émotions alimentaires ne sont plus perceptibles. Le mangeur lutte douloureusement pour conserver un contrôle mental et ne pas céder à l'envahissement des émotions induites. La vulnérabilité aux émotions extra-alimentaires augmente.

Je ne sais plus si j'ai encore faim ou si j'ai assez mangé.

Restriction cognitive décompensée. Le mangeur n'exerce plus aucun contrôle mental sur son comportement alimentaire. Les sensations et émotions alimentaires ont complètement disparu. Les émotions induites et extra-alimentaires exercent un contrôle total sur le comportement alimentaire.

Je mange sans faim et je ne peux plus rien contrôler.

PHASE PRÉCLINIQUE.
LA DISSONANCE COGNITIVE

Depuis 2001, la France est dotée d'un programme de prévention des maladies nutritionnelles et de l'obésité, le Programme national Nutrition Santé (PNNS). Celui-ci s'accompagne de la diffusion de messages nutritionnels. Les études d'impact ont montré que la plupart de ces messages étaient assez bien retenus par la population sans toutefois que cela implique obligatoirement une modification de son comportement ou de son état de santé. Les mangeurs se trouvent ainsi en situation de ne pas tenir compte d'informations qu'ils jugent pourtant bonnes pour leur santé. Le décalage entre le comportement du mangeur et ce qu'il pense devoir faire caractérise la dissonance cognitive. Celle-ci s'accompagne, notamment chez les sujets préoccupés de leur poids ou de leur santé, d'un sentiment d'inquiétude ou de culpabilité sans autre préjudice que de nuire à leur totale sérénité de mangeurs. Les travaux de Claude Fischler et Estelle Masson sur les mangeurs européens et américains montrent que les pays les plus culturellement imprégnés par l'aspect diététique de l'alimentation sont aussi ceux parmi lesquels on note la plus forte anxiété alimentaire. Contrairement à ceux qui seraient plus attentifs aux aspects gastronomiques ou gustatifs de leur nourriture (chapitre 22, page 346). L'état d'esprit des premiers se caractérise par un état de mauvaise conscience alimentaire, se traduisant par une forme de vigilance constante sur sa manière de manger (*ils font attention)*, produite par le souci de ne pas agir conformément à ce que leur dicteraient leurs devoirs de mangeurs responsables, voire citoyens. De même, les travaux de Véronique Pardo[19] sur l'alimentation des adolescents en France confirment cette tendance. Ils montrent que si les messages de prévention sont bien intégrés, ils ne sont pas forcément appliqués et leur transgression s'accompagne d'un sentiment de culpabilité ou d'anxiété.

La dissonance cognitive, sans constituer par elle-même un réel handicap, se présente ainsi comme une forme de terreau sur lequel pourra se développer la restriction cognitive qui surviendra dès lors que le mangeur commencera à s'interroger plus sérieusement sur la manière de maigrir ou de ne pas grossir.

STADE 1. LES SENSATIONS ET ÉMOTIONS ALIMENTAIRES SONT PERÇUES MAIS DÉLIBÉRÉMENT IGNORÉES

Les croyances alimentaires

Dans un premier temps, le sujet adopte un certain nombre de règles diététiques, le plus souvent issues de recommandations médicales comme : ne pas manger entre les repas, faire trois repas par jour, favoriser la consommation de certains aliments (manger cinq fruits et légumes par jour, manger un laitage à tous les repas) ou éviter la consommation de certains autres aliments (manger moins de gras, de sucre ou de sel)... Le sujet ne se nourrit plus en fonction des sensations et des émotions alimentaires qu'il perçoit et qui expriment la réalité de ses besoins nutritionnels. Il n'est pas superflu de revenir sur la pertinence de ces messages en matière d'efficacité sur la perte de poids.

- *Il est inutile de s'obliger à prendre trois repas par jour ou de s'interdire de manger entre les repas pour perdre du poids.* Les physiologistes ont démontré que l'on pouvait tout aussi bien maigrir que grossir en faisant de 1 à 17 repas par jour ! Réduire la taille de ses prises alimentaires aboutit à un fractionnement de l'alimentation sans effet sur le poids, dans la mesure où chaque prise alimentaire reste motivée par des sensations de faim. Ce qu'il ne faut pas confondre avec les grignotages qui correspondent à des consommations non motivées par la faim et par conséquent qui viennent s'ajouter aux besoins énergétiques du mangeur avec des effets possibles sur la prise de poids[20].
- Bien des personnes en viennent à penser que manger équilibré pourrait les protéger de grossir. *Cette confusion entre les questions de poids et de santé nutritionnelle entretient bien des désordres.* Rappelons qu'un repas équilibré reste équilibré quand les portions sont multipliées par deux,

mais qu'il apporte deux fois plus de calories. Nous savons aujourd'hui que les prises de poids ne sont pas corrélées à la consommation d'aliments gras[21] ou sucrés[22] mais essentiellement à la consommation de calories excédentaires, consommées sans faim. Ces nouvelles connaissances modifient profondément l'approche diététique du surpoids : toute calorie consommée en plus des besoins, quelle que soit sa nature, expose à un risque de surpoids. Plus simplement, les aliments gras consommés en début de repas quand la faim se manifeste exposent moins au risque de surpoids que les fruits et les laitages que l'on pourrait s'obliger à manger sans faim pour équilibrer son alimentation. Il serait dangereux de continuer à laisser croire que l'on pourrait manger en quantité illimitée certaines calories qui ne feraient pas grossir alors que d'autres feraient grossir quelle que soit la quantité consommée. Un peu comme s'il existait des calories de plume et des calories de plomb.

Les conflits de motivations

Pour suivre les règles qu'il s'impose, le mangeur doit souvent s'opposer à ses envies de manger, telles qu'il les ressent.

- Je n'ai pas faim, mais je *dois* manger (*il ne faut pas sauter de repas*).
- J'ai faim, mais je ne *dois* pas manger (*il ne faut pas manger entre les repas*).
- Je n'ai plus faim, mais je *dois* encore manger (*il faut finir son repas pour ne pas avoir faim plus tard*).
- J'ai encore faim, mais je ne *dois* plus manger (*il ne faut pas manger plus que ce qui est prescrit*).
- J'ai envie de cet aliment-ci, mais je *dois* manger cet aliment-là (*il faut éviter certains aliments*).
- Je n'ai pas envie de cet aliment-ci, mais je *dois* manger cet aliment-là (*il faut s'obliger à manger certains aliments*).

Les stratégies de contrôle

Lutter contre ses envies de manger impose de mettre en place des stratégies qui à la longue deviennent plus problématiques que les envies de manger elles-mêmes. Trois types de stratégies sont couramment utilisés[23] :

• Les stratégies de réduction des aliments consistent à limiter la fréquence de consommation de certains aliments ou catégories d'aliments jugés grossissants ou sur lesquels le contrôle se révèle périlleux (ne pas manger plus d'un gâteau par semaine, pas plus d'un féculent ou de deux carrés de chocolat par jour), à utiliser des aliments allégés ou des substituts de repas. Elles peuvent également consister à établir des quantités arbitrairement jugées suffisantes (consommer 150 g de viande, 60 g de pain, 30 g de fromage...). On peut encore retirer la totalité de certaines catégories d'aliments comme les corps gras ou les sucres simples...

• Les stratégies d'évitement consistent à échapper à toutes les situations dans lesquelles le risque de perte de contrôle ou de transgression des règles amaigrissantes augmenterait. Par exemple, certains recommandent de ne pas avoir faim avant de se rendre à un dîner. Le mieux pratiquement sera d'avoir dîné avant l'heure et de s'être rempli l'estomac de fromage blanc à 0 %, de jambon dégraissé, d'œuf dur, de soupe de légumes ou de pommes. On recommande aussi au cours des repas de manger sans limites des montagnes de légumes dans l'espoir d'échapper à ses envies de fromage ou de dessert. Pour ne pas s'exposer aux situations périlleuses, on constate souvent les manœuvres suivantes : éviter les sorties ou certains restaurants, ne pas faire entrer dans la maison certains aliments ou les dissimuler pour les rendre inaccessibles, s'occuper frénétiquement pour ne pas penser aux aliments, ne plus partager les repas familiaux...

• Les stratégies compensatoires consistent à mettre en place une gestion des « écarts » alimentaires. Celle-ci se traduira par des réductions caloriques destinées à anticiper ou à compenser les écarts, imitant parfaitement en cela un système de punition et de récompense. S'il anticipe un écart prévu, le mangeur se récompensera de ses efforts, souvent avec démesure, au repas suivant : « Je me restreins dans la journée car je sais que je vais me lâcher ce soir. » S'il compense un écart déjà commis, le mangeur se punira, avec souvent la même démesure, lors du repas suivant selon l'appréciation qu'il fait de sa faute : « Dès que je fais un repas un peu important, je compense avec une soupe et un yaourt au repas d'après pour effacer mon ardoise. » Au bout du compte, les aliments avec lesquels il se récompense deviennent de plus en plus désirables. Alors que les aliments avec lesquels il se punit deviennent de plus en plus aversifs.

STADE 2. LES SENSATIONS ET ÉMOTIONS ALIMENTAIRES SONT PERÇUES MAIS NE PEUVENT PLUS ÊTRE RESPECTÉES

Progressivement, le comportement du mangeur est dominé par des schémas cognitifs inconscients qui peuvent par exemple s'énoncer : « Si je consomme un aliment interdit, je dois en profiter au maximum car je n'y aurai plus droit par la suite » ou : « Si je mange beaucoup d'aliments autorisés, je n'aurai plus envie des aliments que je m'interdis[24]. » Le mangeur évolue dans un paysage alimentaire simple, binaire et faussement rassurant dans lequel déambulent des aliments « non grossissants » qu'il faut manger (« Pour votre santé, mangez au moins cinq fruits et légumes par jour ») et des aliments « grossissants » qu'il vaut mieux éviter (« Pour votre santé, mangez moins gras, moins sucré, moins salé »).

Ces schémas engendrent des *émotions induites* par cette nouvelle relation avec la nourriture, centrées sur la peur d'avoir faim, de manquer, la culpabilité et la frustration. Il peut aussi s'agir de colère, de honte, de désespoir, de tristesse.

Par exemple, la peur d'avoir faim (on ne doit pas manger entre les repas) oblige le mangeur à manger avant d'avoir faim ou à dépasser ses sensations de satiété. La peur de manquer (je ne pourrai plus consommer cet aliment) oblige le mangeur à augmenter sa consommation, comme pour constituer des provisions avant de futures privations. La culpabilité, l'anxiété de grossir conduiront à des comportements de type dichotomique, où on se refrène de manger malgré sa faim et ses appétences, mais où on mange sans limite, sans tenir compte des sensations de rassasiement, lorsqu'on a dérogé à l'interdit.

Le comportement alimentaire est alors contrôlé par les schémas et les émotions induites, et non plus par les sensations alimentaires de faim et de rassasiement, signalant normalement les besoins énergétiques[25]. Le mangeur perçoit ses sensations de faim et de satiété, mais s'avoue incapable de les respecter. Ses aliments ne le rassasient plus !

STADE 3. LES SENSATIONS ET ÉMOTIONS ALIMENTAIRES NE SONT PLUS PERÇUES

Ce stade est marqué par l'avènement de deux phénomènes : les sensations alimentaires cessent d'être perceptibles et le contrôle mental du comportement alimentaire s'impose comme une obligation. Le mangeur ne ressent plus ni faim, ni rassasiement, ni appétits spécifiques : « Je ne sais plus si j'ai faim ou si j'ai assez mangé. » Au cours du repas, il ne *sent* pas qu'il mange trop mais *se dit*, après coup, qu'il *a dû* trop manger parce qu'il se sent lourd : « C'est trop pour ma tête mais pas pour mon estomac.

J'essaie de me servir des doses à peu près raisonnables et de m'arrêter quand c'est fini. » Ou bien, il ne s'arrête pas de manger car il *se sent* rassasié mais parce qu'il *pense* que c'est assez : « J'ai fini mon repas sans pour autant avoir l'impression de ne plus avoir faim. Mais ma raison me disait qu'*a priori* je n'avais plus faim. » En réalité, il est devenu incapable de percevoir la satiété : « Je sais que je suis censé ne plus avoir faim, mais je n'ai pas cette sensation d'être rassasiée. »

Dès lors, le mode cognitif s'impose comme le seul contrôle possible du comportement alimentaire. Ce contrôle oblige à une attention permanente et douloureuse, occupant l'espace cognitif du mangeur et engendre des émotions induites qui vont croissant. L'influence des émotions extra-alimentaires ne cesse d'augmenter. La douleur provoquée par cet envahissement mental est aujourd'hui devenue un nouveau motif de consultation. Certains patients consultent seulement « pour ne plus avoir à y penser » acceptant même pour cela de reprendre quelques kilos.

STADE 4. LE COMPORTEMENT ALIMENTAIRE EST LIVRÉ AU SEUL CONTRÔLE DES ÉMOTIONS

Le mangeur ne parvient plus à contrôler volontairement et consciemment son comportement alimentaire de façon permanente. Il peut alors alterner des périodes de contrôle mental avec des périodes de contrôle émotionnel qui prennent des formes variées, qui vont du grignotage impulsif à la boulimie ou qui se traduisent par des repas exagérément abondants.

Une moindre résistance physique et mentale, des événements de vie, des problèmes émotionnels, ou bien le fait d'avoir transgressé un interdit alimentaire peuvent « déclencher » une perte de contrôle. Au stade ultime, il n'y a plus de retour du contrôle mental. Le comportement alimentaire est entièrement contrôlé par les émotions induites et extra-alimentaires. C'est par exemple le cas dans la *Bulimia nervosa.*

À ce stade, il nous semble important de distinguer deux situations selon que l'émotion déclenchante apparaît avant ou durant la prise alimentaire.

Dans le premier cas, les émotions extra-alimentaires sont essentiellement en cause. Chaque fois qu'il éprouve une émotion négative d'une intensité suffisante, et quelle qu'en soit la nature, le mangeur réagit en consommant des aliments dont il attend vainement un réconfort. C'est le trouble du réconfort. Dans ce cas, l'émotion précède la prise alimentaire. Le mangeur parvient assez fréquemment à établir un lien de causalité entre l'émotion qu'il a éprouvée et la prise alimentaire.

Dans le second cas, ce sont les émotions induites par la restriction cognitive lors d'une prise alimentaire parfois ordinaire qui entraînent la compulsion. Elles sont généralement provoquées par le repas lui-même qui constitue l'élément déclencheur : « J'ai beaucoup trop mangé, je n'aurais jamais dû manger cette frite, je vais devenir énorme. » Dans cette situation, l'émotion est concomitante de la prise alimentaire.

Il est souvent plus difficile dans ce cas pour le mangeur d'établir un lien entre son émotion et la compulsion : « Je ne comprends pas ce qui m'arrive, alors que tout va bien je mange sans pouvoir m'arrêter. » Cette incompréhension aboutit au désarroi du sujet face à des pertes de contrôle qu'il ne parvient pas à s'expliquer et le fragilise davantage.

Conclusion

La restriction cognitive apparaît comme un puissant perturbateur des systèmes de régulation énergétiques et émotionnels et un perturbateur des comportements alimentaires. Elle se manifeste par la disparition progressive des sensations alimentaires conjuguée à l'apparition d'un comportement alimentaire émotionnel. Elle fait partie du tableau des principaux troubles du comportement alimentaire, qu'il s'agisse de l'anorexie mentale, de la *Bulimia nervosa*, ou de l'hyperphagie boulimique. Les corpulences retrouvées chez les personnes en restriction cognitive vont donc de la maigreur pathologique à l'obésité massive, en passant par le poids normal.

Concernant l'obésité, la restriction cognitive, qu'elle prenne la forme de régimes amaigrissants structurés, ou bien qu'elle consiste en des perturbations variables des conduites alimentaires, est à envisager comme une cause possible, ou comme un facteur aggravant. Sur le plan de la prévention des troubles du comportement alimentaire et de l'obésité, elle mérite d'être clairement découragée et, en matière de prise en charge des troubles du comportement alimentaire et de l'obésité, elle nécessite un traitement spécifique.

NOTES

1. Herman C. P. et Polivy J., « Restraint and eating behaviour », *J. Abnormal Psychol.*, 1975, vol. 84, 6, p. 666-672.

2. Chapelot D., « Comportement restreint », *in* Chapelot D. et Louis-Sylvestre J. (coord.), *Les Comportements alimentaires*, Tec & Doc, 2004 ; Basdevant A., « Sémiologie et clinique de la restriction alimentaire », *Cah. nutr. diét.*, 1998, 33, 4.

3. Westenhoefer J., « Dietary restraint and disinhibition : Is restraint a homogeneous construct ? », *Appetite*, 1991, 16 (1), p. 45-55.

4. Anderson J. W., Konz E. C., Frederich R. C. et Wood C. L., « Long-term weight-loss maintenance : A meta-analysis of US studies », *Am. J. Clin. Nutr.*, 2001, 74, p. 579-584.

5. Phelan S. O., Hill J., Dibello J. R. et Wing R. R., « Recovery from relapse among successful weight maintainer », *Am. J. Clin. Nutr.*, 2003, 78, p. 1079-1084.

6. Field A. E., Austin S. B., Taymor C. B., Malspeis S., Rosner C. B., Rockett H. R., Gillman M. W. et Colditz G. A., « Relation between dieting and weight change among préadolescents and adolescents », *Pediatrics*, octobre 2003, vol. 11, 2, n° 4, p. 900-906.

7. Carper J. L., Fisher J. O. et Birch L. L., « Young girls'emerging dietary restraint and disinhibition are related to parental control in child feeding », Appetite, 2000, vol. 35, n° 2, p. 121-129.

8. Ailhaud G. et Hauner H., « Development of white adipose tissue », *in* Bray A. G. et Bouchard C. (éd.), *Handbook of Obesity. Etiology and pathophysiology*, New York, Marcel Dekker, Inc., 2004, seconde édition, chapitre 17, p. 481-514.

9. Sacks F. M., Bray G. A., Carey V. J., Smith S. R., Ryan D. H., Anton S. D., McManus K., Champagne C. M., Bishop L. M., Laranjo N., Leboff M. S., Rood J. C., Jonge L., Greenway F. L., Loria C. M., Obarzanek E. et Williamson D. A., « Comparison of weight-loss diets with different compositions of fat, protein, and carbohydrates », *New England J. Med.*, 26 février 2009, vol. 360, 9, p. 859-873.

10. Zermati J.-P. et Apfeldorfer G., « Clinical description of cognitive restraint and its practical consequences », *in* Ling P. R. (éd.), *Trends in Obesity Research*, Nova Biomedical Books, 2004.

11. Polivy J. et Herman C. P., « Dieting and its relation to eating disorders », *in* Brownell K. D. et Fairburn C. G. (éd.), *Eating Disorders and Obesity*, New York, Guilford Press, 1995, p. 83-86.

12. *Ibid.*

13. Adolph E. F., « Urges to eat and drink in rats », *Am. J. Physiol.*, 1947, 151, p. 110-125.

14. Richter C. P., « Increased salt appetite in adrenalectomized rats », *Am. J. Physiol.*, 1936, 15, p. 155-161.

15. Fantino M., « Contrôle physiologique de la prise alimentaire », *in* Basdevant A., Laville M. et Lerebours E. (dir.), *Traité de nutrition clinique*, Paris, Flammarion, 2001.

16. Apfelforfer G. et Zermati J.-P., *Dictature des régimes. Attention !*, Paris, Odile Jacob, 2006.

17. Zermati J.-P., « Émotions et comportement alimentaire : comment faire face ? », communication Congrès national AFTCC, décembre 2007 (à paraître journal de l'AFTCC).

18. Apfeldorfer G. et Zermati J.-P., « Les régimes amaigrissants sont un trouble du comportement alimentaire », *Réalités en nutrition*, décembre 2007, n° 6, p. 6-11.

19. Diaso N., Hubert A. et Pardo V. (dir.), *Alimentations adolescentes en France*, Paris, Ocha, 2009.

20. Marmonier C., Chapelot D. et Louis-Sylvestre J., « Metabolic and behavioural consequences of a snack consumed in a satiety state », *American Journal of Clinical Nutrition*, 1999, 70, p. 854-866.

21. Lecerf J.-M., « Apports lipidiques et prise de poids. Aspects quantitatifs – Un débat », *Cah. nutr. diét.*, 2008, 43, 3.

22. Stephen A. M. et Thane C. W., « Sucres et poids corporel : analyses des données épidémiologiques », *Cah. nutr. diét.*, 2008, 43, hors-série 2, 2S21-2S28.

23. Zermati J-.P., *Maigrir sans régime*, Paris, Odile Jacob, 2002.

24. Zermati J.-P., « Une approche psychosensorielle de l'obésité et des troubles du comportement alimentaire », *J. thérapie comportementale et cognitive*, 2000, 10, 4, p. 124-128.

25. Pirke K. M. et Laesse K., « Restrained eating », *in* Stunkard A. J. et Wadden T. A. (éd.), *Obesity. Theory and Therapy*, New York, Raven Press Ltd, 1993, seconde édition.

CHAPITRE 6

Les relations entre émotions et comportements alimentaires

Stéphanie Hahusseau

Avant d'envisager les liens entre ce que l'on ressent et comment l'on mange, de manière à pouvoir les désactiver par la suite, il est important de comprendre ce qu'est une émotion.

Qu'est-ce qu'une émotion ?

Parce que d'apparition brutale et indépendante de notre volonté, les émotions négatives sont de plus en plus vécues comme des phénomènes dangereux ou des indices d'un dérèglement mental alors qu'elles sont normales, utiles et qu'elles signent toute notre humanité. On en a peur, on est dans la fuite en avant, on tente d'y échapper en se noyant dans le travail, en consommant de l'alcool, en regardant la télévision… ou en mangeant.

Nos émotions nous effraient parce que nous les connaissons mal.

Une émotion est un phénomène d'apparition brutale, qui nous tombe littéralement dessus. Elle consiste en des modifications physiologiques (c'est-à-dire des bouleversements à l'intérieur du corps), des modifications cognitives, (c'est-à-dire des changements du contenu des pensées) et en des *tendances à l'action*[1] se traduisant par une pulsion à modifier notre manière d'agir.

Les émotions de base sont la tristesse, la peur, la colère, auxquelles on peut ajouter le stress et le dégoût, pour les négatives, la joie, pour les positives, et la surprise, intermédiaire entre les émotions positives et les négatives.

Les modifications physiologiques sont plus marquées dans les émotions négatives que dans les positives. Généralement, on identifie tous davantage ce que l'on ressent dans le corps quand on a peur que quand on est joyeux.

L'agitation dans le corps varie d'une émotion à l'autre. Elle concerne la respiration (40 % de l'émotion[2]), le système cardio-vasculaire (modifications du rythme cardiaque, de la tension artérielle...) et le système musculaire lisse et strié (en cause dans la digestion ou dans la contraction des muscles).

L'agitation des pensées est rarement repérée. Envahi par une tristesse, on a des pensées moroses et sans espoir que l'on prend pour des réalités. On se laisse absorber et envahir par ses pensées, on y adhère, on fusionne[3] avec elles comme si elles étaient objectives et un parfait reflet de la réalité alors que la veille, on pensait tout le contraire et on était tout aussi persuadé de détenir la vérité à 100 %.

Enfin, l'émotion pousse à réagir. Le cerveau procède à un traitement rapide et grossier de l'information qui génère des mesures d'urgence protectrices et incontrôlables par la volonté puis à un traitement lent et détaillé, réfléchi[4], et contrôlable car dépendant de la volonté. Ainsi, si on se sent agressé, on va spontanément être poussé à fuir, combattre ou rester figé[5] (les trois « F » : *fight, flight or freeze*), puis on va réfléchir, évaluer la réalité de l'agression et ajuster ses comportements.

Chez l'enfant, les émotions sont moins évidentes à repérer car elles ne se manifestent que par des changements dans le corps et des modifications dans le comportement. On appelle leurs émotions, des émotions primaires[6]. Pour aider les enfants ultérieurement à savoir étiqueter ce qu'ils ressentent de manière qu'ils n'aient pas à souffrir de problèmes émotionnels, il faut les observer quand ils deviennent subitement agressifs, joueurs, soumis, dominateurs, proches[7]... et leur proposer sans jugement, après leur avoir posé des questions sur ce qu'ils venaient de vivre, des noms d'émotions : « T'es-tu senti triste ? en colère ?... » Cette attitude de disponibilité et d'attention aux émotions concourt à développer autour de l'enfant un *environnement émotionnellement validant* (environnement dont beaucoup d'entre nous ont manqué) et diminuera, à l'âge adulte, le recours à des stratégies toxiques aggravantes pour réguler ses ressentis.

Comme on peut le voir, l'émotion entraîne un bouleversement intérieur important et pourtant la reconnaissance de l'émotion ne va pas de soi. Or, si elle n'est pas reconnue, ressentie, acceptée, les choses s'aggravent, les émotions « s'empilent » les unes sur les autres (transfert d'activation[8]), on s'éloigne de plus en plus de ce que l'on aimerait faire et être, pour se voir céder à des pulsions incontrôlables, comme celle de manger, générant des problèmes de surpoids qui font se sentir très honteux (ajout d'une émotion négative sur la précédente[9]) alors que son vœu le plus cher est d'être élancé et mince.

Que traduit ce besoin de manger sans faim ?

Quand on souffre, notre tendance naturelle est de chercher quelque chose qui empêchera d'avoir mal. On peut avoir excessivement tendance à se couper de ses sensations douloureuses, ce qui soulage *à court terme*. Par exemple, « j'ai des problèmes personnels, je rentre chez moi, et pour ne plus penser ni sentir que je suis stressé, je me mets à beaucoup manger devant la télévision. Ce qui me calme car je ne sens plus rien. Sur le coup. Seulement, à moyen et long terme, cela n'a pas diminué mon stress, de plus s'est ajouté le fait que je me sente coupable de prendre du poids. Je suis donc deux fois plus mal ». Ainsi, les émotions négatives dont on évite l'expérience deviennent de plus en plus intenses et durables.

On s'est aperçu que les personnes qui reprenaient du poids après un régime[10] étaient celles qui avaient le plus de mal à faire face aux événements difficiles[11] et aux émotions négatives. Pour ces personnes, il n'existe pas d'autres alternatives que de manger pour faire face aux souffrances que génèrent les émotions[12]. Or manger va ajouter secondairement des émotions négatives qui vont encore davantage pousser à manger. La personne s'enferme ainsi dans un cercle vicieux.

La seule manière de sortir de l'impasse pourra être de *considérer la pulsion alimentaire, non plus comme un manque de volonté mais comme le signe d'une souffrance*, à laquelle il va falloir apprendre à faire face autrement.

L'origine des émotions est multiple. Elles proviennent notamment :

- du tempérament biologique (certains sont plus sensibles que d'autres par nature) ;

- des événements vécus dans le présent et à la façon d'y faire face ;
- mais aussi de ceux vécus dans le passé. Certaines expériences de non-satisfaction des besoins affectifs fondamentaux répétées dans le passé modèlent pour la suite une façon de voir, de ressentir et de comprendre le monde, de se percevoir soi et de percevoir les intentions d'autrui[13].

Or, chez les personnes souffrant de troubles alimentaires, on retrouve des différences sensibles dans chacun de ces domaines.

Ainsi, pour le tempérament, une revue de dix ans d'études a mis en évidence que le profil de personnalité des personnes souffrant de troubles alimentaires était caractérisé par deux dimensions plus fortement présentes : un taux important d'évitement de la douleur et une basse autodétermination, l'autodétermination étant définie comme la possibilité d'agir en fonction de ses buts et de ses valeurs[14]. Elles ont donc, par nature, plus de mal à ne pas se couper des sensations douloureuses induites par les émotions.

De plus, elles ont vécu dans le passé des expériences plus difficiles. Par exemple, dans une étude de 2001 portant sur 145 sujets souffrant de *binge eating disorder* (tendance à avoir des crises alimentaires responsables d'une prise de poids), on retrouve un total de 83 % de maltraitance dans l'enfance ; la maltraitance comprenant la violence psychologique et physique, l'abus sexuel et les négligences affectives ou physiques[15]. Par ailleurs, 20 à 50 % des femmes souffrant de troubles des conduites alimentaires mentionnent un antécédent d'abus sexuel, ce qui représente un taux plus élevé que celui de la population générale[16].

Enfin, cause ou conséquence, elles ont du mal à sentir leur corps, à reconnaître leurs émotions et à se connecter à l'instant présent : elles souffrent fréquemment de trouble dissociatif[17] ou d'alexithymie (voir plus loin), difficultés qui aggravent et les émotions négatives et les pulsions alimentaires.

Quels peuvent être les handicaps émotionnels des personnes en surpoids ?

Apprendre primo *à ressentir,* deusio *à nommer* et tertio *à accepter* ses émotions sont trois apprentissages extrêmement importants pour développer du bien-être physique et psychique à long terme. Des difficultés dans une ou plusieurs étapes de ce processus, ce qui est très fréquemment le cas chez les personnes souffrant de troubles du comportement alimentaire, conduisent à adopter malgré soi des comportements toxiques. Pour bien comprendre la nécessité de ces étapes contre-intuitives (en effet pourquoi s'appesantir sur ce qui fait mal alors qu'on pourrait plutôt l'éviter ?), voici une métaphore : vous marchez pieds nus dans le sable et vous marchez sur un morceau de verre. Vous avez mal. Vous prenez des médicaments pour ne plus sentir la douleur. Vous allez être vigilant pendant quelques minutes et vous allez penser à ne pas marcher sur votre blessure. Mais, ensuite, vous allez oublier de faire attention et vous allez marcher sur votre pied blessé et anesthésié, aggravant largement la profondeur et la gravité de votre blessure.

Avec les émotions, c'est pareil. Si on n'apprend pas à les sentir et si on se coupe de la réalité du moment, on souffre moins sur le coup mais, à moyenne échéance, on aggrave ses problèmes.

Il arrive à tout un chacun d'être absorbé, par exemple quand on lit un livre, ou quand on est au cinéma devant un bon film, dans ce cas, la réalité du moment n'existe plus et on n'a plus conscience de son corps ni même de son identité. Être absorbé n'est pas grave en soi sauf si un incendie se déclare et que l'on continue à être dans la réalité du film et pas dans celle de la salle de cinéma. Si cette attitude s'applique à un grand nombre de situations et que l'on est détaché, en dehors de la réalité de ce que l'on vit, on parle de trouble dissociatif[18].

Cela se traduit par des difficultés à s'adapter, une plus grande irrégularité dans les performances, une moindre flexibilité mais aussi par du mal à mettre en place des rituels quotidiens, une absence de régularité de rythmes face à la fatigue, la faim, le fait d'aller aux toilettes..., une tendance à parler et à lire rapidement, à se limiter à de brèves interactions avec autrui. Les personnes ayant un trouble dissociatif sont des personnes peu connectées à leurs sensations internes, prêtant peu attention à la douleur, sentant rarement leur cœur qui bat, leur respiration... Plusieurs études contrôlées[19] mettent en évidence des niveaux de dissociation importants chez les personnes souffrant de troubles des conduites alimentaires[20] et chez les personnes boulimiques[21] en particulier. Ne pouvant sentir le corps, on comprend que la satiété puisse aussi poser problème. Ainsi, il leur arrive de SAVOIR qu'elles n'ont plus faim, mais comme elles NE SENTENT PAS réellement profondément la sensation de satiété, elles ne sont pas poussées à en tenir compte et continuent de manger. Si je sens mon pied blessé, je n'ai pas besoin de volonté pour ne pas marcher dessus, il se retirera par réflexe, à peine je l'aurai posé au sol. Pour la satiété, c'est pareil. Si outrepasser le seuil de la satiété devenait une stimulation douloureuse profondément perçue, par réflexe, elle susciterait un arrêt de l'absorption alimentaire.

Ce trouble est très souvent retrouvé chez les personnes souffrant de stress post-traumatique. Or nous avons vu que les personnes souffrant de TCA ont généralement subi davantage de traumatismes.

On retrouve aussi un autre handicap émotionnel de manière fréquente chez les personnes ayant subi des traumatismes. On peut sentir son corps et être dans la réalité du moment mais ne pas nommer ou identifier ce que l'on ressent. Si je reviens à mon exemple du pied blessé de tout à l'heure, je peux sentir que j'ai mal, mais mal identifier la blessure en ignorant par exemple le morceau de verre à l'intérieur. Je me contenterai alors de mettre un peu d'alcool et un pansement dessus. Dans ce cas, je vais aussi mettre en péril l'avenir de mon pied. La blessure va s'infecter intérieurement et s'aggraver, parce qu'elle n'a pas été bien identifiée.

Pour les émotions négatives, il en va exactement de même. Si on ne les identifie pas, on appelle cela l'*alexithymie*, on aggrave ses problèmes et sa santé sur le long terme. Comme on ne nomme pas ses émotions, il est impossible de les communiquer à autrui. Or exprimer ses émotions n'est pas un signe de faiblesse de nature à faire fuir les gens. Bien au contraire : dire ce que l'on ressent rend attachant[22]. Les alexithymiques ont tendance à être assez inexpressifs, on parle de « restriction » émotionnelle et ils ont beaucoup de mal à créer des liens de proximité avec autrui, c'est pourquoi, ils ont davantage de problèmes affectifs (séparation, divorce, etc.).

Ce trouble concerne environ 15 % de la population générale et on le retrouve fréquemment associé aux problèmes de comportement alimentaire et aux traumatismes.

La prise en charge des personnes en surpoids devrait donc comporter systématiquement :

- d'une part la recherche de l'existence d'un handicap émotionnel comme le trouble dissociatif et/ou l'alexithymie ;

- d'autre part la recherche d'antécédents traumatiques et surtout leur prise en charge ;
- des techniques pour apprendre à sentir son corps (c'est-à-dire à développer l'« intéroception »), apprendre à identifier et à nommer ses émotions et à être dans la réalité du moment présent[23] (chapitre 12, page 182).

Une explication possible des origines du surpoids

Pour résumer tout ce que nous venons de voir, on peut proposer le modèle suivant.

Une personne ayant un *tempérament génétiquement prédisposant* qui subit une ou plusieurs *expériences émotionnelles traumatisantes* qu'elle ne pourra pas réellement évacuer en raison d'un *environnement émotionnellement invalidant* (après un traumatisme si l'entourage ne réagit pas ou réagit de manière hostile, cela peut être aussi traumatique, voire davantage que le traumatisme lui-même[24]) risque de développer une perception d'elle-même, des autres et du monde extrêmement négative.

De ce fait, elle sera davantage envahie par des émotions négatives. Comme elle n'a jamais pu bénéficier d'une « éducation émotionnelle » et apprendre à ressentir (trouble dissociatif), nommer (alexithymie) et accepter avec bienveillance ses émotions (hypercontrôle) et constater que c'est la seule manière de s'en défaire réellement, le seul moyen pour elle de soulager la souffrance sera de tenter d'en diminuer à court terme les manifestations en s'alimentant.

Elle majore l'image négative d'elle-même et entre dans un cercle vicieux, que, à terme, les échecs des régimes renforcent.

Ainsi, traiter les problèmes d'obésité et de surpoids sans s'occuper des émotions présentes et passées, et de leurs liens avec le comportement alimentaire reviendrait à s'occuper de l'arbre sans voir la forêt.

NOTES

1. Fridja N. H., *The Emotions*, Cambridge, Cambridge University Press, 1986.
2. Philippot P., *Émotions et psychothérapie*, Wavre, Mardaga, 2007.
3. Harris R., *The Happiness Trap. How to stop struggling and start living*, Trumpeter, 2008.
4. Ledoux J., *Neurobiologie de la personnalité*, Paris, Odile Jacob, 2003.
5. Nesse R. M., « Proximate and evolutionary studies of anxiety, stress and depression : synergy at the interface », *Neurosci. Biobehav. Rev.*, 1999, 23, p. 895-903.
6. Damasio A. R., *L'Erreur de Descartes*, Paris, Odile Jacob, Paris, 2000.
7. Fridja N., *The Emotions, op. cit.*
8. Zillmann D., « Transfer of excitation in emotion behavior », *in* Cacioppo J. T. et Petty R. E. (éd.), *Social Psychophysiology*, New York, Guilford, 1983, p. 215-240.
9. Greenberg L. S. et Pavio S. C., *Working with Emotions in Psychotherapy*, New York, Guilford Press, 1997.
10. Byrne S. M., « Psychological aspects of weight maintenance and relapse in obesity », *Journal of Psychosomatic Research*, 2002, 53, p. 1029-1036.
11. Drapkin R. G., Wing R. R. et Schiffman S., « Responses to hypothetical high risk situations : Do predict weight loss in a behavioural treatment program or the context of dietary lapses ? », *Health Psychol.*, 1995, 14, 5, p. 427-434.
12. Kayman S., Bruwold W. et Stern J. S., « Maintenance and relapse after weight loss in women : Behavioural aspects », *Am. J. Clin. Nutr.*, 1990, 52, 5, p. 800-807.
13. Hahusseau S., *Comment ne pas se gâcher la vie ?*, Paris, Odile Jacob, 2003.
14. Fassino S., Amianto F., Gramaglia C., Facchini F. et Abbate Daga G., « Temperament and character in eating disorders : Ten years of studios », *Eat Weight Disord.*, 2004, 9, 2, p. 81-90.
15. Grilo C. M. et Masheb R. M., « Childhood psychological, physical, and sexual maltreatment in outpatients with binge eating disorder : Frequency and associations with gender, obesity, and eating-related psychopathology », *Obes. Res.*, 2001, 9, 5, p. 320-325.

16. Vanderlinden J. et Vandereycken W., *Traumatismes et troubles du comportement alimentaire. Guide diagnostique et thérapeutique*, Bruxelles, Satas, 2000, p. 16.

17. *Ibid.*

18. American Psychiatric Association, *Diagnostic and Statistical Manual of Mental Disorders*, Washington DC, American Psychiatric Press Inc., 1994, 4e édition.

19. Goldner E. M., Cockhill L. A., Bakan R. et Birmingham C. L., « Dissociative experiences in eating disorders », *American Journal of Psychiatry*, 1991, 148, p. 1274-1275.

20. Demitrack M. A., Putman F. W., Brewerton T. D., Brandt H. A. et Gold P. W., « Relation of clinical variables to dissociative phenomena in eating disorders », *American Journal of Psychiatry*, 1990, 147, p. 1184-1188.

21. Covino N. A., Jimerson D. C., Wolfe B. K., Franko D. L. et Frankel F. H., « Hypnotizability, dissociation and bulimia nervosa », *Journal of Abnormal Psychology*, 1994, 103, p. 455-459.

22. Rimé B., *Le Partage social des émotions*, Paris, Presses universitaires de France, 2005.

23. Rosen E. F. et Petty L. C., « Dissociative states and disordered rating », *American Journal of Clinical Hypnosis*, 1994, 36, p. 266-275.

24. Waller G. et Ruddock A., « Experiences of disclosure of childhood sexual abuse and psychopathology », *Child Abuse Review*, 1993, 2, p. 185-195.

CHAPITRE 7

Activité physique, sédentarité et obésité

Jean-Michel Oppert

Obésité et activité physique recouvrent deux domaines étroitement interdépendants. L'activité physique intervient d'une part dans le maintien du poids au cours de la vie et donc dans la prévention de l'obésité[1]. L'activité physique a d'autre part un rôle essentiel dans la prise en charge des sujets en excès de poids dans le cadre d'une prise en charge globale de l'obésité[2]. Au-delà de la régulation du poids corporel, l'activité physique est associée de façon bénéfique à de nombreux paramètres de santé et module le développement des principales complications de l'obésité (en premier lieu le diabète de type 2 et les pathologies cardio-vasculaircs). La notion dc sédentarité est importante à prendre en compte, car les comportements sédentaires jouent un rôle indépendant de l'activité physique elle-même et représentent une cible d'action spécifique.

Activité physique et sédentarité : comment les définir ?

Il est important de distinguer les notions d'activité physique, d'inactivité physique et de sédentarité. Il existe une définition bien établie de l'activité physique habituelle : « Tout mouvement corporel produit par la contraction des muscles squelettiques qui entraîne une augmentation substantielle de la dépense d'énergie au-dessus de la valeur de repos[3]. » L'activité physique au sens large inclut ainsi tous les mouvements effectués dans la vie quotidienne et ne se réduit pas à la seule pratique sportive (l'« exercice »). L'ensemble des activités physiques de la vie quotidienne comprend les activités physiques de loisir, professionnelles et domestiques, sans oublier l'activité physique liée aux transports. Il est important de distinguer l'activité physique au sens large de la notion de condition physique évaluée par la puissance aérobie maximale (VO_{2max}), témoin des capacités cardio-respiratoires, qui décrit plutôt les limites des activités physiques pouvant être réalisées.

Les notions d'inactivité physique et de sédentarité sont essentielles dans le champ de l'obésité[4]. L'inactivité physique correspond à l'extrémité inférieure du spectre de l'activité. Elle est très souvent évaluée par l'absence d'activité physique de loisirs déclarée. Sédentaire vient du latin *sedere,* qui signifie « être assis ». Ainsi, le comportement sédentaire ne représente pas seulement une activité physique faible ou nulle, mais correspond à des occupations spécifiques dont la dépense énergétique est proche de la valeur de repos, telles que regarder la télévision ou des vidéos, travailler sur ordinateur, lire, voire manger[5]... Le temps passé devant un écran (télévision, vidéo, jeux vidéo, ordinateur...) est actuellement l'indicateur de sédentarité le plus utilisé mais d'autres indicateurs ont été proposés (par exemple de façon plus globale, le temps passé assis au cours d'une journée habituelle). Il est maintenant reconnu que l'activité physique et la sédentarité sont deux dimensions différentes et indépendantes du comportement de mouvement, associées respectivement de façon favorable et défavorable à l'état de santé[6].

Activité physique et sédentarité : liens avec la prise de poids

Les résultats des études épidémiologiques indiquent que l'activité physique peut jouer un rôle d'atténuation du gain de poids au cours du temps[7]. Chez l'adulte, même des activités d'intensité modérée de la vie quotidienne, telles qu'aller au travail en marchant ou en vélo, sont inversement associées au gain de poids au cours du temps[8]. Après prise en compte de l'activité physique et des habitudes alimentaires, certains comportements sédentaires de l'adulte ou de l'enfant, tels que le temps passé assis à regarder la télévision, assis au travail ou en conduisant, sont chacun liés au risque d'obésité[9]. Dans une étude d'observation américaine conduite sur un large échantillon de femmes, une heure par jour supplémentaire de marche à un bon pas était associée à une diminution de 24 % du risque de devenir obèse (IMC > 30 kg/m^2) après six ans de suivi[10]. Dans la même étude, deux heures supplémentaires par jour passées devant la télévision étaient associées à une augmentation de 23 % du risque de devenir obèse, indépendamment du niveau d'activité physique[11]. Le comportement sédentaire apparaît lié au gain de poids à la fois directement par le biais d'une faible dépense d'énergie mais aussi indirectement par son association à d'autres comportements de santé (apports alimentaires, alcool, tabac...). Différents comportements sédentaires pourraient avoir des liens avec les indicateurs d'obésité. Chez des adultes français inclus dans l'étude SUVIMAX, une étude a montré que le temps de télévision était associé au tour de taille, comme indicateur d'obésité abdominale, alors que ce n'était pas le cas pour le temps passé à la lecture, indépendamment de l'activité physique[12].

Les déterminants de l'activité physique, les leviers des interventions

Parmi les facteurs associés au niveau habituel d'activité physique, on peut schématiquement distinguer des déterminants individuels (motivations personnelles, connaissances, compétences ou habiletés, capacité physique...) et des déterminants collectifs (en distinguant environnement physique – naturel et bâti – et environnement social et politique ou réglementaire[13]). Les relations entre activité physique et certains facteurs de l'environnement naturel et bâti tels que la présence d'infrastructures et d'équipements, les modes d'organisation de l'espace urbain, les transports et le réseau routier sont l'objet de recherches et publications en nombre croissant aux États-Unis, au Canada, en Australie et, en Europe, au Royaume-Uni, en Belgique et aux Pays-Bas. Ces études indiquent l'importance de la proximité d'espaces verts et d'équipements sportifs, du caractère propice ou non à la marche des quartiers (*walkability*), des qualités esthétiques de l'environnement, en plus du niveau socio-économique et du sentiment de sécurité des habitants, en tant que déterminants de l'activité physique habituelle[14]. Dans une perspective de promotion raisonnée de l'activité physique, et de limitation de la sédentarité, une meilleure compréhension de ces déterminants est nécessaire, au carrefour de différentes approches complémentaires : nutrition, santé publique, géographie, urbanisme et sociologie.

Des interventions pour prévenir la prise de poids

Parmi les interventions réalisées chez les jeunes, l'étude française ICAPS (Intervention centrée sur l'activité physique et la sédentarité), menée par le professeur Chantal Simon, est une des rares études impliquant différents niveaux d'intervention avec des acteurs spécifiques (éducateurs, professeurs, parents, élus locaux) et de durée prolongée. Après quatre ans d'intervention dans le cadre de l'école (mais en dehors des cours obligatoires y compris d'éducation physique) chez des adolescents, l'intervention avait en moyenne augmenté l'activité physique encadrée d'une heure par semaine et diminué le temps passé devant la télévision ou des vidéos de seize minutes par semaine. En parallèle, l'incidence du surpoids était réduite de 50 % à quatre ans chez les adolescents qui étaient initialement de poids normal, démontrant qu'il est possible de prévenir la prise de poids par une intervention sur l'activité physique[15]. Dans une étude américaine chez des enfants âgés en moyenne de 9 ans, une intervention portant sur la réduction du temps de télévision, vidéo ou jeux vidéo a permis une moindre augmentation de poids et de masse grasse sur un an et demi de suivi[16]. Le nombre de repas passés devant la télévision était également significativement diminué chez les enfants du groupe intervention par rapport à l'école témoin. *En matière de prévention de la prise de poids, la lutte contre la sédentarité apparaît donc bien comme une stratégie complémentaire des actions centrées sur la promotion de l'activité physique.*

L'activité physique dans la prise en charge des personnes obèses

Les effets bénéfiques de l'activité physique chez les personnes en excès de poids sont multiples[17]. Dans le cadre de la prise en charge des adultes et des enfants obèses, il faut différencier les effets de l'activité physique sur la perte de poids, d'amplitude modeste, des effets sur le maintien du poids après perte de poids initiale, d'importance majeure, ainsi que les effets bénéfiques d'amélioration des complications de l'obésité. En effet, le maintien d'une perte de poids après amaigrissement initial, ou une moindre reprise de poids, représente un des intérêts principaux de l'activité physique en cas d'excès de poids.

L'autre intérêt majeur de l'activité physique dans la prise en charge des personnes obèses est l'effet sur les complications en particulier métaboliques. Différentes anomalies liées au syndrome de résistance à l'insuline (hyperglycémie, augmentation des triglycérides et baisse du cholestérol-HDL protecteur, augmentation de la pression artérielle) associées à l'obésité sont améliorées par la pratique régulière d'une activité physique d'intensité modérée. Des études réalisées en Finlande (Diabetes Prevention Study, DPS[18]) et aux États-Unis (Diabetes Prevention Program, DPP[19]) ont démontré qu'il était possible de réduire de près de 60 % le risque de devenir diabétique de type II sur trois ans chez des personnes à risque (intolérantes au glucose) par une intervention intensive sur le mode de vie associant une activité physique modérée à intense, une diminution modeste du poids et une adaptation des apports alimentaires (réduction des apports lipidiques). Dans l'étude américaine, le suivi des patients pendant six années supplémentaires après l'intervention a mis en évidence un possible effet « mémoire » de ces mesures sur le mode de vie. En effet, les patients initialement dans le groupe « intervention sur le mode de vie » avaient un risque de développer un diabète réduit de 36 % au terme des dix années de suivi[20].

Le point important dans ce domaine est que ces modifications favorables de la sensibilité à l'insuline, de la tolérance au glucose et du profil lipidique sous l'effet d'un entraînement régulier peuvent être observées indépendamment des modifications du poids ou de la masse grasse et en l'absence de modifications majeures de la capacité cardio-respiratoire (VO_{2max}). De façon intéressante également, les résultats de certaines études épidémiologiques prospectives chez l'adulte suggèrent que *les sujets corpulents (*« fat »*) avec une bonne capacité physique (*« fit »*) ont un risque de mortalité totale et cardio-vasculaire plus faible que les sujets de corpulence normale mais dont la capacité physique est plus faible*[21].

Chez le patient obèse, l'individualisation des conseils d'activité physique est une notion centrale de la prise en charge, la progressivité également, parallèlement à la limitation du temps consacré aux occupations sédentaires[22]. Le volume global d'activité physique paraît actuellement plus important que l'intensité. Un premier objectif est d'atteindre les recommandations d'activité physique pour la population générale. Puis d'augmenter la durée et/ou l'intensité en fonction des possibilités individuelles. De façon générale, l'activité physique, même d'intensité modérée, a des effets positifs reconnus sur le plan psychologique en améliorant l'humeur, la sensation de bien-être et l'estime de soi[23]. Ces bénéfices psychologiques pourraient être associés à une meilleure adhésion aux conseils diététiques.

Les recommandations

La recommandation actuelle d'activité physique pour la population générale adulte est de pratiquer une activité physique régulière au moins équivalente à trente minutes de marche à un bon pas (marche rapide) par jour (ou cent cinquante minutes par semaine d'activité d'endurance d'intensité au moins modérée[24]). Chez l'enfant, il est recommandé de pratiquer au moins soixante minutes d'activité physique d'intensité modérée à élevée par jour. Ces recommandations visent de façon générale une croissance harmonieuse (chez l'enfant) et la prévention des principales pathologies chroniques (chez l'adulte). Elles s'appliquent également à la prévention du gain de poids et de la reprise de poids (après perte initiale). Cependant, un volume (durée, intensité) d'activité plus important pourrait être nécessaire dans ce but spécifique. Ceci a conduit à proposer chez l'adulte une augmentation de la durée (par exemple au moins quarante-cinq à soixante minutes d'activité d'intensité modérée par jour) et/ou de l'intensité, ou une diminution des apports énergétiques, pour la prévention du gain de poids[25]. *Pour un objectif de maintien du poids après amaigrissement, soixante à quatre-vingt-dix minutes d'activité d'intensité modérée par jour seraient indiquées.*

La difficulté dans tous les cas est d'inciter des « inactifs et sédentaires » à reprendre goût au mouvement et à devenir au moins modérément actifs, de façon régulière et à long terme dans leur vie quotidienne. Dans cette perspective, la mise en place de relais entre le système de soin, les structures éducatives (pour l'enfant) et le monde sportif et associatif est une priorité. Une meilleure reconnaissance d'une filière d'opérateurs spécialistes d'activité physique ou sportive en lien avec la santé (éducateurs médico-sportifs) permettrait d'intégrer l'activité physique dans le cadre de la prise en charge des personnes atteintes de maladie chronique telles que l'obésité. Il s'agit enfin d'intégrer l'activité physique dans le registre du bien-être autant que dans celui de l'amélioration de l'état de santé, grâce à son caractère ludique.

NOTES

1. Oppert J. M., « Sédentarité et obésité », *in* Basdevant A., Ricquier D. (éd.), *Pour une approche scientifique de l'obésité*, Paris, Elsevier, coll. « Annales de l'Institut Pasteur », 2003, p. 51-63.

2. Oppert J. M., Dalarun P., « Activité physique et traitement de l'obésité », *in* Basdevant A., Guy-Grand B. (éd.), *Médecine de l'obésité*, Paris, Flammarion Médecine-Sciences, 2004, p. 222-227.

3. US Department of Health and Human Services, *Physical Activity and Health. A report of the surgeon general*, Atlanta (GA), US Department of Health and Human Services, Centers for Disease Control and Prevention, National Center for Chronic Disease Prevention and Health Promotion, 1996.

4. Oppert J. M., « Sédentarité et obésité », art. cit.

5. Pate R. R., O'Neill J. R. et Lobelo F., « The evolving definition of "sedentary" », *Exerc. Sport Sci. Rev.*, 2008, 36, p. 173-178.

6. Pate R. R., O'Neill J. R. et Lobelo F., « The evolving definition of "sedentary" », art. cit. ; Biddle S. J., « Sedentary behavior », *Am. J. Prev. Med.*, 2007, 33, p. 502-504.

7. Jakicic J. M., « The effect of physical activity on body weight », *Obesity*, 2009, 17, suppl. 3, S34-S38.

8. Wagner A., Simon C., Ducimetiere P., Montaye M., Bongard V., Yarnell J., Bingham A., Hedelin G., Amouyel P., Ferrieres J., Evans A. et

Arveiler D., « Leisure-time physical activity and regular walking or cycling to work are associated with adiposity and 5 y weight gain in middle-aged men : The PRIME Study », *Int. J. Obes.*, 2001, 25, p. 940-948.

9. Pate R. R., O'Neill J. R. et Lobelo F., « The evolving definition of "sedentary" », art. cit.

10. Hu F. B., Li T. Y., Colditz G. A., Willett W. C. et Manson J. E., « Television watching and other sedentary behaviors in relation to risk of obesity and type 2 diabetes mellitus in women », *JAMA*, 2003, 289, p. 1785-1791.

11. *Ibid.*

12. Bertrais S., Beyeme-Ondoua J. P., Czernichow S., Galan P., Hercberg S., Oppert J. M., « Sedentary behaviors, physical activity, and metabolic syndrome in middle-aged French subjects », *Obes. Res.*, 2005, 13, p. 936-944.

13. US Department of Health and Human Services, *Physical Activity and Health. A report of the surgeon general, op. cit.*

14. Humpel N., Owen N. et Leslie E., « Environmental factors associated with adults'participation in physical activity : A review », *Am. J. Prev. Med.*, 2002, 22, p. 188-199.

15. Simon C., Schweitzer B., Oujaa M., Wagner A., Arveiler D., Triby E., Copin N., Blanc S. et Platat C., « Successful overweight prevention in adolescents by increasing physical activity : A 4-year randomized controlled intervention », *Int. J. Obes.*, 2008, 32, p. 1489-1498.

16. Robinson T. N., « Reducing children's television viewing to prevent obesity : A randomized controlled trial », *JAMA*, 1999, 282, p. 1561-1567.

17. Oppert J. M. et Dalarun P., « Activité physique et traitement de l'obésité », art. cit. ; Jakicic J. M., « The effect of physical activity on body weight », art. cit. ; Ciangura C., Oppert J. M., « Éducation thérapeutique dans la prise en charge des maladies métaboliques : le rôle de l'activité physique », *in* Simon D., Traynard P.-Y., Bourdillon F., Gagnayre R. et Grimaldi A. (éd.), *Éducation thérapeutique. Prévention et maladies chroniques*, Paris, Masson, 2009, p. 127-137 ; Oppert J. M., Simon C., Rivière D. et Guezennec C. Y., *Activité physique et santé : arguments scientifiques, pistes pratiques*, Paris, ministère de la Santé, collection « Les synthèses du PNNS », 2005.

18. Tuomilehto J., Lindstrom J., Eriksson J. G., Valle T. T., Hamalainen H., Ilanne-Parikka P. *et al.*, « Prevention of type 2 diabetes mellitus by changes in lifestyle among subjects with impaired glucose tolerance », *N. Engl. J. Med.*, 2001, 344, p. 1343-1350.

19. Knowler W. C., Barrett-Connor E., Fowler S. E., Hamman R. F., Lachin J. M., Walker E. A. *et al.*, « Reduction in the incidence of type 2 diabetes with lifestyle intervention or metformin », *N. Engl. J. Med.*, 2002, 346, p. 393-403.

20. Knowler W. C., Fowler S. E., Hamman R. F., Christophi C. A., Hoffman H. J., Brenneman A. T. *et al.*, « 10-year follow-up of diabetes incidence and weight loss in the Diabetes Prevention Program Outcomes Study », *The Lancet*, 2009, 374, p. 1677-1686.

21. Fogelholm M., « Physical activity, fitness and fatness : Relations to mortality, morbidity and disease risk factors. A systematic review », *Obes. Rev.*, 9 septembre 2009.

22. Jakicic J. M., « The effect of physical activity on body weight », art. cit. ; Ciangura C., Oppert J. M., « Éducation thérapeutique dans la prise en charge des maladies métaboliques : le rôle de l'activité physique », art. cit.

23. US Department of Health and Human Services, *Physical Activity and Health. A report of the surgeon general, op. cit.*

24. Physical Activity Guidelines Advisory Committee, *Physical Activity Guidelines Advisory Committee Report*, Washington, USDHH, 2008. [http://www.health.gov/paguidelines/guidelines/default.aspx]

25. Jakicic J. M., « The effect of physical activity on body weight », art. cit.

CHAPITRE 8

Bons et mauvais aliments ? Glucides, lipides lesquels font grossir ?

Jean-Michel Lecerf

La régulation du poids

Le poids d'un sujet adulte est stable parce que le tissu adipeux est défendu… c'est-à-dire que l'organisme va mettre en œuvre des mécanismes pour le préserver et donc le maintenir stable. Et le tissu adipeux est défendu parce qu'il est important.

D'une part, il représente les réserves énergétiques de l'individu et, d'autre part, c'est une glande qui sécrète de nombreuses hormones. En cas d'agression, les réserves énergétiques servent à la survie de l'individu. Chez l'homme, plus que chez la femme, elles permettent la mobilisation des acides gras ; chez la femme, elles contribuent à la survie de l'espèce en participant aux fonctions reproductrices. Elles participent donc à l'ovulation, assurant ainsi la descendance.

Pour être défendu, le poids, et particulièrement le tissu adipeux, est l'objet d'une véritable régulation homéostatique, il est donc finement régulé.

Cela résume de façon simplifiée mais juste la finalité et la réalité de cette régulation. *Manipuler son poids conduit donc à s'opposer à une fine régulation.*

La régulation est d'une très grande complexité. Elle met en jeu de très nombreuses informations parvenant au système nerveux central, à la fois sensorielles, comportementales, énergétiques, métaboliques, hormonales, digestives ; elle comprend un centre intégrateur avec de multiples neuromédiateurs, neurotransmetteurs, neurohormones hypothalamiques et de nombreux mécanismes aboutissant à des modifications de la balance énergétique *via* les apports alimentaires et les dépenses énergétiques. La conscience n'intervient que très peu dans cette régulation qui vise à la stabilité du tissu adipeux. La leptine, hormone découverte il y a quinze ans déjà, est un exemple d'adipokine dont la production dépend du tissu adipeux. La leptine – du grec *leptos* : « maigre » –, par les influences qu'elle exerce sur le système nerveux, s'oppose au gain de poids quand le tissu adipeux s'accroît, conduisant à la réduction des apports et à l'augmentation des dépenses énergétiques. À l'inverse, sa production diminue lorsque le tissu adipeux décroît, s'opposant ainsi à la perte de poids. Toute perte de poids se produit par plateaux successifs puis s'arrête, heureusement, et aboutit à une stabilisation du poids. À titre d'exemple extrême, même en cas d'agression, le tissu adipeux continue à être préservé au détriment du muscle, sous l'effet de substances, anciennement appelées cachectines, qui permettent de mobiliser les protéines musculaires à des fins énergétiques et de défense, d'autant plus utilement qu'il existe une anorexie. Cela aboutit à une fonte musculaire, la sarcopénie, et chez l'obèse à une forme d'obésité dite « sarcopénique », dans laquelle le tissu adipeux peut masquer une importante dénutrition. Le poids étant essentiellement régulé par la modulation du tissu adipeux, il faut toujours interpréter le poids lorsqu'il change comme la résultante d'une évolution dynamique.

Tout cela explique que le poids de la plupart des individus est longtemps stable. Parce que nous ne mangeons pas tous les jours la même chose, parce que nous ne calculons pas ce que nous mangeons, et parce que le poids est et doit être stable, il est régulé.

La balance énergétique

Ainsi, le poids d'un individu ne dépend pas de ce qu'il mange, mais de ce qu'il a mangé (ou dépensé) antérieurement. Il en est la résultante. Chez un sujet dont le poids est stable depuis plusieurs mois, les apports et les dépenses sont strictement et spontanément identiques, quel que soit le poids de cet individu. Alors qu'au début de la « carrière » d'une personne obèse les apports et les dépenses sont élevés, chez un ancien obèse âgé, les dépenses peuvent être devenues faibles et les apports également. En effet, les régimes, l'âge, la sédentarité conduisent à une réduction de la masse maigre qui est la principale source de dépense énergétique. Ainsi, le poids d'un individu ne permet pas de prédire le niveau de ses apports alimentaires ni de celui de ses dépenses énergétiques.

Lorsque le poids d'un sujet est à la baisse, cela signifie obligatoirement que ses apports actuels sont inférieurs à ses dépenses, conformément aux lois fondamentales de la thermodynamique. Et, inversement, lorsque le poids est à la hausse cela signifie que ses apports actuels sont supérieurs à ses dépenses. À la longue, l'augmentation du poids et de la masse grasse entraîne aussi une augmentation de la masse maigre. D'une certaine façon, le corps se muscle pour supporter cet excédent de poids. Ce phénomène aboutit à une élévation du métabolisme de base et à un accroissement des dépenses de l'organisme liées à l'activité physique. C'est ainsi que, malgré l'augmentation des apports alimentaires, le poids parvient à se stabiliser. Cela traduit bien les adaptations permanentes de la balance énergétique : ici en l'occurrence l'augmentation du poids engendre une augmentation des dépenses qui entraîne un arrêt transitoire du gain pondéral. La personne obèse grossit par paliers. Bien que le bilan énergétique soit d'abord et avant tout un bilan calorique des entrées et des sorties, donc des nutriments impliqués, lipides et glucides, depuis les travaux de Jéquier, il est établi que le bilan énergétique peut être rapproché du bilan lipidique. Qu'en est-il alors exactement du rôle respectif des glucides et des lipides ?

Tout le monde connaît le « pouvoir » énergétique plus élevé des lipides (9 kcal/g) comparativement à celui des glucides (4 kcal/g). Celui de l'alcool est souvent oublié, intermédiaire (7 kcal/g). Quant aux protéines, on estime d'une part que leur finalité n'est pas énergétique, sauf en cas de déficit en glucides[1] (dans ce cas le foie fabriquera du glucose à partir des acides aminés du muscle), et d'autre part que le bilan protidique est toujours strictement équilibré (apports = pertes), étant entendu que le pool de protéines n'est pas une réserve au sens strict, sa diminution étant pathologique et pathogène.

Lipides et poids

Les lipides sont de très bons candidats pour la prise de poids. Cela est lié à des effets métaboliques spécifiques.

Les réserves lipidiques sont énormes, car le tissu adipeux est le siège de cette réserve sous forme de triglycérides. La composition corporelle comprend une masse grasse allant de 10 % (homme jeune mince) à plus de 50 % (sujet ayant une obésité massive). Pour un poids de 80 kilos, l'homme aura 64 000 kcal de triglycérides stockés, la personne obèse 360 000 kcal (1 kilo de graisse contient 8 000 kcal...). Ce qui explique que tout excès de lipides est stocké (et que seule une faible quantité est brûlée). D'autre part, les lipides entraînent une faible thermogenèse postprandiale, moindre que celle des glucides et des protéines. Enfin, les lipides sont moins rassasiants que les glucides ou les protéines. Ils entraînent une plus grande palatabilité (composante affective alimentaire), c'est-à-dire qu'ils procurent un plus grand plaisir que les glucides.

Il faut bien comprendre qu'il est normal que les aliments énergétiques soient bons parce qu'il était nécessaire, il y a quelques milliers d'années, que nos ancêtres soient incités à manger des aliments riches et nourrissants. Imaginons que le plus grand plaisir concerne les aliments riches en fibres, en eau et pauvres en calories, les légumes... nous n'aurions jamais survécu !

Mais c'est la physiologie qui tranche. En effet, les lipides ne pourront favoriser un stockage de triglycérides que si leur apport est excessif, favorisant un apport énergétique chroniquement supérieur aux dépenses. Ce sont donc les calories qui comptent et au-delà le bilan entrées-sorties.

D'un point de vue épidémiologique, les données sont relativement simples. *Les études écologiques ne permettent pas d'identifier les lipides comme associés à la prise de poids.* Cependant, les pays où l'on consomme plus de lipides sont souvent les pays où la prévalence de l'obésité est plus élevée. Mais l'apport lipidique peut n'être qu'un marqueur d'un mode de vie. Les études prospectives telles que l'étude américaine Nurses' Health Study, dite « Étude des infirmières », n'identifient pas non plus de relation entre apport lipidique et indice de masse corporelle. Il est clair cependant, à travers de nombreuses études épidémiologiques, que le mode de vie comprenant une consommation élevée de graisses, visibles et cachées, mais aussi une faible consommation de légumes et de fruits, d'aliments riches en fibres, est souvent associé à une sédentarité et à un risque accru de prise de poids. Ce qui ne signifie pas qu'un mode de vie comprenant une consommation élevée d'huile d'olive soit défavorable, mais il peut l'être ! Tout dépend du contexte. Mais les études épidémiologiques d'observation cas témoins sélectionnent des « malades » et donc des personnes qui sont sensibles (puisqu'elles ont la pathologie considérée) et ont modifié leurs habitudes (puisqu'elles ont le problème de santé considéré). Un des biais souvent constatés dans les études épidémiologiques en nutrition est la sous-estimation des apports alimentaires, surtout chez les sujets en surpoids, tant pour les lipides que pour les glucides. On peut « éliminer » les « sous-estimateurs » de façon assez simple en comparant leurs apports à leurs dépenses. Dans ce cas, on observe plus souvent un lien entre apport lipidique et poids. Encore faut-il bien distinguer les données sur l'apport lipidique absolu et relatif (en pourcentage de l'apport énergétique total) : des différences peuvent apparaître. Les études prospectives ne sélectionnent pas les individus *a priori* ; mais au final ceux qui n'auront pas l'affection considérée étaient peut-être différents au début pour un grand nombre de facteurs « confondants », qui expliquent, plus que l'alimentation, la survenue du problème, la prise de poids ; ces facteurs pouvant être simplement associés à un style alimentaire.

Il apparaît cependant que les sujets ayant des apports lipidiques très élevés courent un risque beaucoup plus grand d'avoir un IMC élevé, ce qui est logique car cela entraîne un apport énergétique très élevé.

Les études cliniques apportent des enseignements complémentaires. Chez l'enfant, elles ont l'avantage de ne pas être trop influencées par la sous-estimation des apports alimentaires déclarés ni par les changements induits par le surpoids (régime...). Les résultats sont contradictoires. La plupart ne permettent pas d'identifier l'apport lipidique comme facteur associé à la prise de poids ; certaines montrent une association, mais elle est modeste. Les études cliniques prospectives chez l'enfant ne montrent pas non plus d'apport lipidique plus élevé chez ceux qui prendront du poids.

Ce n'est pas étonnant car ceux qui prendront du poids sont prédisposés. « Pour eux », l'apport énergétique et lipidique est trop élevé, mais pas plus élevé que celui des autres enfants, car il existe, dans ce cas, un facteur génétique tel qu'une réduction du métabolisme de base ou une moindre oxydation des lipides.

Des études expérimentales ont montré que lorsque l'apport lipidique augmentait, le gain de poids survenait à partir d'un seuil élevé chez les sujets ayant un surpoids en base et des parents obèses, c'est-à-dire chez ceux génétiquement prédisposés.

Glucides et poids

Tantôt le gras a été désigné comme étant le diable, tantôt ce fut le sucre.

Pourtant le sucre a, *a priori*, moins d'atouts pour faire grossir. Dans la mesure où les réserves en glucides – en glycogène en fait – sont dérisoires (quelques centaines ou milliers de kilocalories aux niveaux hépatique et musculaire), il n'y a « pas de place » pour un stockage supplémentaire dès lors que les réserves sont « pleines », ce qui est habituellement le cas, en dehors d'un exercice physique intense sans apport glucidique qui vide les réserves en glycogène. Ainsi, tout excès de glucides entraîne une augmentation de l'oxydation glucidique et, simultanément, une augmentation du stockage des lipides (il y a toujours alternance entre les deux).

Dans certaines conditions cependant, les glucides peuvent contribuer à la prise de poids. La première est liée au fait qu'un apport glucidique excessif peut conduire à accroître l'apport énergétique et à positiver régulièrement la balance énergétique si les dépenses sont faibles. Dans ce cas, cela pourrait entraîner un stockage des lipides ingérés sous forme de triglycérides (manger trop de bonbons fait stocker la mayonnaise !). Cependant, en réalité, les sujets qui se mettent à manger plus de glucides « sucrés ou non » consomment souvent moins de lipides, de sorte que leur apport énergétique reste inchangé.

L'autre condition est une consommation accrue d'aliments riches en sucres et en lipides. Cela peut entraîner un surcroît d'apport énergétique et faire stocker les lipides. Ce serait typiquement le cas des grignoteurs d'aliments gras et sucrés. Cependant *le « grignotage[2] » n'est pas systématiquement associé à une prise de poids.* Celle-ci ne se produit que si le mangeur se révèle incapable de tenir compte de ses sensations de faim et de satiété qui l'informent de la réalité de ses besoins énergétiques.

Enfin, il semble que la prise de boissons sucrées hors des repas puisse être un facteur de perturbation du comportement alimentaire car, contrairement aux aliments solides qui, pris en collation ou au goûter, vont induire une réduction de la prise alimentaire sur le repas suivant, ce mécanisme de compensation « négative » n'est pas observé avec les boissons sucrées. Les discussions sur cette hypothèse sont en cours.

On peut cependant tout autant incriminer le sucre des boissons sucrées et notamment le fructose des *soft drinks*.

De nombreux travaux expérimentaux, cliniques et épidémiologiques ont montré que, en excès, le fructose, malgré son faible index glycémique, est susceptible d'exercer des effets métaboliques particuliers. En effet, il est davantage « retenu » que le glucose au niveau du foie entraînant une augmentation de l'acide urique, du glucose et surtout des triglycérides dans le sang. Cette dernière peut aussi survenir avec le glucose mais dans des proportions beaucoup plus faibles. En effet, contrairement aux idées reçues on produit très peu de graisses avec du sucre (excepté le fructose au niveau du foie), alors que le sucre peut permettre de stocker les lipides s'ils sont en excès.

Le mécanisme habituel de la prise de poids survient donc lorsque le régime alimentaire est à la fois trop riche en glucides (ce qui réduit l'oxydation des lipides et accroît leur stockage) et à index glycémique élevé (générant une hyperinsulinémie). Dans ce cas, en cas d'apports simultanés en lipides, l'enzyme responsable de la lipogenèse, qui est également sensible à l'insuline, est alors activée.

Les études épidémiologiques concernant les glucides sont dans l'ensemble beaucoup plus simples que pour les lipides. Dans les études écologiques comme dans les études d'observation prospectives, un apport élevé n'est pas associé à un indice de masse corporelle plus élevé : c'est même l'inverse, ce qui s'explique en partie par le fait qu'un apport glucidique élevé est *ipso facto* corrélé, en valeur relative, à un apport lipidique bas. De plus, il est observé de façon très régulière que les sujets ayant un apport glucidique élevé ont à la fois une alimentation plus variée et une activité physique élevée. Enfin dans les études de population, celles qui ont un apport glucidique élevé, généralement les plus pauvres, ont des apports lipidiques modérés et des dépenses énergétiques plus élevées.

Autrement dit, quand on est mince et actif on peut manger beaucoup de glucides sans problème. Quand on est en surpoids, un régime hyperglucidique peut faire grossir si on mange plus de calories que l'on en dépense, c'est-à-dire si l'on est sédentaire, ce que sont « devenus » la plupart des obèses.

Bons ou mauvais nutriments

On a voulu diaboliser tantôt les glucides, le sucre, tantôt les lipides, le gras. Cela n'a pas de sens. Il faut manger de tout ! Les glucides, les lipides ne sont ni bons ni mauvais.

Bien sûr, dans certaines conditions leur excès peut éventuellement poser des problèmes de santé et faire grossir.

Manger beaucoup de glucides ou manger beaucoup de lipides peut aboutir à un apport énergétique total élevé, mais cela ne sera délétère que sous deux conditions :

- si cela entraîne des apports énergétiques supérieurs aux dépenses et donc en cas d'activité physique insuffisante et/ou en cas de réduction du métabolisme de base ;
- si cet excès est régulier, et donc répété et non compensé, c'est-à-dire en cas de non-écoute des signaux corporels de faim, de rassasiement, de satiété, ou en cas de comportement « festif » excessif (excès répétés rapprochés). L'excès régulier des apports comparé aux dépenses énergétiques peut faire prendre du poids plus rapidement chez les personnes prédisposées génétiquement et chez les personnes suivant un régime restrictif, ou encore chez les obèses amaigris.

La qualité des nutriments peut intervenir ainsi qu'une alimentation à indice glycémique élevé, un faible apport en fibres et en acides gras oméga-3 à longue chaîne.

Quand il est plus élevé, le rapport lipides/glucides peut également jouer un rôle favorisant.

Il faut également souligner que, à apport énergétique excessif identique, les lipides sont non seulement davantage stockés, mais en outre ils induisent un plus faible gain de masse musculaire qu'un apport glucidique élevé, en raison de l'effet d'épargne azoté des glucides ; ce qui est un inconvénient métabolique.

Mais *ni les lipides ni les glucides ne sont mauvais, ils sont même plutôt bons car indispensables et agréables à la fois. S'en priver est source de déséquilibre.* Supprimer les lipides ou les réduire très fortement à 10 % conduit, à partir des glucides, à une synthèse d'acides gras, notamment saturés, et à une stéatose hépatique (« foie gras »). Incorporés dans les triglycérides, plasmatiques : ils induisent une baisse du HDL et conduisent à des LDL petites et denses, athérogènes, surtout en cas de syndrome métabolique avec insulinorésistance. En d'autres termes, cela aboutit à des perturbations métaboliques avec un profil lipidique responsable d'une augmentation du risque cardio-vasculaire.

Supprimer les glucides ou les réduire très fortement à moins de 140 g par jour aboutit à une néoglucogenèse hépatique à partir des acides aminés glucoformateurs d'origine musculaire, pour permettre une production hépatique de glucose nécessaire pour le cerveau et les globules rouges. Cette suppression conduit à une fonte musculaire favorisant la reprise de poids.

Pour perdre du poids, le débat « régime pauvre en glucides (et hyperprotidique) ou pauvre en lipides » bat son plein et est également alimenté par toutes sortes de modes et de méthodes commerciales.

Les régimes hypoglucidiques entraînent une perte de poids un peu plus rapide et sont plus faciles à suivre au début, mais ils sont moins bien supportés à moyen terme. Les régimes hypolipidiques sont mieux tolérés, mais toutes les études montrent qu'au-delà d'un an ils entraînent une perte de poids identique et une reprise de poids rapide dès qu'ils sont abandonnés. Leur effet est en réalité dû uniquement au déficit énergétique qu'ils entraînent, et l'importance de celui-ci est strictement liée à l'adhésion du patient. La reprise de poids est d'autant plus importante que l'activité physique est déficitaire. Ainsi, pas plus que de bons et de mauvais nutriments il n'y a des bons et des mauvais régimes !

Il est clair que l'excès de glucides comme celui de lipides peut faire prendre du poids, mais le plus important reste la balance énergétique et donc l'équilibre entrées/sorties. À l'extrême, manger beaucoup de lipides ou de glucides peut ne pas faire grossir si le bilan reste équilibré.

Mais, au-delà de ces considérations métaboliques, les lipides, comme les glucides font d'abord du bien. Le plus important n'est pas de savoir combien il faut en manger, mais de réapprendre à les ingérer (ou à les gérer !) et retrouver un comportement normal, c'est-à-dire comprendre et intégrer le fait que les aliments font du bien, qu'il faut s'arrêter d'en manger lorsqu'ils nous ont nourris, et que l'on peut avoir envie d'en manger parce qu'ils sont nourrissants.

Bons et mauvais aliments

Le concept de bons et mauvais aliments procède de la même erreur physiologique. Nous constatons couramment une confusion des genres : morale et nutrition ou plutôt hygiénisme et diététique. La diététique est l'art de concilier la préparation des plats et la satisfaction des besoins. Or nos besoins ne sont pas que nutritionnels, ils sont aussi psychoaffectifs et sociorelationnels. La nourriture peut et doit satisfaire tous ces besoins.

Intrinsèquement, il n'y a pas de mauvais aliments, tous sont bons car tous sont utiles et exercent des effets sur l'organisme, sinon ce ne sont pas des aliments. Selon Trémolières, un aliment est une « denrée comestible et nourrissante, appétente, coutumière », répondant donc aux trois fonctions de l'acte de manger : nourrir, réjouir, réunir.

Certains aliments sont plus gras que d'autres, d'autres sont plus sucrés. Bien sûr, un excès alimentaire ou des aliments dénaturés, excessivement appauvris, raffinés et donc dépourvus de leurs micronutriments protecteurs et donc de leurs propriétés peuvent entraîner des effets délétères ou une prise de poids s'ils sont pris en excès, régulièrement, chez des sujets sédentaires et prédisposés. Bien sûr, il faut prôner l'équilibre alimentaire, sur la base des trois assertions : comme il n'y a pas d'aliment parfait excepté le lait maternel, la variété s'impose ; comme il n'y a pas d'aliment mauvais, que les excès peuvent l'être, la modération est donc de mise ; il n'y a pas d'aliments indispensables seuls, les nutriments le sont. Ainsi, tous les modes alimentaires coexistent dans les populations humaines.

Sur quel critère pourrait-on juger qu'un aliment est mauvais ? Sur sa teneur lipidique ? Alors bannissons le beurre, l'huile, la charcuterie, les noix, le chocolat. Sur sa teneur glucidique ? Alors bannissons le pain, le pain d'épice, les pommes de terre, la confiture, le miel, les bonbons... Certes, les profils nutritionnels vont tenter de qualifier les aliments et d'en disqualifier certains ; mais ils n'auront que valeur d'étiquetage.

Heureusement, notre comportement alimentaire n'est pas dicté par l'étiquetage ni par la comptabilité alimentaire, et ne doit pas l'être.

Décréter qu'un aliment est mauvais et, *a contrario*, que d'autres sont bons est non seulement faux mais perturbe notre comportement qui doit être basé sur le désir, le besoin, le plaisir, la fin du plaisir, le rassasiement et le bien-être de la satiété.

En adoptant de tels jugements sur les aliments, le risque est d'induire la culpabilité et son cercle vicieux infernal, surtout chez des sujets restreints. Pire, aujourd'hui, le comportement est condamné, demain il sera taxé. À moyen terme, ce sera le mangeur qui sera jugé. Et s'il est gros, c'est lui qui devient mauvais. La chasse à l'obésité risque de se muter en chasse aux obèses.

NOTES

1. Dans ce cas, certains acides aminés d'origine musculaire, dits « glucoformateurs » sont utilisés pour fabriquer du glucose.

2. Au sens strict, le grignotage est une prise alimentaire qui n'est pas motivée par la faim et vient s'ajouter aux besoins du mangeur. Il peut entraîner une prise de poids. Au contraire des collations, ou snacking, qui sont motivées par la faim et n'aboutissent qu'à un fractionnement de l'alimentation sans effet sur le poids.

CHAPITRE 9

Pour une nouvelle théorie de l'obésité

Jean-Philippe Zermati
et Gérard Apfeldorfer

Si la plupart des études s'accordent sur l'échec à long terme des régimes amaigrissants, rares sont celles qui s'interrogent sur les raisons de ces échecs. Sans doute la méconnaissance de celles-ci explique-t-elle l'impuissance des auteurs à proposer une alternative thérapeutique ainsi que le peu d'évolution des pratiques médicales en la matière.

Une critique constructive et une meilleure compréhension de la raison des échecs des régimes amaigrissants permettraient pourtant d'envisager de nouvelles pistes dans la prise en charge du surpoids et de l'obésité. Pour notre part, nous retiendrons trois raisons majeures qui pourraient expliquer la cause de ces échecs et aboutir à proposer un nouveau paradigme de l'obésité.

Comprendre la raison de ces échecs

Jean-Michel Lecerf (chapitre 8, p. 117) a montré précédemment combien la relation de cause à effet entre le pourcentage de calories lipidiques[1] et/ou glucidiques[2] dans la ration alimentaire et le surpoids ne pouvait plus guère être admise aujourd'hui. On considère à l'inverse que tous les nutriments, quelle que soit leur nature, ont la capacité d'entraîner une prise de poids dès lors qu'ils sont consommés au-delà des besoins caloriques de l'individu et qu'ils ne font pas l'objet d'une compensation ultérieure. Les approches diététiques portant sur une réduction ou une suppression sélective de certaines catégories d'aliments sont donc aujourd'hui contestables. Comme Gérard Apfeldorfer et moi-même l'avons souligné, elles présentent un risque important d'aboutir à l'abandon des régimes, à l'apparition de troubles du comportement alimentaire et à l'aggravation du surpoids. Il est donc nécessaire et justifié de revoir notre approche diététique de l'obésité et du surpoids.

Contrairement à ce que pensaient autrefois les physiologistes, Pierre Weill (p. 61) nous apprend que le nombre d'adipocytes n'est pas fixé dès le plus jeune âge. Sous l'effet des surconsommations caloriques, le tissu adipeux peut continuer à se développer tout au long de l'existence. En fonction de dispositions génétiques et de facteurs alimentaires environnementaux, sa croissance peut s'effectuer sur un mode hypertrophique et/ou hyperplasique[3]. Une croissance hyperplasique présente un caractère irréversible qui explique l'augmentation du poids d'équilibre de certains individus et la résistance à leurs tentatives ultérieures d'amaigrissement.

Enfin, les principes de la prévention et du traitement du surpoids reposent essentiellement sur l'acquisition d'une information nutritionnelle dont Natalie Rigal relève (chapitre 18, p. 276) le peu d'efficacité et qui impose à tous les mangeurs un contrôle volontaire de leur comportement alimentaire. Or ce type de contrôle, sans doute possible durant une certaine période selon les individus et selon les circonstances, nécessite une vigilance impossible à maintenir sur des durées prolongées. Si la plupart des patients parviennent à maintenir cet effort dans la phase initiale de leur régime, peu d'entre eux réussissent à le conserver au-delà d'une période de trois ou quatre ans. Ces échecs répétés du contrôle mental posent donc la question de savoir comment le comportement alimentaire est normalement contrôlé.

Comment le comportement alimentaire est-il contrôlé ?

La régulation de la masse grasse[4] et de certains nutriments[5] suppose l'existence de plusieurs valeurs de consigne et, en conséquence, de dispositifs permettant à l'organisme de maintenir la stabilité de ces valeurs. Dans le cas de la masse grasse, il est d'usage de désigner cette valeur sous le terme de *set-point*[6]. Notre comportement alimentaire ne pouvant pas être indépendant de nos besoins, nous pouvons postuler que ces grandeurs régulées exercent un contrôle sur le comportement alimentaire afin qu'il se mette au service de nos besoins et ne s'égare pas dans des conduites anarchiques sans rapport avec les nécessités de sa survie. Pour parvenir à cette stabilité, les systèmes de contrôle doivent émettre des informations qui guideront le mangeur, et que celui-ci percevra sous la forme de sensations et d'émotions alimentaires ou extra-alimentaires.

CONTRÔLE ÉNERGÉTIQUE ET SENSATIONS ALIMENTAIRES

Le comportement alimentaire assure la satisfaction des besoins énergétiques. Ceux-ci sont déterminés par l'écart entre la valeur énergétique mesurée par l'organisme et sa valeur de consigne. Pour adopter un comportement approprié, le mangeur doit recevoir de son organisme des informations qui le renseignent sur l'état de ses besoins. Marc Fantino (chapitre 2, p. 31) a bien décrit les sensations alimentaires qui expriment l'apparition, la diminution et la disparition de ces besoins. Ces sensations correspondent à la faim, au rassasiement et à la satiété, perçus comme des signaux corporels. L'équilibre de la balance énergétique est ainsi maintenu à moyen terme, sans erreur et en dehors de tout effort conscient. Une défaillance répétée de ce système portant seulement sur quelques calories quotidiennes excédentaires aboutirait à long terme à d'importantes prises de poids[7].

En revanche, le fait de respecter les informations émises par le système de régulation énergétique permet à l'individu de se maintenir sans effort au niveau de son *set-point*.

CONTRÔLE NUTRITIONNEL ET ÉMOTIONS ALIMENTAIRES

André Holley (chapitre 3, p. 50) a exposé comment le comportement alimentaire assure également la satisfaction des besoins nutritionnels du mangeur qui, là encore, doit être informé de l'état de ses besoins. Ainsi, quand l'organisme manque de calcium, il faut que le besoin soit détecté et transmis au cerveau, que le mangeur « sache » que le calcium se trouve dans le fromage, qu'il soit capable de reconnaître un fromage et qu'il « sache » quelle quantité de fromage il devra consommer pour apaiser ce besoin. Pour cela, le mangeur est doté de compétences qui prennent l'aspect de l'appétit spécifique, du goût et du rassasiement sensoriel spécifique.

Le terme d'appétit spécifique sert à désigner la motivation d'un sujet carencé à consommer un nutriment particulier (acide aminé, vitamine, minéral) qui lui fait défaut et dont l'ingestion procurera un plaisir sensoriel intense tout en favorisant le rétablissement de son équilibre nutritionnel. Nous savons aujourd'hui que cette motivation est déclenchée dans le cerveau par une émotion inconsciente[8] qui s'exprime sous la forme d'une anticipation du plaisir.

Quand il consomme un aliment, le mangeur associe automatiquement ses caractéristiques gustatives à sa composition nutritionnelle[9]. Si bien que, par apprentissage et après quelques répétitions, il devient capable d'établir inconsciemment une véritable table de composition des aliments qu'il connaît. Il éprouve une forme de contentement durant la consommation de l'aliment qui comble son besoin.

Grâce au rassasiement sensoriel spécifique, le mangeur sait aussi quelle quantité d'aliment il doit consommer pour couvrir ses besoins. Il éprouve un sentiment de satisfaction, de lassitude agréable qui met un terme à sa consommation. Forcer la consommation au-delà de ce seuil entraînerait l'apparition d'émotions désagréables évoluant jusqu'au dégoût. Ainsi, si l'on propose à des moutons qui ont perdu 600 millimoles de sodium des solutions de concentration différente, on constate qu'ils adaptent le volume de liquide ingéré de manière à compenser au mieux leur déficit. Lorsque la solution proposée contient 1 200 millimoles de sodium par litre, ils n'en boivent qu'un demi-litre. Tandis qu'ils en boivent près de trois litres lorsque la solution ne contient que 200 millimoles de sodium par litre[10].

L'appétit spécifique, le contentement et la satisfaction sont des émotions alimentaires qui permettent au mangeur d'assurer son équilibre nutritionnel.

MAINTIEN DU BIEN-ÊTRE ET ÉMOTIONS EXTRA-ALIMENTAIRES

Comme nous l'a expliqué Stéphanie Hahusseau (chapitre 6, p. 95), il n'est pas anormal de manger sous l'effet d'une émotion. Et, dans la mesure où le mangeur peut recourir à une consommation d'aliments pour maintenir son équilibre émotionnel, on peut considérer que l'état émotionnel et la recherche du bien-être exercent un contrôle sur le comportement alimentaire.

Ainsi, dans une expérience, les auteurs provoquent un sentiment de tristesse en projetant à des volontaires un film dans lequel un jeune garçon apprend la mort de son père. On constate que la tristesse des spectateurs diminue si on leur propose du chocolat. Toutefois, l'effet ne peut être obtenu qu'avec un chocolat qu'ils ont jugé particulièrement délicieux lors d'un test préalable. À l'inverse, si on leur propose un chocolat qu'ils n'apprécient pas, l'effet sur leur humeur devient faible ou nul. C'est donc uniquement le fait d'avoir consommé un aliment affectionné qui produit un soulagement[11].

La consommation de certains aliments, jugés bons au goût, le plus souvent riches en graisses ou en sucres, permet au mangeur de restaurer son équilibre émotionnel quand celui-ci est en situation de déséquilibre. L'effet est obtenu par une augmentation des médiateurs du plaisir ou par une diminution des hormones du stress.

Dans ce cas, c'est la tension émotionnelle, extra-alimentaire, qui constitue le fameux *drive* évoqué par les physiologistes, à l'origine de la motivation à manger. Celle-ci entraîne une prise alimentaire permettant l'apparition d'un sentiment de réconfort et offrant au mangeur la possibilité de revenir ou de se rapprocher de son état de bien-être.

Le set-point *n'est pas une valeur stable au cours de la vie*

À la suite de ces nouvelles données, nous pouvons considérer l'obésité comme le résultat de deux types de dérèglements. D'une part une défaillance des systèmes de régulation qui conduit le mangeur à surconsommer par rapport à ses besoins caloriques et qui aboutit à une prise de poids, quelle que soit la nature des calories absorbées. Et, d'autre part, une disposition du tissu adipeux qui favorise un développement plus ou moins réversible des adipocytes, ce qui rend l'amaigrissement aléatoire en reprogrammant le *set-point* à un niveau généralement plus élevé. Imitant en cela le mécanisme d'une roue à cliquet qui ne peut tourner que dans un sens sans possibilité de revenir en arrière. S'il est souvent possible de restaurer l'efficacité des systèmes de régulation, il est en revanche actuellement impossible d'agir sur la multiplication adipocytaire, une fois celle-ci constituée. Il est donc le plus souvent impossible de prédire le poids de stabilité qu'une personne ayant grossi peut espérer retrouver.

Ces données nous aident à comprendre pourquoi il est si difficile de maintenir durablement son poids lorsqu'il se situe au-dessous de son *set-point*. Cette situation contraint l'individu à lutter en permanence contre ses systèmes de régulation, qui émettent des « informations de faim » destinées à rétablir puis à maintenir le poids au niveau du *set-point*. Ceci explique pourquoi, dans certains cas, les chances d'obtenir une « guérison » complète de l'obésité peuvent devenir relativement faibles.

Les surconsommations peuvent avoir des origines différentes. Elles peuvent être consécutives à des anomalies des systèmes chargés d'assurer la stabilité des grandeurs régulées. Elles se traduisent souvent par une augmentation des sensations de faim, comme on le constate lors de la prise de certains médicaments, de lésions de l'hypothalamus, de déficit en neuromédiateurs, de modification de la flore intestinale... Elles peuvent également être consécutives à des anomalies du système réglé, entraînant le sujet à consommer sans faim pour des raisons psychologiques (gestion alimentaire des émotions) ou sociétales (pression consommatoire, idéal de minceur ou de santé, restriction cognitive, sédentarisation des modes de vie...).

Le comportement alimentaire est motivé

La détection, consciente ou non, des besoins physiologiques ou émotionnels donne naissance à un état de motivation[12], une envie de manger, qui active le comportement alimentaire et incite le mangeur à rechercher de la nourriture.

Contrairement à notre impression, ce n'est donc pas la faim ou l'anxiété qui nous font manger mais l'*envie de manger* qui en résulte. La difficulté pour certains mangeurs consistant précisément à déterminer si cette envie de manger a été déclenchée par la faim ou par une émotion. Corollairement, nous arrêtons de manger quand l'*envie de manger* a disparu. Autrement dit, quand le besoin physiologique ou émotionnel à l'origine de cette envie aura disparu.

Par ailleurs, il serait erroné de considérer l'émotion comme un processus toujours conscient. La vue d'un aliment peut déclencher une envie de manger qui active les aires émotionnelles du cerveau sans que le mangeur en prenne conscience.

En temps normal, les différents besoins de l'organisme sont alternativement et globalement satisfaits. Mais des conflits de motivation peuvent survenir. Les motivations émotionnelles peuvent par exemple l'emporter sur les motivations physiologiques. Le mangeur préfère alors mobiliser son comportement alimentaire à rétablir son équilibre émotionnel, ceci au détriment de ses équilibres physiologiques. Ses émotions l'emportent sur ses sensations alimentaires.

L'ATARAXIE ALIMENTAIRE

La prise en compte de ces données impose aussi de revenir sur la sémantique du comportement alimentaire. Plutôt que de définir le rassasiement comme l'instant où la faim disparaît, il serait souhaitable de le définir comme l'instant où cesse l'ensemble des motivations à manger. De même la satiété, qui désigne l'absence de la faim, n'est pas la sensation qui empêche le mangeur de se nourrir. Cette situation se présente quand tout désir de manger, toute motivation physiologique ou émotionnelle, a disparu. Nous avons proposé de désigner cet état par le terme d'ataraxie alimentaire[13], la paix du corps et de l'âme, selon la description qu'en faisait Épicure.

Le comportement alimentaire est décidé

Nous avons vu que nos choix alimentaires étaient l'objet de processus de décision. Ceux-ci présentent la particularité de générer chez le mangeur des émotions induites par la relation que celui-ci entretient avec ses aliments. Ces *émotions induites*[14] interviennent dans le rassasiement. Elles le favorisent quand elles sont positives. Elles l'entravent quand elles sont négatives, comme c'est le cas chez les mangeurs restreints.

Pour la plus grande part, nos choix alimentaires résultent de processus inconscients tenant à la biologie, ou aux aspects culturels et sociaux. Ces choix alimentaires s'imposent à l'individu et sont déterminés par la culture, l'histoire, la géographie, la religion, les valeurs symboliques, les habitudes culinaires. Ils déterminent pour le mangeur ce que sont les aliments comestibles, la manière de les accommoder, les manières de table, les rituels familiers, les aliments à consommer dans des situations particulières... Si ces choix ont pu être retenus au fil du temps, sans doute est-ce parce qu'ils ne mettaient pas gravement en péril la santé des mangeurs. Et, même si certaines pratiques culturelles ont pu se révéler néfastes, c'est que ces choix, sans être forcément parfaits, ne devaient pas être si mauvais. Surtout ils permettent au mangeur d'évoluer dans un paysage alimentaire rassurant et de se nourrir en toute confiance. Ils le laissent libre de s'intéresser principalement à la valeur hédonique de ses aliments. Grâce à cela, l'alimentation du mangeur peut s'accompagner d'émotions positives, qui participent à son rassasiement.

Toutefois, nos choix alimentaires sont aussi, mais pour une moindre part, déterminés par des processus cognitifs conscients. Le mangeur peut par exemple décider de manger végétarien, bio, éthique, ayurvédique, cacher, hallal... Ces décisions tissent une relation unique entre le mangeur et son alimentation, et génèrent l'apparition de nouvelles *émotions induites*. Selon les cas, ces émotions sont positives ou non. Notamment, les personnes qui décident de surveiller leur alimentation dans le but de contrôler leur poids éprouvent de la culpabilité ou de l'anxiété en mangeant certaines catégories d'aliments. Ces émotions négatives empêchent les processus de rassasiement.

Le comportement alimentaire normal et anormal

Le comportement alimentaire se trouve donc sous le contrôle de sensations, d'émotions ou de cognitions qui sont les déclencheurs des prises alimentaires. À partir de là, il est possible de définir ce qu'est un comportement alimentaire normal et l'anormal.

- Le comportement alimentaire normal est principalement contrôlé par les sensations et les émotions alimentaires. Il est surtout au service des besoins physiologiques de l'individu. Les cognitions et les émotions extra-alimentaires y sont présentes, mais dans une moindre mesure.
- Le comportement alimentaire principalement contrôlé par les émotions définit le mangeur émotionnel. Ce comportement est caractérisé par l'impulsivité alimentaire et l'intolérance émotionnelle.
- Le comportement alimentaire principalement contrôlé par les cognitions définit le mangeur rationnel. Ce comportement s'organise autour de ce que les psychologues appellent la restriction cognitive quand les cognitions ont trait au poids ou l'orthorexie quand elles ont trait à la santé.

Que se passe-t-il quand nos décisions ou nos émotions prennent le contrôle du comportement alimentaire au détriment de nos sensations alimentaires ?

Le mangeur rationnel

Le comportement du mangeur rationnel préoccupé de son poids est essentiellement dominé par la restriction cognitive. Nous avons été conduits à en proposer une nouvelle sémiologie[15] qui a fait l'objet d'un chapitre précédent (chapitre 5, p. 78). Rappelons seulement l'effacement des sensations alimentaires, l'apparition d'un comportement alimentaire contrôlé par des processus cognitifs inconscients, l'émergence des émotions induites et une plus grande impulsivité alimentaire. Soulignons que le risque encouru par le mangeur rationnel est essentiellement constitué par celui de se transformer en mangeur émotionnel.

Cette nouvelle sémiologie du comportement alimentaire nous a également conduits à proposer une nouvelle classification[16] de la restriction cognitive fondée sur la prédominance du type de contrôle du comportement alimentaire.

Contrôle du comportement alimentaire par les différentes instances

	Sensations et émotions alimentaires	Cognitions	Émotions induites	Émotions extra-alimentaires
RC légère	+++	+++	+	+/–
RC modérée	++	+++	+++	+
RC sévère	0	++	+++	+++
RC décompensée	0	0	+++	+++

Le mangeur émotionnel

Le mangeur émotionnel réagit à ses émotions par des prises alimentaires. Son comportement alimentaire est caractérisé par l'impulsivité alimentaire, dont le mécanisme sous-jacent est l'intolérance émotionnelle. Ses relations particulières avec son corps et ses aliments le confrontent à des cycles émotionnels qui le conduisent à manger compulsivement.

L'IMPULSIVITÉ ALIMENTAIRE

Les émotions négatives du mangeur émotionnel provoquent souvent chez lui une envie de manger ou, dit autrement, une motivation à consommer des aliments réconfortants. Ce mode de gestion des émotions ne constitue pas en lui-même une anomalie. Il peut toutefois le devenir s'il s'effectue au détriment des autres régulations ou s'il empêche les processus d'élaboration psychique de s'exprimer. Il est aujourd'hui admis que la consommation d'aliments affectionnés a la propriété d'augmenter l'intensité des émotions positives (on mange pour se sentir encore mieux en stimulant sa production de dopamine) ou plus souvent de réduire l'intensité des émotions négatives (on mange pour se sentir moins mal en réduisant sa production de cortisol).

Outre qu'elle détourne l'attention du mangeur de ses pensées négatives, la consommation d'aliments réconfortants permet aussi d'amenuiser les sensations corporelles déplaisantes qui accompagnent l'émotion négative. La boule dans la gorge, le nœud à l'estomac, le mal au ventre, l'oppression respiratoire, les tensions musculaires s'atténuent et, durant quelques instants, deviennent moins insupportables. C'est la diminution de l'inconfort émotionnel, même fugace, qui constitue à la longue la motivation à manger.

Cette propriété des aliments, le plus souvent de forte densité énergétique, est sans doute moins en rapport avec la présence d'une quelconque substance qu'avec la relation que le mangeur entretient avec son aliment. Pour que l'aliment soit réconfortant, il doit être porteur de représentations véhiculant des émotions positives.

L'INTOLÉRANCE ÉMOTIONNELLE

Cependant les émotions ne sont pas directement responsables de nos envies de manger. Le phénomène s'explique mieux si l'on considère que le mangeur recourt à la nourriture pour éviter une expérience douloureuse et qu'il exprime là une forme d'intolérance émotionnelle[17]. Ainsi, ce qui explique la motivation à manger n'est donc pas tant la présence d'une émotion négative que le fait de ne pas la supporter. Ne supportant pas de souffrir, nous cherchons à nous soustraire à nos émotions.

Toutefois cet évitement émotionnel confronte le sujet à deux types de complications. La première est l'aggravation progressive de l'intolérance émotionnelle, qui conduit le mangeur à réagir à des émotions d'intensité de plus en plus réduite[18]. La seconde est le trouble du réconfort[19] qui caractérise le mangeur en restriction cognitive. Celui-ci tente de se réconforter avec des aliments affectionnés, mais qui s'avèrent désormais chargés d'un contenu émotionnel négatif (anxiété, culpabilité, honte…) qui empêche le processus de rassasiement, et donc l'arrêt de la prise alimentaire. Le mangeur ne parvient plus à se réconforter avec ses aliments, ce qui l'amène parfois à en consommer des quantités extravagantes sans avoir pour autant obtenu le bien-être attendu.

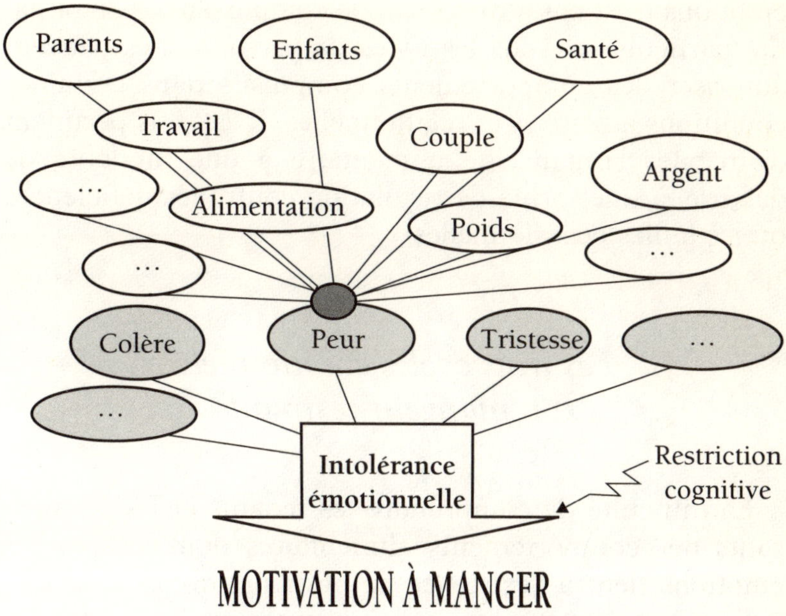

Comme le chien de Pavlov qui manifeste son envie de manger dès qu'il entend retentir la sonnette, le mangeur émotionnel est conditionné à manger dès qu'il perçoit l'inconfort émotionnel[20]. Il est important de comprendre que le phénomène d'impulsivité alimentaire ne présente aucune spécificité. Il concerne toutes les émotions et tous les sentiments : peur, colère, honte, ennui, tristesse ou culpabilité. Il s'active aussi quelle que soit la cause de ces émotions. Ainsi, s'il s'agit d'anxiété, le mangeur éprouve une envie de manger aussi bien quand il a peur de décevoir son entourage, quand il a peur de grossir en mangeant des gâteaux, ou de ne plus plaire à son compagnon, ou d'arriver en retard à un rendez-vous, ou de rater un examen, ou encore à l'idée qu'un vêtement fétiche soit devenu trop petit.

Cette inclination à utiliser la nourriture en réponse aux émotions n'est pas à mettre sur le compte d'une personnalité particulière. Tous les types de personnalités peuvent autoriser des comportements compulsifs dans certaines conditions affectives et relationnelles. Il est plus pertinent d'attribuer l'impulsivité alimentaire à une modalité de défense, à une forme de régulation contre les déficiences ou les failles occasionnelles[21].

Les trois cycles émotionnels du mangeur restreint

La difficulté de comprendre les tenants et les aboutissants des comportements alimentaires dominés par les émotions tient à l'existence de plusieurs cycles émotionnels, entretenus par les prises alimentaires, et qui interagissent les uns avec les autres. Si, après plusieurs années d'évolution, la question de savoir si le surpoids est responsable des difficultés psycho-émotionnelles ou si ces difficultés sont responsables du surpoids n'est plus guère pertinente. En revanche, il n'est pas sans intérêt de s'interroger sur l'origine des émotions qui stimulent les prises alimentaires.

Tout être vivant éprouve naturellement des émotions négatives qui résultent de l'appréciation négative qu'il porte sur lui-même ou sur son environnement. Toutefois, dans le cas du mangeur restreint, le rapport singulier qu'il entretient avec ses aliments et avec son corps le confronte à des difficultés bien spécifiques.

- Cycle des pensées négatives.

  Plus je me trouve nul, plus je mange. Plus je mange, plus je me trouve nul.

Parmi les situations à l'origine des émotions, il faut isoler celles en rapport avec l'image négative du corps et celles en rapport avec la relation alimentaire instaurée par la restriction cognitive.

- Cycle de l'image négative du corps.
Plus je me trouve gros, plus je mange. Plus je mange, plus je me trouve gros.

- Cycle de la restriction cognitive.
Plus je me sens coupable de manger, plus je mange. Plus je mange, plus je me sens coupable de manger.

On peut donc distinguer trois pôles émotionnels qui non seulement s'autoentretiennent, mais qui interagissent également les uns avec les autres. Ainsi, le fait de grossir augmente les comportements de restriction ; les pertes de contrôle liées à la restriction dégradent l'estime de soi ; la faible estime de soi augmente le surinvestissement corporel.

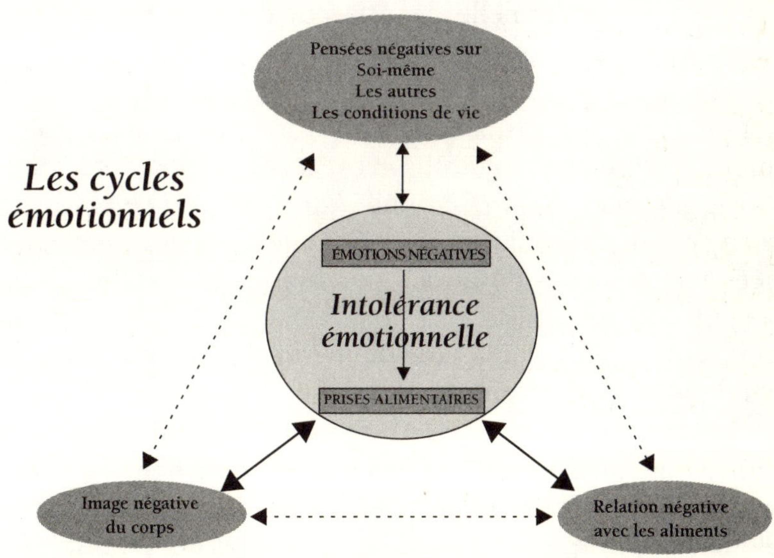

Conclusion

Le but de la prise en charge bio-psycho-sensorielle consiste à restaurer un comportement alimentaire principalement contrôlé par les sensations alimentaires, sans préjuger du poids qu'il sera possible d'atteindre. Celui-ci est en effet déterminé par des facteurs sur lesquels nous n'avons guère de prise. Le travail thérapeutique se décompose systématiquement en trois volets présentés dans les prochains chapitres : le traitement de la restriction cognitive, l'acceptation de soi et la gestion des émotions.

Au cours de ces dernières années, nous avons développé des savoir-faire nous permettant d'intervenir sur les pathologies des sensations alimentaires et de traiter la restriction cognitive. Le travail sur les émotions s'effectue, selon les sensibilités, au moyen d'approches cognitivo-comportementales ou d'approches psychodynamiques. Plus récemment, nous avons intégré des techniques de régulation émotionnelle dans le but d'augmenter la tolérance aux émotions.

Le principal obstacle à ce travail réside dans la difficulté à faire accepter à nos patients l'idée que le seul poids auquel on puisse se stabiliser est celui qui est déterminé par le *set-point* de la personne. Admettre que ce poids ne correspond pas toujours à ses attentes, qui sont déterminées par des considérations psychologiques, esthétiques, sociales ou médicales n'est pas tâche aisée. Nous avons donc été conduits à intégrer un travail sur l'acceptation de soi dans nos prises en charge.

Nous utilisons ce modèle théorique depuis plusieurs années et nous en éprouvons quotidiennement la pertinence. Il conserve cependant encore de nombreuses zones d'ombre. Il faut espérer qu'elles se dissiperont en fonction des prochaines avancées scientifiques. Nous devrons aussi progresser dans l'élaboration d'outils thérapeutiques plus performants. Enfin, il sera souhaitable de les soumettre, dès que possible, à des protocoles d'évaluation clinique.

NOTES

1. Lecerf J.-M., « Apports lipidiques et prise de poids. Aspects quantitatifs – Un débat », *Cah. nutr. diét.*, 2008, 43, 3.

2. Stephen A. M. et Thane C. W., « Sucres et poids corporel : analyses des données épidémiologiques », *Cah. nutr. diét.*, 2008, 43, hors-série 2, 2S21-2S28.

3. Ailhaud G. et Hauner H., « Development of white adipose tissue », *in* Bray A. G. et Bouchard C. (éd.), *Handbook of Obesity. Etiology and pathophysiology*, New York, Marcel Dekker, Inc., 2004, seconde édition, chapitre 17, p. 481-514.

4. Adolph E. F., « Urges to eat and drink in rats », *Am. J. Physiol.*, 1947, 151, p. 110-125.

5. Richter C. P., « Increased salt appetite in adrenalectomized rats », *Am. J. Physiol.*, 1936, 15, p. 155-161.

6. Keesey R. E. et Hirvonen M. D., « Body weight set-point : determination and adjustment », *J. Nutr.*, 1997, 127, 1875S-1883S.

7. Bellisles F., *Le Comportement alimentaire humain. Approche scientifique*, monographie de la chaire Danone, Institut Danone, 1999.

8. Louis-Sylvestre J., *Besoins spécifiques et émotions inconscientes*, communication 2es rencontres du Groupe de réflexion sur l'obésité et le surpoids, 25-27 novembre 2004. http://www.gros.org/gros/02rencontres.php

9. Birch L. L., McPhee L., Steinberg L. et Sullivan S., « Conditioned flavor preferences in young children », *Physiology and Behavior*, 1990, 47, p. 501-505.

10. Denton D., « Physiologie d'une émotion primordiale : la soif », *in Les Émotions primordiales et l'éveil de la conscience*, Flammarion, 2005, p. 181-182

11. Match M., « The pleasure of eating : A qualitative analysis », *Journal of Hapiness Studies*, 2005, 6, p. 137-160.

12. Pfaff D. W., « Motivational concepts : Definitions and distinctions », *in* Pfaff D. W. (éd.), *The Physiological Mechanism of Motivation*, New York, Springer-Verlag, cité par Orsini J.-C.

13. Zermati J.-P., *Le Trouble du réconfort, communication*, 5e congrès du GROS, déc. 2007. http://www.gros.org/gros/05rencontres.php#S2P6

14. Zermati J.-P. et Apfeldorfer G., « Émotions et comportement alimentaire : comment faire face ? » (14-15 sept. 2007, Paris), *J. thér. comportementale et cognitive*, 2007, 17, hors-série, p. 21.

15. Zermati J.-P. et Apfeldorfer G., « Clinical description of cognitive restraint and its practical consequences », *in* Ling P. R. (éd.), *Trends in Obesity Research*, Nova Biomedical Books, 2004.

16. Apfeldorfer G. et Zermati J.-P., « Les régimes amaigrissants sont un trouble du comportement alimentaire », *Réalités en nutrition*, décembre 2007, n° 6, p. 6-11.

17. Hahusseau S., *Tristesse, peur, colère. Agir sur ses émotions*, Paris, Odile Jacob, 2006.

18. Philippot P. *et al.*, « Le travail des émotions en thérapie comportementale et cognitive. Vers une thérapie expérientielle », *Cahiers critiques de thérapie systémique*, 2002, 2, 29, p. 87-122.

19. Zermati J.-P., *Maigrir sans régime*, Paris, Odile Jacob, 2002.

20. Tassin J.-P., « Les mécanismes neurobiologiques des dépendances », communication au colloque Les Dépendances, semaine de la prévention AP-HP, 16-19 novembre 1998.

21. Corcos M. et Jeammet P., « Conduites de dépendances : principales conceptions psychopathologiques », *in* Corcos M., Flamment M. et Jeammet P., *Les Conduites de dépendance*, Paris, Masson, 2003.

II

Les progrès dans la prise en charge

CHAPITRE 10

Traitement de la restriction cognitive

Gérard Apfeldorfer
et Jean-Philippe Zermati

Nous devons le concept de restriction cognitive à Peter Herman et Janet Polivy, qui en 1975[1] définissent celle-ci comme un comportement alimentaire contrôlé par des règles rigides et des croyances concernant les aliments et les quantités permis, afin de contrôler le poids ; ces comportements prennent le pas sur les mécanismes de régulation physiologiques ; quand la limite est transgressée, l'individu perd le contrôle de son comportement alimentaire et mange jusqu'à se sentir mal.

La définition évolue et, en 1991, pour les mêmes auteurs, c'est lorsque l'alimentation cesse d'être contrôlée par des facteurs internes, c'est-à-dire par les sensations alimentaires, et devient contrôlée par des facteurs cognitifs, se trouve planifiée, diététiquement correcte (*diet-approved eating*), qu'on peut parler de restriction cognitive[2].

Nous avons quant à nous défini la restriction cognitive comme l'ensemble des comportements alimentaires, des croyances, des interprétations et des cognitions concernant la nourriture et la façon de se nourrir, découlant d'une intention de maîtriser son poids par le contrôle mental du comportement alimentaire[3].

Si la restriction cognitive est désormais bien installée dans le paysage des troubles du comportement alimentaire et des problèmes pondéraux, ses effets délétères ne sont pas toujours évalués à leur juste valeur et, surtout, peu de traitements ont été proposés.

Le traitement de la restriction cognitive

L'objectif fixé au traitement est de passer d'un mode alimentaire cognitif ou réflexif, c'est-à-dire où les conduites alimentaires sont déterminées par des injonctions externes, par des croyances ou des notions scientifiques, à un mode alimentaire principalement sensoriel ou intuitif, gouverné par l'écoute et le respect des sensations et des émotions alimentaires. Il s'agit de pouvoir manger quand on a faim, s'arrêter lorsqu'on n'a plus faim, abandonner la nourriture excédentaire. On doit aussi pouvoir déroger à ces principes pour satisfaire ses besoins culturels et sociaux, ses besoins affectifs, sachant que tout excès sera l'objet d'une régulation inconsciente par la suite, dès lors qu'on redevient attentif à ses sensations alimentaires.

Des expériences successives visant à modifier les comportements alimentaires sont prescrites sur un mode progressif, sur le modèle de la désensibilisation systématique. Elles visent à diminuer l'anxiété de grossir, la culpabilité de consommer, les croyances dichotomiques, liées à la consommation des aliments problématiques. Tous éléments empêchant la perception, le respect des sensations alimentaires et la survenue de l'ataraxie alimentaire.

Certaines expériences seront pratiquées en présence du thérapeute. D'autres seront pratiquées directement par le patient au cours de sa vie quotidienne, jusqu'à extinction de l'anxiété et de la culpabilité, jusqu'à ce que les sensations alimentaires soient bien identifiées et différenciées d'éventuelles envies de manger de nature émotionnelle.

LA PSYCHOPHYSIOLOGIE DE L'ALIMENTATION ET LE REPÉRAGE DES DIFFÉRENTS BESOINS À L'AIDE D'UN CARNET ALIMENTAIRE

Nos patients, perturbés par la cacophonie diététique régnante, ont besoin qu'on leur donne des explications sur ce que pourrait être un comportement alimentaire pleinement satisfaisant, gouverné par les mécanismes de régulation qui préexistent en chacun de nous.

Manger consiste normalement à entretenir une relation d'amour et de confiance avec les aliments. C'est mettre en soi de bonnes choses pour se faire du bien, c'est augmenter ainsi son estime de soi à chaque prise alimentaire[4]. Le traitement proposé consiste à rétablir cette relation d'amour, diminuer l'anxiété et la culpabilité liée aux aliments, afin de permettre le contrôle psychophysiologique des prises alimentaires.

L'acte alimentaire répond normalement à des besoins divers. On peut distinguer des besoins biologiques et des besoins psycho-émotionnels.

Les besoins de l'organisme en énergie sont signalés par les sensations de faim. La satiété survient lorsque ces besoins sont comblés. Les besoins en nutriments et micronutriments sont signalés par des appétits spécifiques. Le rassasiement sensoriel spécifique signale que tel ou tel besoin en nutriments est satisfait et, là encore, l'individu est conduit à manger tant que ce n'est pas le cas.

L'acte alimentaire satisfait parallèlement des besoins de représentation, affectifs et relationnels. Tant que l'individu n'est pas satisfait, et même s'il est à satiété, il continue à s'alimenter au-delà de sa faim.

Enfin, l'acte alimentaire est aussi normalement utilisable comme mécanisme de défense non spécifique contre des émotions douloureuses et des stress. On peut à ce titre parler d'envies de manger émotionnelles, centrées sur les aliments à forte densité énergétique, qui aussi bien que la faim constituent de fortes motivations à manger.

Le repas idéal, qui satisferait tous ces besoins, énergétiques, nutritionnels, micronutrionnels, sociaux, psychologiques et émotionnels, lors de la même prise alimentaire n'existe sans doute pas. Cela ne pose guère de problème si on veut bien se rappeler que les équilibres nutritionnels sont à considérer à l'échelle de la dizaine de jours[5] et qu'ils sont contrôlés par des mécanismes ne mettant pas en jeu la conscience.

Le contrôle inconscient des comportements alimentaires s'apparente à un perpétuel bricolage de l'organisme visant à satisfaire en priorité les besoins les plus urgents. Ainsi, par exemple, il arrive couramment qu'on soit conduit à manger excessivement du point de vue énergétique, parce qu'on est occupé à satisfaire des appétits sociaux ou émotionnels. Ce surcroît d'énergie entraîne plus ou moins rapidement une diminution de la faim, qui conduit alors à manger moins.

Ce n'est que lorsque certains besoins l'emportent constamment sur les autres que le comportement alimentaire cesse d'être correctement contrôlé. Tel est par exemple le cas lorsqu'on mange afin de minorer des émotions douloureuses et répétitives, ou lorsqu'on mange régulièrement de façon excessive en raison de règles sociales qu'on n'est pas capable de remettre en question.

LA TENUE D'UN CARNET ALIMENTAIRE

La tenue d'un carnet alimentaire permet au patient de repérer ses différents besoins. Il nous paraît fondamental de présenter ce carnet comme un moyen d'exploration du comportement alimentaire, et non comme un moyen de contrôle. Il permet de faciliter la compréhension de la relation qui unit le mangeur à sa nourriture.

Dans un premier temps, on peut demander au patient de noter ce qu'il mange, combien il mange, où et quand il mange, afin d'augmenter le niveau de conscience de ses prises alimentaires.

Par la suite, le carnet alimentaire pourra être employé à préciser les sensations alimentaires de faim et de satiété.

Enfin ce carnet alimentaire pourra être utilisé pour différencier les prises alimentaires déclenchées par la faim des prises alimentaires déclenchées par différents états émotionnels, de préciser les circonstances déclencheuses d'émotions, les discours intérieurs, les émotions proprement dites.

LA RÉORGANISATION DES PRISES ALIMENTAIRES

Il est illusoire de demander au mangeur de repérer ses sensations alimentaires s'il ne crée pas au préalable des conditions qui rendent cela possible.

Comment entendre sa faim si on reste concentré sur le monde extérieur sans jamais s'arrêter afin de se mettre à l'écoute de ses sensations internes ? Si on est la proie de situations stressantes, d'émotions intenses ?

Comment entendre ses sensations de satiété si on mange vite, en avalant tout rond ? L'aliment ne séjourne alors pas en bouche, et les modifications gustatives qui surviennent au fur et à mesure de la prise alimentaire et qui constituent le rassasiement sensoriel spécifique ne sont pas perceptibles. Le temps est aussi trop court pour que le rassasiement global soit perçu à temps.

Comment percevoir quelque sensation que ce soit si on mange distraitement, en se livrant à une autre activité ? Comment alors être satisfait par ce qu'on mange ?

Le mangeur devra donc, dans la mesure du possible :

- privilégier la convivialité ;
- dégager le temps nécessaire aux prises alimentaires ;
- choisir des lieux adéquats ;
- instaurer un temps de détente ou de relaxation avant la prise alimentaire ;
- consommer les aliments en pleine conscience, lentement, en dégustant, en repérant les sensations de satiété, la satisfaction.

Manger intuitivement demande de l'attention et des conditions propices à cette attention.

LE REPÉRAGE DES SENSATIONS DE FAIM

Rappelons que, dans le cas de la restriction cognitive modérée, la faim est perçue, mais n'est pas considérée comme un signal à respecter. Dans les cas plus sévères, les sensations de faim ne sont plus identifiées, ou sont craintes car vues comme des facteurs de perte de contrôle.

Des expériences seront proposées, afin que la faim cesse d'être anxiogène, retrouve son rôle de signal d'un besoin de s'alimenter, et que son intensité permette au mangeur d'anticiper ses besoins. Le mangeur doit aussi être apte à différencier les envies de manger déclenchées par la faim ou par les émotions.

On propose par exemple, durant quelques jours, de supprimer le petit déjeuner, d'attendre la survenue de faims de faible, de moyenne ou de forte intensité avant de consommer une collation. Le patient fait ainsi l'expérience de faims d'intensités différentes, constate leurs effets sur son comportement alimentaire, et apprend à tolérer ces sensations, sans anxiété.

LE LISTAGE DES ALIMENTS PROBLÉMATIQUES

Il est demandé au patient d'établir une liste des aliments qu'il mange en éprouvant de la culpabilité ou de l'anxiété à l'idée que ces aliments puissent faire grossir. Ce sont parfois des aliments abandonnés, qui ne sont plus achetés ou cuisinés, et qui, par là même, réduisent le répertoire alimentaire. Ce sont aussi les aliments qui sont consommés de façon compulsive lorsque l'occasion se présente, ou bien qui sont réservés aux consommations compulsives ou boulimiques. En règle générale, on retrouve là les produits dits « sucrés », en fait lipido-glucidiques, comme les friandises, chocolats, biscuits, pâtisseries, viennoiseries, desserts lactés, et les produits dits « salés », comme les fromages, charcuteries et plats en sauce. Le pain, les céréales et farineux, certains fruits et légumes peuvent aussi faire partie de cette liste.

Des exercices alimentaires permettent d'évacuer la culpabilité liée à certains aliments.

LA DÉGUSTATION AVEC MODELAGE

On demande au mangeur de déguster divers aliments courants, puis des aliments problématiques, en tenant compte de ses cinq sens. Le thérapeute et son patient mangent de concert, quelques bouchées d'un aliment. On demande ensuite au patient de décrire ses sensations alimentaires en tenant compte de ses cinq sens, et de mettre une note de satisfaction à l'aliment.

On peut aussi faire goûter différents aliments d'une même catégorie, afin d'établir des comparaisons.

Dans le cas d'aliments problématiques, le patient est encouragé à exprimer ses croyances concernant ces aliments, ainsi que les émotions qui en découlent.

Le patient est encouragé à prendre en considération :

La vue. L'examen visuel des aliments nous permet de vérifier leur comestibilité, nous permet d'anticiper leur goût, et procure du contentement si nous sommes honorés par une belle présentation.

Le toucher. Les aliments en bouche sont perçus comme durs, mous, rugueux, râpeux, moelleux, piquants, onctueux. Qui plus est, lorsqu'on les garde suffisamment en bouche, leur texture se modifie. La croûte du pain se ramollit, le chocolat, dur au départ, devient liquide. Pour percevoir ces subtilités, il convient de faire travailler ses dents et sa langue, de garder les aliments en bouche un temps suffisant.

La température en bouche est aussi essentielle au plaisir et modifie les perceptions : à concentrations en sucre et en gras égales, un aliment froid paraîtra moins sucré et moins gras qu'un aliment tiède ou chaud. Si on ne conserve pas la bouchée froide en bouche jusqu'à réchauffement, on aura donc tendance à en consommer davantage pour une même satisfaction.

Certaines sensations en bouche comme le piquant, le brûlant, l'astringent, l'irritant sont à la limite du déplaisant et de la douleur. Elles sont souvent provoquées par des épices ou des condiments comme la moutarde, le piment, le poivre. Ces sensations sont véhiculées jusqu'au cerveau par le nerf trijumeau et dites sensations trigéminales.

L'ouïe. Elle intervient à la fois pour entendre les bruits de croquant en mangeant, et les bruits environnants. Si on mange dans un environnement très bruyant, on perçoit bien moins les goûts et on aura bien moins de plaisir gustatif, ce qui conduit souvent à des prises alimentaires exagérées.

L'odorat. On hume l'aliment avant de le mettre en bouche, là encore pour vérifier sa comestibilité et, si tout va bien, pour le plaisir. Puis, lorsque l'aliment vient en bouche, on en perçoit les arômes, avec cependant un temps de latence, qui nécessite qu'on garde les aliments suffisamment longtemps en bouche.

Rappelons que le lobe olfactif est intimement lié aux centres émotionnels et qu'on réagit souvent inconsciemment aux odeurs. Les arômes nous renvoient à notre histoire et suscitent des émotions agréables ou désagréables, selon les souvenirs évoqués.

Les saveurs. Elles sont traditionnellement au nombre de quatre : le salé, le sucré, l'acide et l'amer. Il convient d'ajouter à ces saveurs, l'*umami*, qui correspond au goût du glutamate, très utilisé dans la cuisine asiatique.

La sensibilité à ces saveurs est fortement influencée par des facteurs génétiques. Les plus sensibles à l'amertume auront besoin d'une concentration cinq cents fois moins forte que d'autres personnes, moins sensibles au goût amer. Les différences pour les autres saveurs sont moins prononcées, mais néanmoins importantes elles aussi.

Ajoutons aussi le *goût de gras*. On a longtemps prétendu que le gras n'avait pas de goût et qu'il n'était détectable que par l'onctuosité qu'il confère aux aliments. Il semble bien qu'il n'en soit rien et que notre langue soit pourvue de récepteurs à certains acides gras[6]. Le gras a donc du goût et est sans doute rassasiant ! Les aliments gras nous semblent bons quand on est en appétit, et écœurants dès qu'on est rassasié.

Cependant, ce goût de gras se révèle souvent tardivement en bouche, après qu'on a dégluti. Si bien que, lorsqu'on mange à la va-vite, en enchaînant les bouchées sans discontinuer, le goût de gras n'est pas perçu et n'a donc pas de pouvoir rassasiant.

LA RÉINTRODUCTION DES ALIMENTS PROBLÉMATIQUES DANS L'ALIMENTATION ET LE REPÉRAGE DES SENSATIONS DE RASSASIEMENT

Après avoir été dégustés en toute petite quantité, les aliments problématiques sont réintroduits copieusement dans l'alimentation, sans toutefois dépasser le seuil du rassasiement. Cela permet au patient de constater que ces aliments ne sont pas « grossissants » par nature, dès lors qu'on les consomme en fonction de ses sensations alimentaires.

On demande au patient de s'attacher à la perception du rassasiement sensoriel spécifique, au niveau buccal, et à la perception du rassasiement global[7].

On proposera successivement comme exercices :

- le remplacement d'un aliment diététiquement correct par un aliment problématique, à calories égales, dans un repas, durant quelques jours d'affilée ;
- le remplacement d'un repas entier par la consommation d'un aliment problématique, à calories égales, durant quelques jours d'affilée ;
- le remplacement d'un repas entier par la consommation d'un aliment problématique, en se fiant à ses sensations alimentaires de rassasiement pour déterminer la quantité à consommer, durant quelques jours d'affilée.

LES DISTORSIONS COGNITIVES

Citons quelques croyances courantes concernant le contrôle du poids et du comportement alimentaire, qui vont à l'encontre d'une alimentation intuitive, et qui sont abordées avec les patients au fil des séances :

- je ne dois jamais manger entre les repas ;
- je ne dois pas sauter de repas ;
- tous mes repas doivent être équilibrés ;
- je peux manger beaucoup le matin, mais je dois manger peu le soir ;
- je ne dois pas gaspiller la nourriture, et manger tout ce qui est à ma disposition ;
- je ne peux pas refuser un plat que l'on m'offre ;
- manger les aliments diététiquement corrects permet de maigrir, ou de rester mince et en bonne santé ;
- les aliments « grossissants », tels les sucreries ou les corps gras, font automatiquement grossir (quelle que soit la quantité mangée) ;
- une alimentation sans restriction aboutit automatiquement à une prise de poids ;
- seul un régime strict, le jeûne, le vomissement, la prise de certains médicaments peuvent me permettre de contrôler mon poids.

Les limites du traitement de la restriction cognitive

Le plus souvent, la restriction cognitive ne représente pas le seul moteur des troubles du comportement alimentaire observés.

Dans bon nombre de cas, les compulsions alimentaires, les boulimies, ainsi que les conduites restrictives ellesmêmes sont des mécanismes de défense contre des émotions et des pensées douloureuses.

Les sentiments d'imperfection et d'inadéquation corporelle, encouragés par un corps social réprobateur en ce qui concerne le surpoids et l'obésité, induisent des pensées et des émotions douloureuses et, là encore, la personne fait appel à des prises alimentaires exagérées et des conduites restrictives afin d'amoindrir ces pensées et ces émotions.

La restriction cognitive entraîne aussi une hypersensibilité émotionnelle et on constate, lorsque c'est le cas, que celle-ci est atténuée par la dédramatisation des conduites alimentaires.

La restriction cognitive est donc, le plus souvent, tour à tour cause et effet des débordements alimentaires. C'est pourquoi la prise en charge des troubles psycho-émotionnels doit être envisagée, avant, pendant ou après le traitement de la restriction cognitive.

Le travail sur les déclencheurs cognitifs, émotionnels, relationnels, sociaux de la prise alimentaire peut faire appel à une diversité d'approches psychothérapeutiques. Outre les thérapies cognitives et les psychothérapies classiques d'orientation psychanalytique, les approches corporelles, différentes techniques de thérapie émotionnelle sont apparues récemment : les techniques de pleine conscience (*mindfulness*), de cohérence cardiaque permettent d'obtenir une meilleure tolérance aux émotions ; l'EMDR permet d'aborder les traumatismes subis.

Un travail d'acceptation de soi est essentiel afin de réduire les prises alimentaires déclenchées par la haine de soi. Mais aussi, rappelons que l'objectif de la prise en charge est d'obtenir un poids qui se stabilise au poids d'équilibre (*set-point*) de la personne. Ce poids peut différer notablement du poids médicalement souhaitable, ou du poids idéal. Dans ces cas, un travail d'acceptation de soi (et de ses formes corporelles) est essentiel.

Il passe par la prise de conscience de la honte et des traumatismes subis, la reconstitution d'une histoire, une acceptation de sa personne et de son être corporel. On fera appel aux techniques énumérées ci-dessus.

Enfin, un travail d'affirmation de soi, qu'on pourrait aussi nommer *apprentissage de la survie en milieu hostile,* permet de mieux faire face à la stigmatisation, en remettant en question les croyances sociales dominantes sur le corps, sur les relations sociales, en sachant s'affirmer tel que l'on est dans les différentes situations sociales. Marcher dans la rue la tête haute, prendre les transports en commun, aller à la plage ou à la piscine, acheter des vêtements, manger en public, lutter contre la discrimination au travail sont des conduites pouvant donner lieu à un travail d'affirmation de soi. Dialoguer avec ses proches, signifier qu'on ne maigrira peut-être pas, s'affirmer dans les relations sentimentales doivent aussi être couramment abordés.

QUELQUES PIÈGES ET CHAUSSE-TRAPES DU TRAITEMENT DE LA RESTRICTION COGNITIVE

Les personnes en restriction cognitive depuis de longues années sont dans une logique de performance. Elles ont tendance à considérer l'écoute des sensations alimentaires comme un moyen parmi d'autres pour minorer leurs prises alimentaires. Elles appliquent une logique dichotomique, de tout ou rien, aux sensations alimentaires. Elles ont tendance à considérer les besoins de représentation, affectifs et relationnels comme illégitimes.

Dans certains cas, c'est un perfectionnisme alimentaire qui constitue l'obstacle à l'instauration d'une alimentation intuitive. La personne s'applique à respecter « à la lettre » ses sensations de faim et de satiété. Le comportement alimentaire se doit d'être irréprochable.

L'écoute des sensations alimentaires de faim, de satiété ou des appétits spécifiques est alors obsessionnelle, anxiogène et culpabilisante, et ne se différencie pas d'un régime classique. Un travail d'acceptation de soi est alors à envisager en priorité.

Dans certains cas, la personne parvient à mettre en place un mode alimentaire fondé sur l'écoute des sensations alimentaires jusqu'au moment où elle commence à perdre du poids. La prise de conscience de la perte de poids la conduit à vouloir « encore plus » ou à redouter la reprise du poids. Cette logique de performance et les émotions associées à une éventuelle reprise de poids s'opposent naturellement à la possibilité d'une régulation et conduisent à la rechute.

Dans d'autres cas, l'arrêt des progrès est dû à l'anticipation des conséquences d'un amaigrissement. Il convient de l'envisager avec le patient.

Conclusion

Passer d'une alimentation contrôlée sur un mode volontariste à une alimentation contrôlée par les sensations alimentaires permet de diminuer l'anxiété, la culpabilité et les obsessions attachées aux conduites alimentaires et procure au patient un réel soulagement.

Dans bien des cas, le traitement de la restriction cognitive aboutit à une perte de poids en permettant au mangeur de retrouver son *set-point*. Ce qui nous semble être en l'état actuel de nos moyens d'action le seul objectif thérapeutique raisonnable et maintenable dans le temps.

Mais le traitement de la restriction cognitive n'est pas le traitement exclusif du surpoids et de l'obésité, pas plus qu'il n'est le traitement exclusif des troubles du comportement alimentaire.

Il doit être compris comme l'un des éléments d'une prise en charge triaxiale, comportant en outre un travail sur les aspects psycho-émotionnels causes et conséquences des débordements alimentaires, ainsi que sur l'acceptation et l'affirmation de soi.

NOTES

1. Herman C. P. et Polivy J., « Anxiety, restraint and eating behavior », *J. of Abnormal Psychol.*, 1975, vol. 84, n° 6, p. 666-672.

2. Polivy J. et Herman H., « Good and bad dieters. Self-perception and reaction to a dietary challenge », *Intern. J. Eating Disorders*, 1991, 10, p. 91-99.

3. Apfeldorfer G. et Zermati J.-P., « La restriction cognitive est un trouble du comportement alimentaire »., *J. nutrition clinique*, 2006 ; Apfeldorfer G. et Zermati J.-P., « Protocole de traitement de la restriction cognitive. 35es Journées scientifiques de thérapie comportementale et cognitive » (14-15 sept. 2007, Paris), *J. thér. comportementale et cognitive*, 2007, 17, hors série, p. 21.

4. Apfeldorfer G., *Mangez en paix !*, Paris, Odile Jacob, Paris, 2008.

5. Les stocks de certaines vitamines ou oligo-éléments sont même pourvus pour plusieurs mois.

6. Laugerette F., Passilly-Degrace P., Paths B., Niot I., Febbraio M., Montmayeur J.-P. et Besnard P., « CD36 involvement in orosensory detection of dietary lipids, spontaneous fat preference, and digestive secretions », *Journal of Clinical Investigation*, 2005, vol. 115, n° 11, p. 3177-3184.

7. Zermati J.-P., *Maigrir sans régime*, Paris, Odile Jacob, 2002.

CHAPITRE 11

Comment travailler sur le goût…

Katherine Kuréta-Vanoli
et Ulla Menneteau

Pourquoi travailler sur le goût ?

Le travail sur le goût s'inscrit naturellement dans l'approche bio-psycho-sensorielle. Il vise la capacité du patient à respecter les besoins de son organisme sans les dépasser. En effet, *manger en prêtant attention au goût aide à connaître nos besoins avec plus de précision.*

Quand on mange avec faim, la perception des goûts et le plaisir sont plus intenses que lorsqu'il n'y a pas de besoin énergétique. Plus la faim diminue, plus le plaisir gustatif et l'envie de manger décroissent, incitant ainsi le mangeur à mettre fin à sa prise alimentaire sans frustration.

Les appétits spécifiques sont également plus perceptibles si l'on se concentre sur les sensations gustatives. Un même aliment consommé en réponse à un besoin nutritionnel procure plus de plaisir gustatif que lorsque l'aliment n'est pas adapté. Ainsi, une pomme mangée à un moment où l'on a envie (et donc besoin) de fromage ne procurera pas un grand plaisir gustatif et ne calmera pas cette envie. Le mangeur restera donc insatisfait malgré la disparition de sa faim. Son organisme l'incitera alors à consommer du fromage malgré l'absence de besoin énergétique et l'exposera au risque d'accumuler l'excès de calories ainsi absorbé.

Pour pouvoir se désintéresser de la nourriture, lorsque les besoins physiques sont couverts, il est également indispensable que ce qui est consommé apporte du réconfort. Selon l'efficacité émotionnelle de l'aliment pour le mangeur et l'attention qu'il porte à la dégustation de chaque bouchée, la motivation à manger disparaît après une quantité plus ou moins importante.

Il s'agit donc pour chacun de connaître les aliments qui sont, pour soi, à fort potentiel d'apaisement et de plaisir. *La dégustation attentive de ces aliments sans peur de grossir augmente la capacité à se réconforter et à se rassasier avec eux.*

Les difficultés à être attentif au goût

Nos patients, en majorité, ignorent que l'écoute de leur corps et l'attention au goût peuvent les aider à résoudre leur problème de poids. Ils cherchent à se contraindre à respecter des règles externes à leur organisme pour perdre du poids ou ne pas en prendre. Ils favorisent notamment certains aliments, pauvres en calories, qui ne les attirent guère, en évitent d'autres, plus riches, mais qu'ils aiment beaucoup. Ce type de comportement a été décrit sous le terme de *restriction cognitive* par Herman et Polivy en 1975.

La restriction cognitive a pour effet une surconsommation énergétique pour différentes raisons, parmi celles-ci une difficulté à se concentrer sur le goût. Lorsque le mangeur est en restriction cognitive, il choisit des aliments pour leur effet amincissant supposé et non en fonction d'envies qui pourraient exprimer ses besoins nutritionnels. Il lui est alors difficile d'être attentif au goût et au plaisir gustatif. En effet, s'il dégustait avec attention, il s'exposerait à des émotions négatives telles que la déception, la colère et la frustration à l'idée de se sentir contraint de ne pas respecter ses appétences. Inversement, lorsque le mangeur en restriction cognitive mange des aliments qui l'attirent mais qu'il cherche à s'interdire, manger en toute conscience l'expose à la culpabilité d'avoir « mal » choisi et à la peur de grossir. En mangeant ainsi, sans lien avec ses sensations, *la personne en restriction cognitive n'a pas accès aux signaux lui indiquant le moment où elle n'a plus besoin de l'aliment consommé.* L'arrêt de la prise alimentaire est alors souvent vécu comme frustrant car il n'est pas précédé par un plaisir et un réconfort suffisants.

À force de s'interdire certains aliments et s'en imposer d'autres, nos patients ne savent plus que choisir pour ravir leurs papilles et éprouver un réconfort efficace. Beaucoup d'entre eux ne se le permettent pas, estimant qu'il s'agit de gourmandise coupable. D'autres réussissent à se persuader qu'ils n'apprécient que les aliments « obligatoires » et n'aiment aucun aliment « interdit ». Ceci rend la tâche difficile lors de l'apparition d'un besoin de réconfort et génère souvent des consommations compulsives et excessives.

Parmi nos patients, beaucoup n'ont jamais appris à déguster. Ils apprécient les aliments, non pas en fonction de leurs effets sur leurs sens, mais selon le plaisir qu'ils ont à l'idée de manger l'aliment en question. Or, si la pensée reste agréable quelle qu'en soit la quantité, en bouche, le goût devient de moins en moins plaisant au cours de sa consommation. Sans la prise de conscience de cette évolution sensorielle, la décision de s'arrêter de manger et de se séparer du reste de cet aliment est difficile. La consommation se poursuit alors souvent jusqu'à une sensation de trop-plein inconfortable ou jusqu'à ce qu'il n'y ait plus rien à manger.

Mathieu, 17 ans, comprit, après sa participation à une suite d'ateliers du goût, la différence entre la symbolique d'un aliment et sa réalité en bouche. Pendant ses vacances, avant de manger, il allait souvent jusqu'au restaurant de fast-food, près de chez lui pour ensuite faire demi-tour. Devant le restaurant, il s'imaginait le goût de chacun des aliments proposés pour se rendre compte que rien ne lui faisait vraiment envie. Il rentrait alors se préparer un plat à son goût. Il prit conscience que l'image du fast-food lui plaisait mais que les aliments ne lui convenaient pas d'un point de vue sensoriel, à ce moment-là.

Un autre phénomène qui empêche de se pencher sur les sensations alimentaires et le goût est l'éducation. Petits, beaucoup ont appris à ne pas « faire le difficile », à manger de tout sans distinction, sans se questionner sur leurs préférences et aussi à tout finir pour éviter de jeter. D'autres ont intégré, en regardant leurs parents, que manger est une perte de temps.

Il est donc nécessaire d'aborder et éclaircir la relation à l'aliment et à l'acte alimentaire avant d'entamer un travail sur le goût. *Il n'est pas possible de déguster attentivement un aliment dont on se dit qu'on ne devrait pas le manger, ni prendre le temps de le déguster, ni laisser ce qui ne correspond pas ou plus aux besoins.*

Retrouver le goût

Le goût est un mot à la mode. Il est utilisé dans des contextes très variés, avec des objectifs différents. Cela va du plaisir d'apprendre à déguster, par exemple des vins, à des séances d'éducation au goût qui visent une modification des préférences des participants en les incitant à manger des aliments plus « diététiquement corrects ».

L'objectif de notre approche n'est nullement d'induire des choix plus diététiques, ni plus gastronomiques à nos patients. Bien au contraire. Il s'agit de les aider à se connecter aux signaux de leur corps, à leur faire confiance, pour mieux choisir ce qu'il leur faut, à un moment donné. Pour accompagner ce travail, il est indispensable que le thérapeute soit libéré de toute croyance concernant les « bons » ou les « mauvais » goûts et aliments.

L'expérience gustative inclut les cinq sens. Chacun d'entre eux présente un intérêt dans ce travail.

Spontanément, chez la plupart des mangeurs, la vue est un sens déterminant du choix alimentaire, parfois au détriment des autres. Nos patients vont apprendre à décrire l'aliment visuellement avant de le manger, à s'intéresser à sa forme, sa couleur, son aspect. Cela les aide à mettre un délai entre la vue de l'aliment et sa consommation. Ils prennent ainsi conscience des hypothèses gustatives posées sur ce qu'ils voient pour les vérifier ensuite avec les autres sens et s'intéresser à leur évolution au fil de leur consommation.

L'odorat est très impliqué dans le réconfort. La mémoire olfactive nous fait revivre les émotions ressenties au cours de situations d'un passé parfois lointain. Ce phénomène permet de revisiter ces moments pour mieux les comprendre et faire ressortir les ressources du patient.

Le toucher est un sens important dans le plaisir alimentaire. La température et la consistance influencent nos préférences. Ramolli, un aliment apprécié pour son croquant sera rejeté. Un autre apprécié chaud perdra de son attrait s'il a refroidi. Parler du toucher avec les patients leur fait prendre conscience de leurs exigences et les aide à refuser un aliment qui n'est pas assez bon pour eux. Ce sont eux qui choisissent. Ils sont plus forts que les aliments et non l'inverse.

Ce qui est étonnant quand on travaille sur les saveurs, c'est la différence de leur perception d'une personne à une autre. L'amertume, par exemple, est perceptible à des concentrations allant de 1 à 500. Selon leur sensibilité, deux personnes ne perçoivent donc pas les mêmes sensations en bouche en mangeant un même aliment. Chaque avis est pertinent pour la personne qui l'exprime, même si sa perception est très différente de celle des autres. Ce phénomène est surtout intéressant à explorer en groupe.

Lors d'un atelier sur les saveurs, Martine réalisa qu'elle percevait plus fortement l'amertume que les autres. Elle comprit ainsi pourquoi elle n'aimait pas, contrairement à son mari, le chocolat très noir, qu'il lui reprochait de ne pas apprécier. Elle put lui expliquer que ses goûts étaient différents des siens et qu'il était normal qu'elle choisisse un autre chocolat pour elle. Cette prise de conscience fut d'ailleurs le début d'une plus grande écoute de ses goûts qui rejoignaient parfois ceux de son mari mais pas systématiquement.

D'autres sensations sont repérables, liées à l'innervation trigéminale de la langue et du palais. Des exercices surprenants pour les repérer sont fort utiles : percevoir le brûlant du piment, le piquant du poivre, la fraîcheur de la menthe éveille de façon certaine et ludique la conscience des sensations alimentaires.

L'ouïe est souvent, à tort, négligée dans ce contexte. Or elle intervient à plusieurs niveaux. Le bruit d'un aliment croqué participe largement à l'expérience gustative : manger des chips ou des radis sans les entendre enlève une bonne partie du plaisir. Un bruit fort nous empêche de nous concentrer sur nos autres perceptions. Une musique douce nous incite à manger plus lentement et à mieux apprécier les goûts. Grâce à l'ouïe, nous pouvons entendre les autres s'exprimer sur leurs sensations et échanger avec eux sur les goûts, ce qui augmente la conscience et le plaisir de déguster.

En pratique : le goût dans la prise en prise en charge du surpoids et de l'obésité

Le travail sur les cinq sens aide le patient à sentir son corps de façon positive, à guetter et à respecter ses signaux, au lieu de le juger et de le contrer par des restrictions. *Être attentif au goût aide également à instaurer un discours interne bienveillant, centré sur l'écoute des besoins de son organisme et l'envie d'y répondre.* Cette attitude diminue largement le niveau de stress de nos patients. Ils apprennent à apprécier intensément l'instant, au lieu d'attendre, par exemple, la minceur pour commencer à vivre ou de rester dans un regret du passé difficile à lâcher. C'est un début d'acceptation de soi utile pour le travail global sur le poids.

Ce travail peut se faire de différentes façons.

LES ATELIERS DU GOÛT

En groupe, le goût est un outil précieux. Nous n'avons pas la même sensibilité au niveau des papilles, ni la même mémoire olfactive. Chaque mangeur est donc valable dans sa perception. Cette découverte est très bénéfique pour nos patients. Elle leur permet d'abandonner l'idée selon laquelle ils auraient des goûts peu recommandables, responsables de leur prise de poids, pour découvrir qu'ils sont comme tout le monde : uniques, non coupables et compétents, ils trouvent les mots pour parler d'eux, par le biais de leurs sensations et de leurs préférences. Leur histoire, au lieu d'être une suite d'échecs de perte de poids devient digne d'intérêt.

Les ateliers du goût explorent généralement un sens par séance. Chaque atelier débute par une activité non alimentaire : déguster des eaux sapides, reconnaître des odeurs, toucher et regarder des objets ou des aliments pour en décrire les caractéristiques. Cette partie est suivie d'une dégustation qui utilise ces compétences nouvellement acquises. Apprendre à nommer les sensations augmente le plaisir gustatif et la conscience en mangeant. C'est aussi l'occasion de faire émerger un vocabulaire sensoriel d'autant plus riche qu'il y a un plus grand nombre de participants pour exprimer leur ressenti. Le fait de manger ensemble ouvre la parole. Chacun cherchera les mots les plus justes pour exprimer ce qu'il ressent. En plus du partage de perceptions gustatives, c'est une occasion de parler de souvenirs et d'émotions souvent difficiles à confier sans le lien que constitue le partage d'une expérience gustative.

> Lors d'un atelier de dégustation de pommes, Coralie se rend compte à quel point ce fruit la met en colère, lui rappelant toutes les restrictions du passé. La prise de conscience de ces émotions et souvenirs dans le groupe lui permet de se réapproprier ce fruit, de redécouvrir le plaisir de croquer et de cuisiner toutes sortes de pommes, non plus pour remplacer un autre aliment mais pour apprécier leur goût.

Pour de nombreux patients, manger devant d'autres est source de stress. Il est donc utile que les participants à un atelier du goût se connaissent un peu, avant de manger ensemble. En milieu hospitalier, une petite introduction suffit. Dans le cas d'ateliers en pratique libérale ou en consultation externe, la mise en place de quelques séances pour créer une relation de confiance est conseillée. Notons qu'organiser ce type d'ateliers en pratique libérale se heurte à quelques difficultés. Le local doit être approprié à cette activité. Au niveau de l'animation, nous conseillons la présence de deux personnes, pour bien exploiter ce qui est exprimé.

ENTRE LES CONSULTATIONS

Plusieurs exercices peuvent être proposés. Ils auront différents objectifs avec un support écrit remis au patient lors de la consultation :

- Comparer, entre amis ou avec sa famille, une feuille de dégustation à l'appui, des aliments choisis lors d'une consultation avec le patient : par exemple deux à trois sortes de chocolat noir ou des camemberts de différentes marques.
- Déguster seul, de façon très approfondie, un aliment ou un plat en se concentrant sur les modifications vécues dans ses perceptions tout au long de la dégustation.
- Déguster seul en se concentrant sur les cinq sens mais aussi sur les émotions, les pensées et les souvenirs ainsi que l'évolution de la faim.
- Cuisiner un plat selon une recette familiale évoquée en consultation pour retrouver le réconfort, l'ambiance passée et les souvenirs qui y sont liés.

Pendant la consultation individuelle

L'intérêt principal est d'amener nos patients à se concentrer sur leur corps et à trouver et à utiliser un vocabulaire adapté aux perceptions sensorielles explorées. Le fait de nommer ce que l'on ressent augmente le plaisir gustatif et la confiance en soi. Souvent nos patients peinent à nommer ce qu'ils ressentent, car ils ont l'impression de ne rien ressentir. Un vocabulaire leur est proposé pour chaque sens. Ils apprennent ainsi à se considérer comme des mangeurs plus compétents et établissent un lien plus serein avec leur alimentation et avec leur corps. Plusieurs axes sensoriels sont utilisés durant nos consultations centrées sur le goût en fonction des difficultés du patient.

TRAVAILLER SUR L'UN DES CINQ SENS : L'ODORAT

Au cours de notre vie, nous sommes entourés en permanence d'odeurs que nous mémorisons d'une façon inconsciente. L'éveil olfactif consiste à rendre notre patient attentif au monde des odeurs mais aussi à l'exposer à une ou plusieurs odeurs en utilisant leur pouvoir de médiation. Avec un tiers bienveillant, il revisitera certaines situations de son passé. L'exposition à certaines odeurs lui permet de revivre des périodes où il s'est senti fort, aimé et en sécurité pour y puiser, sans manger ou en mangeant juste assez, l'énergie pour faire face lors de moments difficiles.

Avec les jeunes patients, l'éveil olfactif est un support ludique pour aborder leur relation avec les aliments sous un angle autre que nutritionnel. Des odeurs leur sont présentées dans un premier temps, pour qu'ils apprennent à les nommer. Il leur est ensuite demandé de les reconnaître et d'en parler. La pertinence de cette approche réside dans la parole qu'elle génère et la compétence que l'enfant va acquérir, en prêtant attention aux aliments qu'il mange et à leurs effets sur ses sensations alimentaires.

Le matériel nécessaire à ce travail doit être à portée de main lors de la consultation. Les odeurs choisies le sont parmi : des godets à odeurs, des huiles essentielles, des épices, des herbes aromatiques ou des aliments. Il s'agira d'odeurs proches de ce que l'on peut sentir autour de soi, dans la cuisine, dans la rue.

Pour travailler sur la vue, nous utilisons notamment des palettes de couleurs et des photos d'aliments ou de formes géométriques courantes. Un matériel tactile peut aider à définir les textures : cailloux, pâte à modeler, coton, bois, etc. Pour travailler sur les saveurs, différentes solutions aqueuses permettent d'apprendre à distinguer par exemple l'amer de l'acide ou de découvrir l'*umami* (saveur très prisée des Japonais. On la trouve par exemple dans le bouillon de viande et dans la cuisine asiatique).

PROPOSER UNE DÉGUSTATION LORS D'UNE CONSULTATION

C'est un exercice très complet pour mettre en situation nos patients et vivre avec eux en direct une expérience sensorielle. Inspirée de la dégustation d'un vin, notre dégustation d'un aliment suit le même protocole. Elle explore les perceptions de chaque sens, mais inclut en plus les pensées et les émotions. Nous dégustons avec le patient un aliment qu'il apporte. Généralement sa difficulté à manger cet aliment dans des quantités adaptées a été abordée lors d'une consultation précédente. Il est essentiel, pour cet exercice de manger avec le patient et de lui faire part de nos perceptions, pour diminuer son anxiété, inscrire la prise alimentaire dans un contexte de partage et servir de modèle sans aucun jugement.

Ces dégustations demandent de préparer un support écrit, une marche à suivre que le patient gardera. Cette feuille propose un vocabulaire pour chacun des sens.

Avant de déguster, nous évaluons la faim, l'envie de manger et l'anxiété du patient. Rares sont les personnes qui ont faim, à ce moment. L'envie de manger est assez variable. Pour certains, l'anxiété est palpable, en lien avec la peur de manger de façon compulsive l'aliment apporté. Pour la plupart, la tension émotionnelle est plutôt faible, car cet exercice intervient lorsque l'aliment et la relation thérapeutique sont bien moins source d'inquiétude qu'au début de la prise en charge.

La dégustation est un moyen d'aider le patient à manger attentivement une petite quantité d'un aliment difficile et d'explorer ses réactions face à celui-ci dans ce cadre inhabituel. Elle permet de prendre conscience de la diminution du plaisir au fil des bouchées. Les patients sont stupéfaits de constater qu'ils se contentent d'une quantité bien moins importante que d'habitude. La plupart sont capables, ensuite, de reproduire seuls, cette expérience. En cas de difficultés persistantes, l'exercice peut être reproposé lors d'une autre consultation avec un autre aliment.

À la fin de sa dégustation de chocolat au lait, Marie pleure. Invitée à exprimer ce qu'elle ressent, elle explique : « J'ai mangé ce chocolat comme jamais je ne l'avais fait auparavant. Il faut encaisser le plaisir sans être remplie. J'ai encore son goût dans la bouche ! C'est curieux, c'est agréable et désagréable, à la fois. Je pourrais dire que je suis surprise de sentir autant de plaisir en mangeant un seul carré de chocolat. Je n'ai pas envie d'en reprendre. Je suis contente d'avoir pu dire autant de choses en goûtant et satisfaite d'avoir pu le vivre. Mais j'ai peur de ce que je peux faire en me retrouvant seule. Pourrai-je reproduire l'expérience ? » À la consultation suivante, elle raconte : « Quand je suis sortie de chez vous avec le reste de ma tablette, j'étais à la fois heureuse d'avoir vécu cette expérience et anxieuse à l'idée de cet aliment dans mon sac. Dans le bus, l'idée de manger du chocolat m'est venue... J'ai reproduit la dégustation et n'ai mangé que deux carrés... Je ne me reconnaissais pas. Cette tablette, je l'ai ensuite oubliée durant plusieurs jours... À un moment, j'étais contrariée... deux carrés m'ont suffi. »

Une dégustation rend souvent plus exigeant...

Après une dégustation, Anaïs raconte : « J'ai essayé de déguster chez moi comme nous avions fait la fois dernière. Je me suis aperçue que je préférais le poisson à la viande, car il est plus moelleux. J'ai changé de jus d'orange car il avait un goût chimique que je n'aimais pas. Curieusement, je n'ai pas fait de compulsion depuis quinze jours. »

Une dégustation peut permettre à certains de s'affirmer pour pouvoir manger des aliments aptes à les réconforter efficacement.

Pour la dégustation, Mélanie apporte un camembert fermier bien fait : « Mon mari et mes fils n'aiment pas le fromage, ils trouvent que cela sent mauvais, alors je m'achète du fromage sans trop d'odeur. Je me cache pour manger du camembert fort. C'est peut-être pour cela que je le mange vite et que je mange tout. » À la consultation suivante, elle raconte : « La dégustation m'a aidée à comprendre que l'odeur du camembert me rappelle les étés de mon enfance, à la campagne. J'ai finalement servi le fromage que j'aime à ma famille, en racontant mes souvenirs d'enfance en Normandie. Ils ont partagé ce fromage sans les réactions que j'avais appréhendées. Je n'ai plus besoin de me cacher pour manger mon fromage. Je le mange sereinement à table dans des quantités adaptées... »

En fin de séance, nous réévaluons la faim, l'envie de manger et l'anxiété. Elles ont toutes trois diminué. Une telle consultation demande du temps, environ une heure, moment intense dans les progrès du patient.

Des objectifs et des résultats

Le travail sur le goût s'inscrit dans une approche globale du patient et de ses difficultés. Cet outil permet d'avancer dans de nombreux domaines : comportementaux, émotionnels et sensoriels. Il représente une aide véritable pour cheminer vers une meilleure régulation.

RÉFÉRENCES BIBLIOGRAPHIQUES

– Gérard Apfeldorfer, *Mangez en paix !*, Paris, Odile Jacob, 2008.
– Sophie Bessis *et al.*, *Mille et Une Bouches*, Paris, Autrement, 1995, n° 154.
– Joël Candau, *Mémoires et expériences olfactives*, Paris, PUF, 2000.
– André Holley, *Éloge de l'odorat*, Paris, Odile Jacob, 1999.
– André Holley, *Le Cerveau gourmand*, *Paris*, Odile Jacob, 2006.
– Annick Le Guerer, *Les Pouvoirs de l'odeur*, Paris, Odile Jacob, 2002.
– Catherine N'Diaye *et al.*, *La Gourmandise*, Paris, Autrement, 1999, n° 140.
– Fabrice Piault *et al.*, *Le Mangeur*, Paris, Autrement, 1998, n° 138.
– Jacques Puisais et Catherine Pierre, *Le Goût chez l'enfant*, Paris, Flammarion, 1999.
– Natalie Rigal, *La Naissance du goût*, Paris, Noésis, 2000.
– Marie Rouanet, *Mémoire du goût*, Paris, Albin Michel, 2004.
– Jean-Philippe Zermati, *Maigrir sans regrossir. Est-ce possible ?*, Paris, Odile Jacob, 2009.

CHAPITRE 12

Apprendre à réguler ses émotions pour diminuer les pulsions alimentaires

Stéphanie Hahusseau

On peut considérer les émotions inconscientes générant des compulsions alimentaires et un surpoids comme des abcès invisibles survenus à la suite de blessures mal désinfectées. Avant d'opérer, il faut d'abord les rendre visibles, puis il conviendra de traiter les « abcès », c'est-à-dire les séquelles émotionnelles d'éventuels traumatismes. Ensuite, on apprendra, en quelque sorte, comment désinfecter régulièrement ses blessures, même si ça fait mal sur le coup, de manière à éviter les complications chroniques. On transformera les mécanismes d'évitement des émotions en faisant l'apprentissage d'une nouvelle façon d'y faire face ; en s'y exposant.

Et on mesurera l'efficacité du traitement de manière indirecte, par la diminution de la fréquence des pulsions alimentaires et, plus tard, du poids.

Comment déterminer la localisation des abcès ?

Pour commencer, il faut développer sa conscience des difficultés présentes, en « s'écoutant » et en se dégageant un peu de temps. Sur un carnet[1], on repérera les moments difficiles dans la journée et on les graduera de façon subjective en mettant une note d'intensité sur le mal-être qu'il occasionne. Pour les pulsions alimentaires, on doit repérer les moments où elles sont présentes, sans s'en vouloir, en les considérant avec compassion comme le signe d'une souffrance[2]. On évalue leur fréquence, leur intensité et on observe dans quels contextes elles sont les plus fortes. Toujours sur le carnet, on peut établir une liste de toutes les difficultés actuelles que l'on rencontre dans son existence et graduer chacune de ces difficultés sur 10 en termes de niveau de gêne. Enfin, il est possible de réfléchir par écrit à ce qu'on ferait si on avait en sa possession une baguette magique : que voudrait-on changer en soi, dans ses pensées, dans ses émotions et dans ses comportements ? Tout ce travail gradué de repérage est en soi thérapeutique puisqu'il va dans le sens de nommer et d'observer les émotions (voir chapitre 1, page 19), il permet de ne plus être dans leur évitement et il donnera la possibilité d'avoir une trace écrite à laquelle se référer par la suite, pour évaluer si les outils utilisés sont efficaces.

Puis, même si on a l'impression de tout connaître parfaitement de son existence, il est important de raconter, sur le cahier, ses expériences amoureuses et ses expériences professionnelles. Ces domaines constituent deux piliers de l'existence, et pouvoir observer de l'extérieur[3], lors d'une étape de relecture, ce que l'on y a vécu et surtout comment on l'a vécu aidera à identifier d'éventuelles expériences douloureuses qui seraient passées inaperçues et sur lesquelles on pourra revenir plus tard. Ainsi, raconter comment on a connu la personne ou comment on évolue dans son cadre de travail, ce qui nous a plu au départ, comment s'est déroulée l'expérience, quels ont été les temps forts et les moments difficiles marquants et surtout repérer quel a été le sentiment le plus douloureux à l'issue, va aider à entrevoir qu'un certain type de douleur a tendance à se répéter dans notre vie[4]. On se sent par exemple souvent, et quelles que soient les expériences, laissé(e)-pour-compte, insignifiant(e), abusé(e), trahi(e)... Prendre conscience d'une tendance à la répétition douloureuse, dans le choix de partenaires ou dans ses vécus professionnels, va induire une transformation en soi et aider à se vivre, non plus comme la victime impuissante d'expériences toxiques mais comme une personne capable de retrouver le contrôle de sa vie, puisque la cause des souffrances semble être en partie à l'intérieur de soi. Lors de la relecture quelques jours plus tard, comme si on lisait l'histoire à un ami très cher, il faut être particulièrement attentif et souligner les passages qui créent des émotions douloureuses, qui donnent envie de pleurer ou qui stressent.

REMONTER À L'ORIGINE DU SENTIMENT DOULOUREUX

Une fois que l'on a identifié cette répétition d'un ou plusieurs sentiments douloureux dans sa vie, il reste à en déterminer l'origine. Pour cela, il faut raconter sa vie : celle de ses aïeux, celle de ses ascendants puis sa propre enfance. Quelles ont été les circonstances de la conception de chacun, la place et les préférences dans la fratrie, les moments marquants, les souvenirs qui restent gravés, par quoi a été marquée l'éducation, quelles sont les valeurs de chacun... ? On s'interrogera ensuite : a-t-on été aimé de manière inconditionnelle, protégé, sécurisé, valorisé, soutenu, guidé, éveillé au monde ? En se basant sur ces besoins affectifs fondamentaux de l'enfance, on déterminera quelles ont été les carences affectives subies. On remontera ainsi à l'origine de ce sentiment récurrent, ressenti dans son présent et dans sa vie affective et professionnelle. Ainsi, si on a été un enfant dénigré ou transparent pour ses parents, on comprendra pourquoi au travail et auprès de ses partenaires, on souffre sans arrêt de ce même sentiment de non-reconnaissance ou de transparence[5].

LISTER LES SOUVENIRS

Une fois ce travail effectué, on listera les pires souvenirs de son existence[6]. Chacun d'entre eux sera détaillé, et on notera l'image qui fait le plus de mal quand on ferme les yeux, on retranscrira les sensations et les émotions que l'on ressent au moment où on regarde cette image et on graduera l'intensité de la souffrance, et enfin on déterminera le sentiment qui fait le plus mal quand on pense à ce moment.

La dernière étape consiste à établir une courbe de poids avec le poids en ordonnée et les années en abscisse, et à déterminer le contexte et les événements marquants qui ont précédé les fortes prises de poids. Ce visuel donnera aussi des informations sur d'éventuelles expériences traumatiques qui seraient passées inaperçues.

Opérer contre le détachement de soi

Si l'on a subi des traumatismes graves (viol, inceste, violences physiques...), et que l'on a aujourd'hui une image de soi très négative, il convient de se faire aider par un thérapeute, formé à l'EMDR ou aux thérapies cognitives et comportementales, ces deux approches ayant fait la preuve de leur efficacité dans le traitement des séquelles post-traumatiques[7]. L'EMDR améliorera plus spécifiquement la perception négative de son corps[8].

Non traités, ces traumatismes perpétuent le détachement de soi (syndrome dissociatif) et constituent un foyer douloureux si intense que les facultés ultérieures de digestion émotionnelle ne pourront se développer et les crises alimentaires à visée anxiolytique se perpétueront.

Pour des traumatismes auxquels on se sent capable de faire face tout seul, se rendre page 190.

Traiter les handicaps émotionnels

Lutter contre les handicaps émotionnels, c'est-à-dire contre l'évitement et l'hypercontrôle des émotions, nécessite d'apprendre à ressentir et à lâcher prise.

L'exercice central pour ce faire est axé sur la respiration. La respiration représente 40 %[9] de l'émotion. Lorsqu'on apprend à ne plus respirer de manière contrôlée mais de manière automatique, on est frappé de constater à quel point notre intéroception (littéralement « sentir l'intérieur ») s'approfondit et, de ce fait, comme notre perception et notre lucidité émotionnelles augmentent. Et tout ce qui aura été ressenti, nommé, accepté ne se manifestera plus sous forme de perte de contrôle alimentaire.

Cet exercice doit se pratiquer de manière biquotidienne par séquences de 5 minutes pendant au moins un mois. Sans une régularité dans ce travail, de nouvelles habitudes ne peuvent se prendre.

SE METTRE EN « RESPIRATION AUTOMATIQUE »

L'exercice consiste à fermer les yeux et à observer sa respiration soit en plaçant son attention au niveau des ailes du nez, soit en observant le mouvement engendré par la respiration au niveau des côtes. On ne cherche ni à calmer, ni à contrôler, ni à amplifier sa respiration. On l'observe, telle qu'elle se fait, *en essayant de fournir le moins d'effort possible*. Pour cela, il est important de respirer par le nez, bouche fermée, parce que l'on a souvent tendance à prendre trop d'air par la bouche. Sinon, on risque alors de se mettre soit en hyperventilation, soit en hypoxie.

Ensuite, pendant 2 à 3 minutes, on fait une petite pause (pas un blocage) à la fin de chaque inspiration et on attend que l'expiration se fasse d'elle-même, quand elle a envie ou quand elle a besoin de se faire. Puis on inverse, c'est-à-dire que l'on fait une petite pause à la fin de chaque expiration et on attend que l'inspiration se fasse quand elle a besoin de se faire. Pendant cette petite pause, on essaie de porter son attention sur la région du cœur, en essayant de percevoir ses battements. Les personnes dissociées et dans l'hypercontrôle émotionnel vont avoir au départ beaucoup de difficultés à sentir leur cœur qui bat, mais avec l'entraînement, elles seront surprises de constater qu'elles y arrivent. Si on sent ses battements du cœur, on peut constater qu'ils s'effectuent d'eux-mêmes et que le cœur bat, sans qu'on ait à lui en donner l'ordre, de même que la respiration peut se faire toute seule sans effort. Et cette perception est un lieu de sécurité dans lequel on peut toujours aller se réfugier. Si on ne sent pas ses battements, on observe cela sans juger, on garde juste l'attention dans la région thoracique (au niveau des côtes). Quand on parvient à sentir son cœur battre, on est médicalement parlant, en « arythmie sinusale respiratoire[10] », le but n'est pas de se mettre en arythmie mais de laisser l'arythmie physiologique du cœur liée aux mouvements de la respiration se faire (si votre cœur bat à peu près à 60 battements par minute, il ne bat en fait pas à 60 en permanence mais oscille régulièrement entre par exemple 58 et 62). On est ainsi en train de corriger la diminution de l'arythmie sinusale respiratoire[11] qui a été mise en évidence dans une population de jeunes personnes en surpoids important[12] et qui peut constituer un des nœuds du problème.

La réalisation de cet exercice, sur une durée de quelques minutes et à plusieurs reprises dans la journée est extrêmement importante pour apprendre à sentir. En effet, en portant son attention sur le souffle et sur le cœur en apprenant à lâcher prise, on se met en contact avec ces deux hauts lieux émotionnels. C'est essentiellement là que se manifestent et se font sentir les émotions. On peut s'aider d'appareils fixes ou portables qui objectivent l'arythmie sinusale respiratoire. Cela peut se faire chez le thérapeute ou chez soi.

EXAMINER L'INTÉRIEUR DE SON CORPS EN RESPIRATION AUTOMATIQUE

Le deuxième exercice se pratiquera à partir du premier. Les yeux fermés, il faut d'abord se mettre en respiration automatique. Puis laisser son attention se porter sur les endroits sensibles, douloureux du corps en faisant confiance là où l'attention se porte quand on se pose cette question. Puis on peut être plus systématique et explorer toutes les parties du corps du haut vers le bas. Maintenir son attention le temps d'au moins trois respirations sur chacune des parties du corps pour s'entraîner juste à sentir, sans juger, en essayant d'être curieux des sensations présentes, s'il y en a, ou curieux des non-sensations à d'autres endroits, est un exercice qui va aussi contribuer à apprendre à ressentir et à libérer les émotions. Surtout, il est important de ne pas chercher à *vouloir* ; ni vouloir absolument ressentir (ça viendra tranquillement), ni vouloir calmer, ni vouloir modifier ce qui se passe. On pose juste l'intention de sentir. Cela demandera entre 30 minutes et 40 minutes au terme desquelles on peut noter brièvement comment on a vécu cette expérience : ennui, apaisement, agacement ? On peut décrire ce que l'on a perçu comme sensations dans certaines parties du corps et les endroits du corps, à l'inverse, qui restent inaccessibles. En réalisant un tableau avec chacune des parties du corps, on peut, à chaque fois que l'on réalise cet exercice, mettre une note sur 10 du niveau, de la force ou de la profondeur du ressenti, puis quelques mots sur le détail des ressentis. Ce travail de méditation va activer la partie du cerveau appelée cortex orbito-frontal[13] également impliquée dans la régulation des émotions. Il intervient dans le processus de conscience de l'impulsion à manger et donc dans le contrôle alimentaire[14].

Avec ces deux exercices pratiqués régulièrement, les progrès vont se faire sentir et la différenciation entre « savoir » et « ressentir » va se faire. On apprend en quelque sorte à « faire confiance à son corps », à se reposer sur lui et à tenir compte davantage des messages qu'il transmet. En respiration automatique, quand on mange, on sera alors surpris de sentir davantage de manière douloureuse le dépassement du seuil de satiété et, ce faisant, de s'arrêter plus rapidement de manger sans avoir à déployer pour cela des trésors de volonté. Enfin, cerise sur le gâteau, on va modifier l'influence respective des systèmes nerveux de régulation autonomes en augmentant le rôle de celui qui permet de lâcher prise et en diminuant la prédominance de celui qui transmet le stress[15] et donc qui pousse à manger.

Apprendre à désinfecter régulièrement ses blessures

Si on ne veille pas régulièrement à désinfecter ses blessures, celles-ci vont se surinfecter. Les émotions sont incontournables et si on les repousse par la porte, elles rentreront par la fenêtre avec plus de violence. Si on ne s'expose pas régulièrement à ses émotions, elles se manifesteront de toute façon. Par exemple, par une recrudescence de pulsions alimentaires.

Y consacrer vingt minutes à une demi-heure par jour le plus souvent possible dans la semaine est l'idéal. L'exercice proposé diminue l'alexithymie et augmente l'intelligence émotionnelle. Il sera suivi, quelque temps après, de transformations progressives dans les pensées, les comportements et les pulsions alimentaires. Mais il est, dans l'immédiat, assorti d'une plus grande perception de la souffrance et c'est pour cela qu'il est difficile. Il n'est pas confortable à court terme. Au lieu d'éviter ce qui fait mal, on apprend à observer à quel point cette souffrance est présente, mais en cherchant à développer de la patience et de la bienveillance pour soi.

On choisit une cible : pour commencer, on peut prendre l'image représentant un moment difficile de la journée.

Par la suite, on choisira la cible parmi la liste de souvenirs difficiles qu'on a établie (voir plus haut). Puis on travaillera sur la cible des contextes ayant précédé des prises de poids importantes. La cible est constituée de l'image qui représente la partie la plus difficile du moment et de la pensée négative sur soi ou du sentiment négatif qu'on y a associés.

On se met en respiration automatique. Puis, toujours les yeux fermés, on observe l'image et la pensée choisies en respirant dessus. L'attention va rester là-dessus le temps de quelques respirations puis va être attirée par quelque chose d'autre : une pensée, une autre image, une sensation. Si c'est une sensation, on laisse l'expiration s'en rapprocher doucement. Si c'est du matériel mental (pensée, image, souvenir, question...), on laisse l'expiration se rapprocher de l'écran où l'on visualise ce matériel dans la tête. On continue de garder l'attention, *via* la respiration, sur ce qui est présent en nous, jusqu'à ce qu'elle soit attirée par autre chose. On observe ce qui vient et on respire dedans, non pour soulager la sensation, la pensée, l'émotion apparue mais juste pour sentir et en être proche. Si c'est douloureux, on essaie de rester en respiration automatique et on reste le plus présent et bienveillant possible, sans chercher à intervenir. L'attention va continuer de bouger. Quand elle est attirée par du matériel mental, on respire jusqu'à l'écran et on tâche de sentir en même temps ce qui se passe dans le corps. Quelle sensation physique est présente ? On observe combien cette pensée et la sensation associée signalent que l'on souffre là maintenant. On observe à quel point cela prouve qu'on se sent triste, démuni, malheureux, anxieux, en colère... Pour travailler l'alexithymie, on peut essayer de nommer l'émotion et de rester en contact avec elle. Mais globalement, on essaie de faire le moins d'efforts possible en dehors de celui de rester en respiration automatique car c'est ce qui est le plus important. Donc, si on sent qu'on ne l'est plus, on se concentre de nouveau sur la respiration et le cœur quelques instants. Puis on suit de nouveau les mouvements de son attention sans chercher à la diriger (ce serait encore un effort inutile). Si on ne cherche pas à la contrôler, elle va suivre la logique, apparemment anarchique, de la mémoire émotionnelle et permettre de mettre à la conscience et d'évacuer *réellement* des moments difficiles. Ce n'est pas un exercice de réflexion. Il n'y a rien à produire. Cet exercice sera sans doute plus facile à débuter pour les personnes qui ont déjà fait de la méditation ; elles y retrouveront l'attitude d'observation et de non-jugement que l'on travaille dans les exercices de pleine conscience. Pour les personnes ayant déjà bénéficié de séances d'EMDR, elles y retrouveront l'observation non dirigée des mouvements de l'attention.

APRÈS L'EXERCICE

Après l'exercice, soit juste après, soit quelques heures après ou le lendemain matin si l'exercice a été fait le soir (le processus d'amorçage de digestion émotionnelle débuté avec cet exercice se poursuit avec le repos et les phases paradoxales du sommeil), on repense à la cible de départ et on réévalue sur 10 le degré de gêne qu'elle provoque. Pour vérifier si ce traitement est efficace, après quelques séances, on compare les graduations des retentissements des souvenirs préparées au tout début avec les graduations actuelles. On peut noter brièvement ce que l'on a observé pendant l'exposition. Dans les heures qui suivent, on restera attentif aux changements par rapport à sa manière habituelle d'agir, de penser, de se comporter.

Petit à petit, les croyances négatives sur soi-même et les sentiments douloureux vont s'atténuer, les cibles pourront être regardées en face sans provoquer sensations et émotions, donc sans provoquer évitement ou hypercontrôle, facilitant ainsi la diminution des crises alimentaires à visée apaisante et réconfortante. Par ailleurs, la respiration se fera de manière différente, le trouble dissociatif s'amendera, ce qui permettra de sentir son corps en temps réel et de tenir compte, sans avoir à y réfléchir et sans bander sa volonté, des signaux qu'il envoie.

NOTES

1. Pennebaker J. W., « Putting stress into words : Health, linguistic, and therapeutic implications », *Behavior Research and Therapy*, 1993, 31, p. 539-548.

2. Hayes S. C., Strosahl K. et Wilson K. G., *Acceptance & Commitment Therapy. An experiential approach to behaviour change*, New York, Guilford Press, 1999.

3. Monestès J.-L., *Faire la paix avec son passé*, Paris, Odile Jacob, 2009.

4. Young J. E., Klosko J. S. et Weishaar M. E., *La Thérapie des schémas. Approche cognitive des troubles de la personnalité*, Bruxelles, De Boeck, coll. « Carrefour des psychothérapies », 2005.

5. Hahusseau S., *Comment ne pas se gâcher la vie*, Paris, Odile Jacob, 2007.

6. Servan-Schreiber D., communication personnelle, formation EMDR, 2004.

7. Davidson P. et Parker K., « Eye movement desensitization and reprocessing (EMDR) : a meta-analysis », *Journal of Consulting and Clinical Psychology*, 2001, 69, p. 305-316.

8. Bloomgarden A. et Calogero R. M., « A randomized experimental test of the efficacy of EMDR treatment on negative body image in eating disorder inpatients », *Eat Disord.*, 2008, 16, 5, p. 418-427.

9. Philippot P., *Émotions et psychothérapie*, Wavre, Mardaga, 2007.

10. Doc Childre et Martin H., *The Heartmath Solution*, New York, Harper Collins Publishers, 1999.

11. O'Hare D., *Maigrir par la cohérence cardiaque*, Vergèze, Thierry Souccar Éditions, 2008.

12. Tonbaizerova I. *et al.*, « Cardio-respiratory interaction and autonomic dysfunction in obesity », *J. Physiol. Pharmacol.*, 2008, 59, suppl. 6, p. 709-718.

13. Luders E., Toga A. W., Lepore N. et Gaser C., « The underlying anatomical correlates of long-term meditation : Larger hippocampal and frontal volumes of gray matter », *NeuroImage*, 2009, 45, 3, p. 672-678.

14. Wang G. J. *et al.*, « Evidence of gender differences in the ability to inhibit brain activation elicited by food stimulation », *Proc. Natl. Acad. Sci. USA*, 2009, 106, 4, p. 1249-1254.

15. Takahashi T., Murata T., Hamada T., Omori M., Kosada H., Kikuchi M., Yoshida H. et Wada Y., « Changes in EEG and autonomic nervous activity during meditation and their association with personality traits », *Int. J. Psychophysiol.*, 2005, 55, 2, p. 199-207 ; Wu S. D., Lo P. C., « Inward-attention meditation increases parasympathic activity : A study based on heart rate variability », *Biomed. Res.*, 2008, 29, 5, p. 245-250.

CHAPITRE 13

L'approche psychodynamique de l'obésité aujourd'hui

Bernard Waysfeld

Par psychodynamique, on entend l'ensemble des pratiques qui vont de la psychanalyse traditionnelle aux psychothérapies psychanalytiques, longues ou brèves.

Le terme psychodynamique, introduit par Henri F. Ellenberger, regroupe différentes approches psychothérapiques, et évoque le « psychisme en mouvement » à la différence d'une conception figée de la psychanalyse traditionnelle[1].

Il est vrai que la psychanalyse n'est plus ce qu'elle était ; une thérapie longue, incertaine, élitiste, plus centrée sur le « connais-toi » socratique que sur la résolution des conflits intrapsychiques.

Elle n'est pas non plus cette discipline à la mode des années 1960 à 1970 où elle enrichissait les analyses littéraires, les biographies et la philosophie. Elle fait aujourd'hui partie, comme Freud l'avait prévu, de l'approche clinique, humaine, dans les multiples domaines de la médecine, de la psychiatrie et de la psychologie pour tout ce qui touche le relationnel plus que le technique.

La question de l'efficacité des approches psychodynamiques se pose évidemment encore aujourd'hui. Il est vrai que cette évaluation échappe à la méthodologie clinique (impossibilité d'utiliser des groupes parallèles[2] encore moins des doubles aveugles[3] dès lors que chaque sujet est unique et que le couple patient/thérapeute n'est pas non plus reproductible, échappant ainsi à toute évaluation scientifique classique). Pourtant de nombreux travaux ont été réalisés et montrent dans l'ensemble l'intérêt de cette approche centrée sur la relation et sur le « traitement par la parole » (*talking cure* des Anglo-Saxons[4]).

Philippe Grimbert, psychanalyste, auteur du best-seller *Un secret*, interrogé par un journaliste sur le pouvoir de guérison de la psychanalyse répondit : « Non, la psychanalyse ne m'a pas guéri, elle m'a sauvé. » Il est clair que cette formule ne saurait s'appliquer à tous les cas, mais elle témoigne de l'intérêt de l'approche psychodynamique quand il s'agit de diminuer la souffrance morale en réconciliant le sujet avec lui-même.

Dans le champ des pathologies chroniques qui nous intéressent ici, pathologies chroniques à forte charge psychosomatique que constituent l'obésité et, corollairement, les troubles alimentaires, quelques repères doivent être précisés.

Ce que le « psy » doit comprendre

Pour le psychothérapeute ou le psychanalyste qui souhaite prendre en charge ce type de patient, certains aspects doivent être connus.

Les questions de surpoids, d'obésité et de troubles alimentaires sont par nature complexes, de causes multifactorielles et ne « guérissent » habituellement pas sous l'effet d'une interprétation psychologique, quelque brillante ou pertinente qu'elle puisse être.

Même si la psychologie a toujours son mot à dire dans ces domaines, elle ne peut rien contre des pathologies qui, au fil du temps, deviennent dans la plupart des cas en grande partie irréversibles.

Il existe au sein de cette population, un continuum de sujets, des plus organiques (obésités génétiques, voir chapitre 1, p. 19) aux plus psychologiques (notamment certains troubles alimentaires clairement psychodéterminés).

Il n'existe pas des patients pour nutritionnistes et des patients pour psychiatres : il est vrai que cette scission s'est faite spontanément à partir de la demande des consultants eux-mêmes. Ceux qui ont largement grossi s'adressent plus volontiers aux nutritionnistes en vue d'un amaigrissement, ceux qui souffrent de troubles alimentaires liés à des facteurs psychologiques s'adressent plus volontiers aux psychiatres. De fait, il s'agit souvent des mêmes patients vus à des moments différents de leur « maladie ».

En pratique, dans un grand nombre de cas, on observe un « itinéraire psychosomatique » relativement stéréotypé.

Sur un terrain possiblement génétique marqué de méticulosité et de perfectionnisme, certaines jeunes femmes (et même aujourd'hui des jeunes filles prépubères) présentant une tendance aux rondeurs excessives vont se soumettre, à la faveur du culte de la minceur et du terrorisme alimentaire, à des régimes restrictifs afin de perdre transitoirement de 5 à 20 % de leur poids initial. La majorité d'entre elles regrossira dans un délai de six mois à deux ans pour se stabiliser au niveau du poids initial. D'autres se maintiendront à toute force dans un statut de maigre, marqué au début d'une lutte active contre la faim. Au fil du temps, la pulsion alimentaire, initialement déniée, finira par s'éteindre, et l'évolution vers une forme d'« anorexie restrictive chronique » sera malheureusement à redouter. Enfin, 5 à 10 % d'entre elles, après cette restriction autoprescrite, connaîtront la désinhibition (à la faveur d'un épuisement, d'un moment dépressif, d'une alcoolisation festive...) sous forme d'un passage à l'acte compulsif (recherche et prise d'un aliment spécifique) ou boulimique (prise d'une grande quantité de nourriture habituellement sans faim). Certaines jeunes femmes alterneront ainsi pendant des années des phases de restriction (qualifiées à tort d'« anorexiques », puisqu'elles « crèvent » de faim !) et de relâchement du contrôle aboutissant à des épisodes boulimiques, avec ou sans stratégies de contrôle du poids, vomissements et jeûnes périodiques notamment. Celles qui n'auront pas recours aux stratégies de contrôle du poids évolueront vers l'obésité maladie[5].

Il va de soi que ces troubles frappent davantage les jeunes femmes fragiles psychologiquement, et en particulier celles qui n'auront pas atteint un sentiment de confiance et de sécurité interne leur permettant de s'accepter dans leur image et leur identité[6]. Toute leur vie, certaines personnes, et notamment des femmes (qui présentent un investissement plus marqué que les hommes de leur corps tout entier en tant qu'objet érogène), en particulier celles qui compensent un manque à être par un excès d'avoir, verront leur existence tanguer entre une tentation anorexique impossible à atteindre ou à maintenir, et un pôle boulimique marqué du tout ou rien en raison même de la restriction cognitive imposée (voir chapitre 5, p. 78). Il va de soi que l'abord strictement comportemental visant la rééducation alimentaire est voué à l'échec. Il en est de même de l'approche d'emblée psychodynamique tant les préoccupations corporelles risquent d'obérer tout travail psychothérapique. Seule une approche globale, nutritionnelle et psychologique dans le même temps thérapeutique, peut permettre l'obtention d'un résultat positif, qu'elle soit réalisée par le même soignant ou dans le cadre d'une cothérapie par deux thérapeutes distincts, l'un davantage centré sur la nutrition, l'autre sur la psychothérapie.

Ce que le « psy » doit savoir

La génétique joue un rôle majeur et reconnu dans 5 à 10 % des obésités massives. Pour les surcharges modérées, sa participation est difficile à évaluer dans la mesure où elle se révèle à la faveur de facteurs prédisposants :

- en premier lieu, l'environnement marqué par une abondance alimentaire jamais connue dans l'histoire de l'humanité. Les pays de l'Est par exemple ont connu une « crise de régime » qui les a amenés à une prévalence de l'obésité devenue alarmante (plus du double de la France en Tchéquie par exemple). Le changement rapide de statut socio-économique des sujets ne permet pas en effet leur adaptation ;
- il faut également savoir que cette génétique de l'obésité passe par un comportement alimentaire inadéquat ne permettant pas l'ajustement des apports aux dépenses.

Le corps « défend son poids », y compris le poids jugé excessif. Il est remarquable d'observer à quel point, pour une majorité de sujets, le poids reste constant (hormis une minime dérive au fil des décennies) au cours de la vie. Ce poids de croisière, ou poids d'équilibre, correspond à ce que les Anglo-Saxons appellent *set-point*, niveau auquel on revient naturellement spontanément tant après un amaigrissement qu'après un gain. Certains sujets cependant, les plus prédisposés à l'obésité, « grossissent » plus facilement et ne maigrissent que difficilement ; ce qui avait fait dire à Le Magnen : « Le véritable obèse n'est pas tant celui qui grossit que celui qui ne remaigrit pas[7]. »

Ainsi, le corps défend son poids, qu'il corresponde à l'obésité ou à la maigreur et nous ne sommes pas libres d'en disposer en fonction des modes et des cultures. Cependant, le corps féminin est davantage exposé aux métamorphoses ; puberté, mariage, grossesses, deuils le marquent davantage et plus fréquemment. 50 % des obésités se déclenchent, chez la femme, à l'occasion de ces événements à forte connotation psychosexuelle[8].

L'obésité peut et doit aujourd'hui être comprise comme une maladie. À ce titre, elle comporte une préhistoire (hérédité familiale), des facteurs déclenchants (environnement, événement psychosexuel) et fréquemment des difficultés psychologiques auxquelles le sujet répond et s'adapte par des troubles alimentaires conduisant à l'obésité. Enfin, une phase d'état marquée d'une stabilisation pondérale. Les complications classiques surviennent à tout moment et en particulier au cours de la phase de surcharge maintenue depuis des années.

Ce que le « psy » doit savoir, c'est que ces différentes phases correspondent à des niveaux caloriques différents : la phase *dynamique* de prise de poids implique des apports importants alors que la *phase d'état* s'accommode d'apports normaux, voire bas. « Ce que l'obèse gagne en masse, il le perd en énergie », pour reprendre la formule de Pierre Aimez parodiant Einstein. Cette diminution des dépenses en rapport avec une moindre activité physique renforce l'obésité et éloigne le « psy » de son projet utopique souvent formulé : « Quand ma patiente aura résolu ses problèmes, elle reviendra à un poids et à une corpulence normaux. » Non, le corps n'est pas de la pâte à modeler, comme se plaît à le répéter Jean-Philippe Zermati. Le trouble fonctionnel initial devient maladie organique quand le tissu adipeux s'enkyste et se coupe littéralement de la circulation générale, en particulier de certaines influences hormonales.

Il ne s'agit pas tant, pour le patient comme pour son thérapeute, de comprendre le pourquoi et le comment de tel changement de comportement alimentaire ou de tel excès de corps, mais de *changer,* à la faveur du *transfert* (ensemble des pensées, affects, tournés vers le thérapeute au fil du travail psychologique. Cet ensemble fait référence au « déjà vécu » du patient dans le cadre de son environnement personnel, familial, surtout au cours de sa première enfance).

Ainsi le « psy » doit-il abandonner sa toute-puissance, quand il s'aventure à répondre en tant que « psy » dans le champ des pathologies nutritionnelles ; il doit plus que jamais savoir qu'il lui faut aider le patient à réévaluer ses objectifs quand celui-ci espère obtenir un amaigrissement massif. Une pacification de la relation à l'aliment et une acceptation de soi et de son corps constituent déjà des visées honorables, même si des résultats remarquables, à maints égards, peuvent parfois être obtenus, en particulier dans les formes de début où des troubles alimentaires largement psychodéterminés entraînent des prises de poids rapides auxquelles des réponses psychologiques adéquates peuvent rapidement mettre un terme[9].

Quelques concepts clefs

En premier lieu, le « psy » doit s'interroger sur le choix, au demeurant inconscient, qui pousse un sujet vers un trouble du comportement pouvant aboutir à une pathologie somatique. Et la réponse s'impose rapidement : ces sujets, souvent, ne possèdent pas des capacités de mentalisation suffisantes pour élaborer des symptômes psychologiques ; la pensée symbolique reste déficitaire, la vie émotionnelle apparaît pauvre.

LA PENSÉE OPÉRATOIRE

Ces particularités ont été décrites dans les années 1960 par l'École psychanalytique parisienne qui a su faire émerger quelques concepts majeurs, en particulier celui de *pensée opératoire*[10]. Il s'agit d'une pensée tournée vers le concret, le banal, le réel, au détriment de la vie affective, imaginative et notamment symbolique. Tout se passe comme si un grand nombre de ces sujets ne pouvaient supporter un surplus d'excitations au niveau de leur appareil psychique. Débordés, ils « laissent passer » les émotions dans leur corps, entraînant troubles du comportement et troubles somatiques.

Pour reprendre la formule de Joyce MacDougall dans le chapitre « Les mots manquant et l'économie de l'affect », c'est effectivement toute l'économie psychique qui se trouve perturbée[11]. Cette difficulté à exprimer ses émotions par des mots a été retrouvée une dizaine d'années plus tard aux États-Unis où deux auteurs ont forgé le concept d'*alexithymia*, en français *alexithymie*[12]*)*. Ce terme a fait un retour dans les écrits psychanalytiques précisément grâce à Joyce MacDougall qui l'a défini : *a* = privatif ; *lexis* = le mot ; *thymie* = émotion : pas de mot pour exprimer ses émotions. Les deux termes ont d'ailleurs un temps cheminé côte à côte, les auteurs américains ayant, une fois n'est pas coutume, découvert l'antériorité des travaux français.

On peut en rapprocher la notion de « nouvelle économie psychique » de Charles Melman[13].

LA NOUVELLE ÉCONOMIE PSYCHIQUE DE CHARLES MELMAN

La nouvelle économie psychique fait référence à un fonctionnement mental fréquemment rencontré actuellement et qui s'oppose aux organisations rencontrées au XIXe et début du XXe siècle, largement décrites par Sigmund Freud. On parlait alors volontiers de névrose, à la fois pour décrire une évolution à peu près normale (triangulation œdipienne, angoisse de castration, relation d'objet génitale) et pour qualifier les décompensations névrotiques lorsque les différentes étapes de la construction de l'individu avaient échoué partiellement, rivant le sujet à un stade qui avait pour lui été structurant : oral, anal, phallique, le génital n'étant que partiellement atteint ou insuffisamment étayé.

Si les différentes névroses continuent à être enseignées en psychiatrie et peuvent servir de base à une classification des pathologies, elles ne semblent plus guère pertinentes tant il existe de formes de passage de l'une à l'autre. (La névrose d'angoisse, dite « actuelle », est instable par nature, évolue volontiers vers la névrose phobique ou obsessionnelle, l'hystérie apparaît rarement pure et caractérise souvent des sujets dits « limites » à évolution possiblement cyclothymique ; quant aux névroses de caractère et de comportement, elles s'associent souvent à des pathologies psychosomatiques, et, à ce titre, comportent une pauvreté de la mentalisation associée à une pensée opératoire.)

Charles Melman observe que « le ciel est vide » et qu'en somme, le plus souvent, aucune autorité (aucune instance paternelle) n'impose sa loi. Si Dieu est mort, poursuit-il, tout est permis et j'ajouterai volontiers, si tout est permis, nous sommes perdus dans un monde sans foi ni loi, sans limite. Cette formulation n'est pas nouvelle, « si Dieu est mort, clamaient déjà Nietzsche et Dostoïevski, tout est permis ! » Et cette absence de repère pousse les sujets vers la recherche d'une jouissance immédiate, parfois effrénée, court-circuitant le temps du manque et du désir. C'est bien ce qui caractérise les troubles alimentaires à la base d'un si grand nombre d'obésités.

DOIT-ON S'INTERROGER SUR L'ÉMERGENCE DE STRUCTURES NOUVELLES ?

Sans doute, et en particulier l'éclatement de la cellule familiale et la vacance de la place paternelle semblent déterminants[14]. Une société qui nous gave d'une perfusion d'images et d'écrans contribue à appauvrir notre imaginaire et à saccager la communication. Penser « prend la tête », comme le disent les jeunes et l'absence de père défavorise la voie de la symbolisation qui permettrait mentalisation et verbalisation. En d'autres termes, lorsque l'appareil psychique ne répond plus, c'est l'étage inférieur qui prend le commandement, ce mode de fonctionnement comportant un risque de somatisation considérablement accru[15].

LA RELATION MÈRE-ENFANT

Cette relation doit aussi être revisitée en ce qu'elle (pré)détermine un grand nombre de troubles.

Hilde Bruch, pédiatre psychanalyste allemande émigrée aux États-Unis, a magistralement laissé son empreinte dans ce domaine. Elle a observé chez de nombreux enfants obèses l'existence de troubles alimentaires en relation avec *une mère qu'on peut qualifier de « gavante »*. Si en effet la mère donne à toute demande de l'enfant (que l'enfant ait faim, soif, sommeil ou exprime un sentiment de colère ou de besoin de tendresse) une réponse alimentaire, l'enfant engrammera cette réponse comme adéquate en rapport avec l'affect ressenti. Ainsi, la prise alimentaire deviendra pour lui la *réponse*, entraînant ce qu'on a pu qualifier de confusion des affects. Il est vrai que, chez ces sujets, la palette affective reste relativement pauvre : une émotion, presque un sentiment et très vite la prise alimentaire comme réponse anesthésiante ou colmatante. Il s'agit bien là d'un processus autocalmant évitant de vivre l'affect et de réagir de manière discriminante et sélective, faute de modèle[16].

La « mère » de Donald Winnicott, ou « trop bonne mère », bien que différente de la précédente, ne fait guère mieux. Faute d'être une « *good enough mother*[17] » selon l'expression consacrée, la trop bonne mère, de crainte d'être mauvaise, anticipe le ou les besoins de l'enfant selon un timing bien codifié : il est 8 heures, il a faim ; il est 15 heures, il a sommeil ; il est 18 heures, il veut son câlin. Ainsi, avant même que l'enfant manifeste sa demande, son besoin, son manque, la mère winnicottienne *anticipe* le besoin de l'enfant court-circuitant, elle aussi, le temps du manque et donc du désir[18].

Mais la plus délétère serait sans doute la « mère absente ». Bien que rarement décrite dans la littérature, la mère absente, du fait de la réalité de son absence ou d'une « présence absente » (mère dépressive par exemple, ce qui représente une situation fréquente) ne permet pas à l'enfant d'acquérir un sentiment de sécurité interne, en particulier la certitude d'être nourri. On conçoit que, confronté à cette situation, le tout jeune enfant se jette sur la nourriture dès lors qu'elle est présente, de crainte d'en manquer. Cette avidité alimentaire va souvent de pair avec une avidité affective. Certains ont parlé de délinquance alimentaire à propos des comportements compulsifs et boulimiques tant le passage à l'acte court-circuite là encore le temps du manque et du désir. La séquence alimentaire normale pourrait s'écrire :

Besoin → manque → désir → objet → plaisir

et dans le cadre des mères dites pathogènes, le temps du manque, donc de l'élaboration du désir, de sa représentation, de sa nomination se trouve court-circuité et la séquence peut s'écrire :

Besoin → objet → plaisir

On conçoit que la nourriture ainsi consommée comme réponse systématique à tout besoin ou comme colmatage de tout affect finisse par s'intégrer dans une conduite addictive, même si l'aliment lui-même n'est pas un objet d'addiction (il n'est pas une drogue ; il n'est pas nécessaire d'augmenter les doses ; on peut changer d'aliment de prédilection ; on peut changer de comportement sans symptôme de manque… les nutritionnistes ne sont pas non plus les nouveaux dealers !).

Cette approche de troubles alimentaires relevant des avatars d'une relation mère-enfant pathogène converge donc (presque) toujours vers ce fameux court-circuit du manque et du désir, visant l'obtention rapide ou immédiate de la prime de plaisir. Mais, on le comprend aisément, ce plaisir n'est plus ici au service de la satisfaction du besoin. Il est recherché pour lui-même, sans délai, dans une attitude de « tout, tout de suite », comme dans une toxicomanie et la question se pose : le plaisir (ici alimentaire) ne deviendrait-il pas dangereux dès lors qu'il se trouverait recherché pour lui-même, découplé du besoin ? C'est en tout cas dans ce cadre que s'intègrent et se développent nombre de troubles alimentaires[19].

AUTRES FACTEURS FAVORISANT LES TROUBLES ALIMENTAIRES ET L'OBÉSITÉ

Il paraît difficile de ne pas dire quelques mots de ces autres facteurs.

La dépression occupe une place centrale dans ces pathologies. Outre les cyclothymies, à forte charge organique, l'écoute de nos patients montre à quel point les états dépressifs rencontrés apparaissent comme les avatars d'une mauvaise relation mère-enfant – et en particulier à quel point la défaillance maternelle ne permet pas à l'enfant, et au futur adulte, de se sentir « *secure* » et de construire une bonne image de lui-même. Ces perturbations constituent les préludes fréquents aux angoisses de séparation ultérieures et à leur colmatage alimentaire[20].

L'adolescence constitue une période propice à l'émergence de troubles alimentaires et d'obésité : cette période de deuil de l'enfance et de deuil des parents nécessite une réévaluation de son image qui passe par la comparaison avec le corps des autres. D'où la constitution de bandes où règne une certaine homogénéité dans le choix des vêtements, des marques et même des corps. Selon la formule de Philippe Jeammet, l'adolescence passe par une « circulation extracorporelle », le corps de l'autre devenant corps référence, corps étalon, particulièrement exigeant quand règne, comme aujourd'hui, le culte de la minceur[21].

Les rapports du stress et de l'obésité nécessiteraient aussi plus d'un chapitre ou d'un ouvrage. Retenons cependant que, pour une majorité de sujets, le stress coupe l'appétit (on a faim mais on ne peut plus manger) et que, pour d'autres, et notamment les obèses, il l'augmente. Ce phénomène s'explique sans doute par le fait que de nombreux obèses sont en restriction cognitive (voir chapitre 5, p. 78) et que la survenue d'un événement stressant les libère de cette position d'hypercontrôle, mais on ne peut écarter, à l'occasion d'une situation, la survenue d'une angoisse archaïque : celle-ci fait souvent référence à un défaut du rôle protecteur (pare-excitation) du personnage maternel[22]. Ainsi, la bonne mère est celle qui protège son enfant des traumatismes insupportables pour lui mais qui le laisse s'aguerrir ou s'émanciper dès lors qu'il en est capable. Comme le dit joliment Christian Bobin : « Tu es une mère parfaite et je précise : une mère parfaite est celle qui, comme toi, donne son amour sans compter, et surtout, elle ne vit pas que pour ses enfants, elle vit ailleurs aussi, elle vit d'autres amours, elle est pleinement là dans chaque geste ou chaque mot... ou si l'on veut, les meilleures mères sont celles qu'on appelle les mauvaises mères, celles qui ne pensent pas qu'à leurs enfants, ou si l'on veut encore les meilleures mères sont celles qui n'oublient pas d'être aussi, avec autant d'intensité, femmes, amantes, enfants... Je ne sais comment expliquer l'évidence, ce que sont les meilleures mères, une seule phrase peut le dire : "Elles se donnent et s'en vont[23]." »

Deux exemples de prise en charge

UN EXEMPLE DE TRAVAIL ANALYTIQUE

Angélique a 37 ans quand elle commence un travail analytique à raison de trois séances par semaine. Elle est boulimique, sans stratégie de contrôle du poids (ni vomissements ni jeûnes périodiques), et donc obèse avec une surcharge de fait modérée. Elle a consulté divers nutritionnistes qui lui ont tous proposé un régime ! Elle vient me demander un travail analytique après avoir lu un article dans lequel j'insistais sur les différentes voies qui pouvaient mener à une demande d'amaigrissement.

Angélique va mal : elle est mal dans sa peau, dans son corps et ce malaise retentit évidemment sur la relation du couple. Elle aime son mari, l'apprécie mais ne ressent pas de désir notamment parce qu'elle ne s'autorise pas à être désirée. Nous sommes pourtant loin d'une problématique purement hystérique : le père est décrit comme gros buveur et surtout mangeur. Elle se souvient qu'étant enfant elle s'identifiait à lui en tentant de manger autant et surtout aussi vite que lui ! De sa mère, elle se souvient surtout de sa froideur, de sa distance, de son absence totale de tendresse. « Ma mère ne m'a jamais prise dans ses bras », déclare-t-elle.

Au fil du travail analytique, une amélioration se fait jour dans tous les registres. Au plan personnel, Angélique devient capable de reconnaître et de nommer ses émotions, elle accepte de ne plus dépendre d'une activité professionnelle en groupe et s'autonomise ; sa vie affective et amoureuse devient plus libre, les passages à l'acte boulimique, qui représentaient une lutte contre une angoisse d'anéantissement, deviennent moins fréquents et moins sévères.

Il aura fallu sept années de travail intense pour que les défenses comportementales, « agies », puissent quelque peu se mentaliser ; pour que le corps ne soit plus cet objet de haine rejeté par la mère ; pour qu'un investissement sur le thérapeute ouvre la voie à une relation à l'homme qui ne soit ni seulement orale ni sadomasochiste et pour qu'un sentiment de sa valeur propre se développe et permette un épanouissement socioprofessionnel.

À l'issue de toutes ces années de travail analytique, elle le déclare clairement : « Je ne suis pas vraiment guérie, mais ce travail m'a sauvée ! »

Guérir, au fond qu'est-ce ? Si c'est retrouver l'état antérieur, ce n'est le plus souvent pas souhaitable. Si c'est parvenir à une sérénité imaginée comme permanente et stable, ce n'est sûrement pas dans la nature humaine qui « fonctionne » fondamentalement sur un mode pulsionnel, intermittent, instable. Si c'est faire en sorte de se connaître suffisamment pour ne pas s'aventurer sur des chemins où on pourrait rencontrer des difficultés trop importantes et en tout cas insurmontables pour soi, ce n'est certes pas guérir, mais se rapprocher d'une certaine normalité[24]. Mais, là encore, tant qu'on n'enseignera pas, comme le dit Canguilhem, une pédagogie de la guérison[25], chaque souffrance cherchera en vain une issue impossible en ce qu'elle exigera le tout au lieu de se centrer sur l'essentiel, l'autonomie et la reconnaissance de son désir.

UN EXEMPLE DE TRAVAIL DE THÉRAPIE ANALYTIQUE BRÈVE

Avec Marie-Christine, nous engageons un travail de thérapie analytique brève.

Le cadre reste le même, comme dans toute approche analytique, « on peut tout dire mais rien faire », à l'inverse de ce qui se passe dans la vraie vie où, souvent on fait tout mais on ne dit rien... ! La parole reste donc au cœur du processus.

La cure principale de Marie-Christine, 32 ans, se déroule sur six mois et une quinzaine de séances. Au moment où elle vient consulter, elle vient de prendre 12 kilos en quelques mois à la faveur d'un comportement boulimique. Elle approche d'une authentique obésité alors qu'elle est une ex et toujours grande sportive. Elle non plus n'utilise pas de stratégies de contrôle du poids. Au-delà du comportement boulimique, il existe un fond cyclothymique et une tendance ancienne à l'autoagression sous forme d'automutilations mineures, lésions de grattage surtout.

Il semble que l'épisode actuel ait été déclenché par une banale « rupture sentimentale » : elle a été rejetée par son partenaire qui aurait déclaré : « Pour moi tu n'es qu'une nana de passage ! » Il s'avère que l'angoisse de séparation et surtout d'abandon a clairement été réactivée par ces paroles qui auraient pu être, somme toute, banalisées.

Marie-Christine se présente objectivement comme une belle femme aux formes harmonieuses et généreuses et qui, pourtant, n'a jamais pu accéder au statut du féminin, ce qui explique ses difficultés avec les hommes.

Après une première phase où le traitement par les antidépresseurs a permis de réduire le comportement boulimique et a favorisé l'investissement dans la relation psychothérapique, Marie-Christine, pour la première fois, reste silencieuse. Me taisant aussi (car je sais qu'à ce stade elle est capable de supporter ce silence), elle enchaîne spontanément : « Ce sont les autres qui m'ont toujours portée – j'ai peur que ma mère revienne car c'est elle la cause de tout. En vieillissant, j'ai compris qu'elle était malsaine, manipulatrice, sale. C'était une très belle femme – mon père avait reconnu mon frère aîné qui n'était pas de lui... Il battait ma mère, c'était ça le conflit, et moi qui étais la dernière des cinq enfants, je croyais que c'était de ma faute, que je n'étais pas l'enfant de mon père et qu'il la battait à cause de moi. C'est l'une de mes sœurs qui m'a ouvert les yeux quand j'avais 8 ans en me disant que c'était mon frère aîné qui était mon demi-frère. »

Je me permets donc à ce stade de lui faire une remarque : « Il serait temps que vous cessiez d'être une mauvaise mère pour vous ! »

Alors, elle enchaîne : « Une fois, ma mère m'avait oubliée dans un magasin et j'avais été récupérée par le commissariat, j'avais 2 ans et demi. Une dame m'avait recueillie. Je me souviens de ses bras, de ses seins, et des bonbons qu'elle m'avait donnés ; et je me souviens que quand ma mère est revenue me chercher, moi, je voulais rester avec cette dame avec laquelle je me sentais bien comme avec une vraie mère. J'ai toujours demandé à ma mère d'être une mère douce, claire, propre – et tout ce que ma mère était, agressive, coléreuse, je l'ai retourné contre moi. »

Cette séance a constitué une authentique catharsis car, à partir de là, rien ne fut plus comme avant : le comportement boulimique cessa rapidement. Marie-Christine décida de rompre avec son compagnon du moment, vécu comme narcissique et sadique ; puis ce fut un changement professionnel dans lequel le corps n'était plus utilisé comme instrument de travail. Elle se décrit aujourd'hui comme satisfaite de prendre des repas dans un climat de convivialité.

Sans doute, parallèlement à cette problématique identitaire, ne pas être l'enfant de ses parents et peut-être aussi ne pas être reconnue fille, il y a surtout le fait d'avoir pu surmonter une angoisse de séparation confinant à une angoisse d'anéantissement – à la faveur de la reviviscence, dans la relation thérapeutique, de cette scène primitive... d'abandon.

Marie-Christine vient d'ailleurs régulièrement « me voir » comme s'il s'agissait de vérifier que je suis bien là, que je n'ai pas disparu, et qu'elle pourrait, le cas échéant, s'appuyer encore sur moi.

Il s'agit souvent pour le praticien d'être une mère de substitution, une mère suffisamment bonne qui progressivement prendra la place de l'imago maternel défaillant afin que le sujet puisse devenir pour lui-même un *bon parent*.

À travers ces exemples, on constate que l'approche analytique permet un changement en profondeur autorisant le sujet à être ou à devenir l'auteur et l'acteur de son histoire.

NOTES

1. Ellenberger H. F., *Histoire de la découverte de l'inconscient*, Paris, Fayard, 2001.

2. Groupes parallèles : étude de l'évolution de deux cohortes de patients, habituellement appariés par l'âge, le niveau socioculturel et évidemment la pathologie.

3. Double aveugle : étude consistant à administrer un produit inactif chez 50 % des patients. L'expérimentateur étant lui-même ignorant du traitement, vrai ou placebo, qui sera remis au patient, d'où l'expression « double aveugle ».

4. Blanchet A.-M., *La Psychanalyse au banc d'essai*, Paris, Exergue, 1999.

5. Kaye W. H. et Strober M., « Neurobiology of eating disorders », *in* Charney D. S., Nestler E. J. et Burney B. S. (éd.), *Neurobiology of Mental Illness*, New York, Oxford University Press, 1999, p. 891-906 ; Kaye W. H., « Central nervous system neurotransmitter activity in anorexia nervosa and bulimia nervosa », *in* Fairburn C., Brownell K. D. (éd.), *Eating Disorders and Obesity*, New York, Guilford Press 2002, p. 272-277.

6. Stern D., *Le Monde interpersonnel du nourrisson*, Paris, PUF, 1989, p. 381.

7. Le Magnen J., *Hunger*, Cambridge University Press, 1985.

8. Aimez P., « Violences alimentaires et psychométamorphoses du corps féminin », *Social Science Information*, 1983, n° 22, 6, p. 927-940.

9. Waysfeld B., « Résultats du traitement de l'obésité. Quelques notes et réflexions », *Tempo Médical*, 1980, 55, p. 11-24.

10. Fain M., Marty P. et M'Uzan M. de, *L'Investigation psychosomatique*, Paris, Presses universitaires de France, 1962.

11. MacDougall J., *Théâtre du je*, Paris, Gallimard, 1982.

12. Nemiah J. C. et Sifneos P. E., « Psychosomatic illness : A problem of communication », *Psychotherapy and psychosomatics*, 1970, 18, p. 154-160.

13. Melman C., *L'Homme sans gravité* (entretiens avec Jean-Pierre Lebrun), Paris, Denoël, 2002.

14. Mendel G., *Une histoire de l'autorité*, Paris, La Découverte, 2002.

15. Anatrella T., *Interminables adolescences, les 12/30 ans*, Paris, Cerf/Cujas, 1988, p. 118-123.

16. Bruch H., « Psychological aspects of overeating and obesity » *Psychosomatics*, septembre-octobre 1964, 5, p. 269-274 ; Bruch H., « Transformation of oral impulses in eating disorders : A conceptual approach », *Psychiatr. Quartely*, juin 1961, 35, p. 458-481.

17. Habituellement traduit par « mère suffisamment bonne », mais de fait Winnicott fait ici plutôt référence à une mère « tout juste » bonne (on pourrait dire « *just good enough* »).

18. Winnicot D. W., « Primary maternal preoccupation », *Collected Papers, through Paediatrics to Psychoanalysis*, Londres, Tavistock Publications, 1958, p. 300-305.

19. Waysfeld B., *Le Poids et le Moi*, Paris, Armand Colin, 2003.

20. Bowlby J., *Attachement et perte*, t. 2 : *La Séparation. Angoisse et colère*, Paris, PUF, 2007.

21. Jeammet P., « Addiction, dépendance et adolescence, réflexions sur leurs liens », *in* Venisse J.-L. (éd.), *Les Nouvelles Addictions*, Paris, Masson, 1991, p. 10-29.

22. Anzieu D., *Le Moi-Peau*, Paris, Dunod, 1995.

23. Bobin C., *La Plus que vive*, Paris, Gallimard, 1996.

24. Canguilhem G., « Une pédagogie de la guérison est-elle possible ? », *Nouvelle revue de psychanalyse*, 1978, 17, p. 13-26.

25. Bergeret J., *La Personnalité normale et pathologique*, Paris, Dunod, 1974.

CHAPITRE 14

Le défi de l'acceptation de soi dans une culture narcissique

Danielle Bourque

« Si je me sens méprisé, je ne pense pas "c'est parce que je suis juif", mais seulement parce que je suis gros. Je ne peux pas me défendre contre cela, car je suis d'accord avec les gens – je pense qu'on doit me mépriser à cause de l'allure que j'ai [...]. Je suis un criminel d'être obèse. [...] Je n'ai simplement pas le droit d'être heureux tant que je suis obèse. Si j'étais heureux obèse, les bases mêmes de mon monde seraient ébranlées[1]. »

Cette citation d'Herbert, un jeune homme obèse, illustre bien l'identité négative que développent très souvent les personnes en surpoids. En lutte contre elles-mêmes, ces personnes viennent généralement nous rencontrer après avoir vécu une multitude d'échecs dans leurs tentatives de perdre du poids. Leur corps n'a connu que mépris et déni de ses besoins. Ces personnes cherchent à se sentir mieux, à restaurer leur estime d'elles-mêmes, à être heureuses. Comment faire pour les accompagner ? *C'est de réconciliation avec elles-mêmes qu'elles ont besoin, pas de régimes amaigrissants.* Pour elles cependant, le seul moyen envisageable d'atteindre leurs objectifs est la perte de poids. Voilà pourquoi parler d'acceptation de soi à ces personnes sans d'abord remettre en question le discours social à l'origine de leur haine d'elles-mêmes risque de n'aboutir qu'à une fermeture défensive rendant impossible toute intervention. En effet, sans pouvoir verbaliser aussi clairement leur perception d'elles-mêmes que ne le fait Herbert dans la citation précédente, ces personnes n'en sont pas moins imprégnées par le discours de notre culture qui réduit l'identité des individus à leur corps, qui a transformé la recherche de santé en critère de moralité et qui confond systématiquement santé et apparence de santé, santé et minceur.

Dans ce chapitre, nous analyserons les déterminants socioculturels responsables des problèmes d'acceptation de soi des personnes en surpoids. Nous suggérerons ensuite quelques pistes d'intervention afin de les aider à rétablir une relation d'amitié avec leur corps.

Une image corporelle satisfaisante

La satisfaction de l'image corporelle d'un individu dépend de deux facteurs. Le premier est l'écart qui existe entre son corps et le modèle culturel proposé et, le second, l'importance accordée au fait de correspondre à ce modèle par le groupe culturel et par la personne elle-même[2]. Au regard de la culture occidentale actuelle, on peut affirmer que ces deux facteurs convergent pour créer une insatisfaction profonde face à son image corporelle chez les personnes en surpoids.

L'ÉCART ENTRE LE MODÈLE CULTUREL ET LE CORPS DE L'INDIVIDU[3]

Les fondements du corps idéal proposé par la culture occidentale sont la beauté et la santé. Au point de rencontre de ces deux dimensions, on trouve la minceur. Le gros est donc perdant sur les deux tableaux.

Sur le plan esthétique, le modèle est plus que mince, il est maigre. Nous parlons de minceur quand l'indice de masse corporelle (IMC) d'une personne se situe au plus bas de ce qu'on qualifie de « poids santé[4] ». Par maigreur, nous entendons un poids correspondant à un IMC plus bas que le « poids santé ». Est-il nécessaire de rappeler que la très grande majorité des représentations du corps féminin dans les médias affiche un IMC en deçà de 18, le plus souvent 16 ou 17 ? (Il n'en va pas de même pour le modèle masculin qui, bien que mince, ne tombe à peu près jamais dans la maigreur. Bien qu'on ait vu apparaître, ces dernières années, de jeunes mannequins masculins extrêmement minces, de type androgyne, la diversité des représentations du corps masculin prévient une trop grande identification à ces modèles frôlant la maigreur.) Le modèle féminin quant à lui est maigre, maigre, maigre, toujours et de plus en plus. Sa diversité ne tient qu'à sa symbolique : certains corps rappellent celui d'une jeune fille prépubère, gracile, osseuse et sans poitrine alors que d'autres s'apparentent à un corps de jeune homme athlétique aux épaules larges, au bassin étroit et aux cuisses musclées exemptes de tout tissu adipeux ; la seule concession à la féminité qui soit faite à ce corps de jeune homme, ce sont les seins, le plus souvent refaits et possédant une rondeur et une fermeté irréelles. Les deux principales représentations esthétiques du corps féminin ne sont donc pas seulement maigres, elles s'opposent également à l'harmonie naturelle d'un corps de femme adulte. Le message implicite sous-jacent à ce bombardement d'images est que *pour être une belle femme, il ne faut pas avoir un corps de femme.*

Le corps idéal doit également être en bonne santé, un des indicateurs principaux pour évaluer cet état étant la minceur. On ne retrouve évidemment pas d'éloge de la maigreur dans le discours actuel sur la santé ; on insiste plutôt sur un poids santé, soit un IMC entre 20 et 25. Il est cependant très rare que les articles traitant de poids santé s'accompagnent d'illustrations de corps dont l'IMC se situe entre 20 et 25. Lorsqu'ils sont publiés dans des magazines « grand public », ces articles se retrouvent au contraire entourés de publicités de régimes amaigrissants et de photographies de mode où, encore une fois, tous les modèles affichent un IMC de 18 ou moins. La majorité des gens associent donc un « poids santé » à une image de maigreur. Il est tellement rare qu'une personne de poids « réel » – en particulier une femme – soit présentée dans les médias que, lorsque c'est le cas, elle est perçue comme souffrant d'embonpoint[5]. Rappelons-nous du film *Le Journal de Bridget Jones* (2001). Ce film raconte les aventures d'une jeune femme en lutte constante contre son poids et cherchant le grand amour. On a salué le « courage » de l'actrice Renée Zellwegger qui a accepté de prendre du poids afin de jouer ce rôle. Le film nous présente donc une Bridget Jones souffrant supposément d'un excès de poids. Or Renée Zellwegger pèse habituellement 50 kilos et mesure 1,67 mètre. Comme elle a gagné une dizaine de kilos pour jouer ce rôle, faisons le calcul : la GROSSE Bridget Jones pèse environ 60 kilos, ce qui lui donne un IMC de moins de 22. Pourtant, toute personne ayant vu ce film vous affirmera que Bridget Jones est TROP grosse. Il s'agit d'un exemple parmi tant d'autres de la dérive minceur dans la représentation du corps féminin qui s'est produite au cours des dernières décennies.

Combien il est important de correspondre au modèle culturel

Le fait qu'autant de personnes éprouvent de la difficulté à accepter leur image corporelle ne peut pas s'expliquer uniquement par l'inaccessibilité du modèle proposé. Dans une culture où l'apparence physique n'aurait pas une aussi grande importance que dans la nôtre, cet écart n'entraînerait pas une souffrance morale aussi aiguë. Malheureusement, nous appartenons à une culture où l'individu est réduit à son apparence. Christopher Lasch[6] a été le premier à proposer le terme « culture du narcissisme » pour décrire la culture américaine – aujourd'hui mondialisée – centrée sur l'apparence et uniquement préoccupée par le moment présent, en l'absence de tout lien avec le passé et de préoccupation pour le futur. Cette culture ne serait pas uniquement causée par l'océan d'images dans lequel nous baignons tous, mais proviendrait également de l'abandon de tout espoir de changement collectif provoqué par l'échec des grandes idéologies politiques du XXe siècle. À cette perception d'impasse sociale s'ajouterait l'angoisse d'un avenir assombri par les désastres économiques et environnementaux. Confronté à la désillusion politique et sociale, à un passé amer et à un avenir incertain, l'individu se serait alors réfugié dans le projet « nouvel âge », centré sur le changement personnel, sur le « ici et maintenant ». Chacun est ainsi devenu l'artisan de son propre bonheur. « Le monde changera quand chacun se sera lui-même transformé », « Vous êtes responsable de tout ce qui vous arrive » sont devenus les slogans de cette politique de capitalisation sur soi encore très actuelle.

La réduction narcissique de l'individu à son corps causée par des facteurs sociopolitiques s'est encore approfondie en raison des nouvelles connaissances scientifiques qui se sont multipliées depuis le milieu du XXe siècle. Ces découvertes nous ont permis de connaître en profondeur le corps humain, y incluant ses composantes psychophysiologiques (neurotransmetteurs expliquant certaines maladies mentales, effets de la méditation associés à certaines ondes cérébrales, etc.). Ceci a eu pour effet d'effacer de plus en plus la dichotomie corps-esprit ou corps-âme qui fondait la conception occidentale de l'être humain, réduisant encore plus l'individu à sa seule dimension corporelle. La multiplication de ces découvertes a rendu possible une prise de contrôle de plus en plus grande du corps en vue d'en corriger les déficiences esthétiques ou médicales. Or la frontière est mince entre le pouvoir d'agir et l'obligation de le faire. Cette frontière a depuis longtemps été franchie et l'individu se voit chargé de l'obligation de tout mettre en œuvre pour demeurer (ou devenir) beau, en bonne santé… et donc mince. Une fois l'âme « effacée » de notre conception de l'être humain, la responsabilité personnelle judéo-chrétienne pour le salut de son âme, au lieu de disparaître, a été transférée sur le corps : l'individu beau, en forme et mince est ainsi devenu l'être sanctifié par cette nouvelle religion de la santé[7].

Le corps-identité dans une culture narcissique

Toute personne intègre les normes de sa culture. Il s'agit d'un phénomène normal : en tant qu'être social, l'humain a besoin de l'approbation du groupe dont il fait partie. Ainsi, dans toute société humaine, la personne qui possède les critères de beauté décrétés par sa culture se verra attribuer un ensemble de qualités correspondant à l'idéal moral de cette culture. C'est ce que Lerner et Jovanovic ont appelé « *the goodness of fit model* », que nous traduisons librement par « l'effet beau = bon ». Le désir d'être conforme au modèle physique idéalisé correspond donc au besoin d'être associé aux valeurs morales du groupe et d'obtenir ainsi une reconnaissance sociale. Il a d'ailleurs été démontré que les personnes dont l'apparence physique est conforme à la norme manifestent une plus grande estime de soi que celles dont les attributs les en éloignent[8].

Si « l'effet beau = bon » caractérise toutes les sociétés humaines, son impact est encore plus fort dans une culture narcissique. Loin de l'égoïsme triomphant auquel on l'associe, le narcissisme ambiant amène au contraire une grande vulnérabilité de l'être puisque, éduqué dans un contexte où l'apparence tient lieu de réalité, il se retrouve à la merci de toutes les apparences de beau et de bien proposées. Autrement dit, cette société qui se vante de permettre aux individus de s'affirmer dans leur individualité génère plutôt des êtres dont la fragilité intérieure les prive de toute autonomie face aux modèles proposés.

Le discours moralisateur sur la santé ajoute une variable importante à l'équation beau = bon. En effet si, sur le plan esthétique, « beau = bon », sur le plan moral on peut affirmer qu'« être en santé = bon ». Comme la minceur se trouve au confluent de ces deux dimensions, l'équation première devient « beau = mince = en santé = bon ». Celle-ci constitue l'obstacle central à l'acceptation de soi de la personne obèse, puisque en inversant ses termes nous obtenons :

LAID = GROS = MALADE = MAUVAIS

Notre culture hait les gros. Dans sa conception religieuse de la santé, la personne obèse, représentation de tous les vices, est devenue la victime d'une nouvelle chasse aux sorcières. La seule preuve d'expiation qu'on acceptera de sa part sera l'admission de ses fautes de gloutonnerie et le passage au bûcher des régimes draconiens qui lui permettront de brûler ces graisses malsaines, perçues comme cause de tous les maux. C'est à cette seule condition qu'elle sera considérée comme digne de réintégrer le monde des humains vertueux.

Vivre gros dans une culture de maigres

Comme elles ne vivent pas en vase clos, le regard que les personnes obèses portent sur elles-mêmes correspond habituellement au regard social. De ce fait, l'émotion principale qu'elles ressentent vis-à-vis de leur corps est souvent la honte. Leur rapport à leur corps est ainsi perverti par cette honte, ce dégoût, cette haine même. La personne en surpoids considère son corps comme un ennemi qui la trahit chaque fois qu'il exprime ses besoins, sa faim. Elle se méfie de lui, ne croit pas en la vérité de ses appels. À force de s'en méfier, elle en arrive à couper tout contact avec lui, à l'abandonner. Elle perd ainsi graduellement la capacité de décoder ses messages corporels. La personne obèse agit d'ailleurs souvent comme si son corps n'existait pas, le traitant en « objet nécessaire » qu'il faut bien habiller, mais laissant de côté toute forme de préoccupation esthétique – « Je m'occuperai de mon apparence quand j'aurai maigri, de toute façon, ça ne servirait à rien puisque je suis gros(se), donc laid(e). »

Est-il besoin de préciser que la honte ne reste pas confinée au corps seul, mais qu'elle finit par envahir l'individu dans son entier : « Je suis inacceptable, je suis coupable, je n'ai aucune volonté », etc. Rappelons-nous la citation d'Herbert : « Je suis un criminel d'être obèse. » N'avons-nous pas tous rencontré des personnes obèses dont les expériences de vie fournissaient de multiples preuves de leur courage, de leur détermination, de leur force de caractère et qui affirmaient : « Je n'ai aucune volonté, la preuve, c'est que je n'ai jamais réussi à perdre ces vingt, trente ou quarante kilos. » De nombreux livres de « psycho grand public » soutiennent d'ailleurs cette croyance que les personnes obèses le sont devenues parce qu'elles manquaient d'estime envers elles-mêmes. Ne serait-il pas plus pertinent d'affirmer que la plupart des personnes obèses souffrent d'une faible estime d'elles-mêmes parce qu'en assimilant le regard social, elles ont développé une identité négative ?

Intervenir auprès des personnes en surpoids

Pour que la personne en surpoids fasse la paix avec son corps, elle doit d'abord se défaire de l'idée que celui-ci est son ennemi. En déconstruisant le discours actuel et en fournissant des informations objectives sur le poids, les régimes et la santé, l'intervenant l'aidera à prendre un recul critique face au discours narcissique et moralisateur sur le poids et la santé. Il deviendra alors possible d'intervenir à un niveau plus personnel, de toucher le corps et l'estime de soi. Il faudra donc répéter des faits qui peuvent nous sembler évidents – par exemple l'échec démontré des régimes amaigrissants – mais qui ne le sont pas pour la majorité des gens inondés par le discours traditionnel. Souvent, la simple présentation des faits diminuera déjà grandement la chape de honte qui écrase la personne. *Nous pourrons alors l'amener à remettre en question l'image négative d'elle-même qu'elle a développée en intégrant le discours dominant.* Il faudra pour cela aider la personne à identifier son discours intérieur. Parfois, ses verbalisations spontanées permettront d'amorcer la remise en question de son système de croyances. Ainsi, quand une personne affirme qu'elle n'a aucune volonté (parce qu'elle ne parvient pas à perdre du poids), nous pouvons examiner avec elle l'ensemble de ses activités et obligations. Après avoir identifié au moins un aspect de sa vie où elle fait preuve de volonté, nous pouvons lui interdire cette généralisation. Les étapes de restructuration cognitive dont il est question ici sont donc les suivantes :

- identifier le discours intérieur (ex. : je n'ai aucune volonté, puisque je n'arrive même pas à maigrir) ;
- identifier au moins un exemple de comportement indiquant que la personne fait preuve de volonté (ex. : je remplis rigoureusement mes tâches au travail en respectant les délais prescrits) ;
- remettre en question l'affirmation première, puisque trop générale et ne s'appliquant pas à toutes les situations et la reformuler de manière plus spécifique (ex. : je n'arrive pas à maintenir un poids stable après un régime amaigrissant).

En nuançant les généralisations excessives, la technique de restructuration cognitive facilite la remise en question des croyances erronées. Si les verbalisations spontanées de la personne ne permettent pas de connaître son système de croyances relié au poids, nous pouvons lui proposer une série de phrases à compléter qui nous y donneront accès. Voici quelques exemples de phrases à compléter pouvant aider à identifier les croyances de la personne :

- Les gros sont...

– Les minces sont...
– Si je maigrissais de dix kilos, je...
– Si j'engraissais de dix kilos, je...
– Parce que je suis gros(se), je ne peux pas...
– Si j'étais mince, je...

Cette liste n'est évidemment pas exhaustive et peut être ajustée aux caractéristiques spécifiques de la personne rencontrée. Lorsque la personne a complété de telles phrases, on peut ensuite suivre avec elle les étapes décrites précédemment. Il ne s'agit cependant pas de tomber dans le déni de ce que la personne affirme, mais bien d'en éliminer les généralisations afin d'en diminuer la charge émotive. Ainsi, ce serait faire preuve d'aveuglement et de condescendance que de tenter de contredire une personne très grosse qui affirme : « Parce que je suis gros(se), je ne peux pas lacer mes chaussures facilement. » Par contre, si elle écrit : « Parce que je suis gros(se), je ne peux pas faire d'activité physique », nous pourrions remettre en question son affirmation et lui faire préciser ce qu'elle veut dire. À moins de très graves problèmes articulaires, elle peut certainement faire de la marche, sinon de la natation... Parle-t-elle plutôt de sa gêne à fréquenter des lieux où les gens pratiquent de l'activité physique, par crainte du regard des autres ? Si tel est le cas, c'est cette difficulté que nous pourrons aborder avec elle. L'exploration du système de croyances de la personne vise essentiellement à défaire les associations négatives que la personne a développées entre son surpoids et des traits de personnalité négatifs qu'elle s'attribue.

L'intervention auprès de la personne doit également contribuer à rétablir une relation positive à son corps. Pour cela, il s'agira d'explorer divers moyens de reprise de contact avec le corps, en particulier à travers les sens et le mouvement. Dans une culture narcissique, la relation au corps s'établit essentiellement par la vue, le sens lié au modèle social. Le toucher et le mouvement constituent deux portes d'entrée privilégiées permettant de court-circuiter le regard. Cependant, la personne obèse a souvent appris à éviter le contact physique et elle associe généralement le mouvement à une activité visant la perte de poids et entraînant un inconfort (essoufflement, difficulté à se pencher...). La réconciliation avec le toucher et le mouvement doit donc être abordée avec doigté. L'utilisation de techniques douces (massages, tai-chi, etc.), moins associées à la perte de poids, peut faciliter cette exploration. De plus, une telle approche ne doit jamais être imposée à la personne de façon volontariste. Il faut au contraire lui permettre en tout temps d'exprimer ses réticences, ses blocages[9].

Il est important de développer des modes de contact avec le corps autres que la vue sans toutefois rejeter complètement ce sens. La personne obèse, en « abandonnant » son corps, a souvent mis de côté toute préoccupation esthétique, la jugeant inutile puisque la beauté n'est associée qu'à la minceur. Cash et Pruzinsky affirment cependant que la perception de l'image corporelle est beaucoup moins stable qu'on a tendance à le croire et que, de ce fait, on peut intervenir pour aider la personne à la modifier[10]. Partant de cette conception, Cash a développé une approche en huit étapes visant à améliorer la perception de l'image corporelle d'un individu. Publiée dans un document de type *self-help book*, cette démarche constitue certainement un outil d'intervention de choix[11].

Conclusion

L'obésité augmente dans une société occidentale centrée sur l'apparence et sur la santé comme nouvelle forme de vertu. Il faut donc s'attendre à rencontrer de plus en plus de personnes souffrant de graves problèmes d'estime de soi associés à leur surpoids. Pour les aider, il faudra s'attaquer au discours dominant tout en sachant que celui-ci, omniprésent, fera constamment contrepoids à nos efforts. Pour reprendre l'expression de l'écrivaine américaine Marilyn French, notre travail ressemble à celui des saumons qui doivent nager à contre-courant pour remonter le cours des rivières : la plus grande partie de notre énergie ne servira qu'à éviter de reculer, c'est-à-dire à empêcher les personnes qu'on accompagne de retomber dans le piège des régimes amaigrissants et des autres moyens miraculeux qui leur sont offerts pour restaurer leur estime d'elles-mêmes. Il s'agit donc de s'armer de beaucoup de patience et surtout d'empathie envers les personnes auprès de qui nous intervenons.

RÉFÉRENCES BIBLIOGRAPHIQUES

– Bourque D., *À dix kilos du bonheur. L'obsession de la minceur, ses causes, ses effets, comment s'en sortir,* Montréal, Les Éditions de l'Homme, 2004.
– Cash T. F. et Pruzinsky T. (éd.), *Body Images. Development deviance and change,* New York, The Guilford Press, 1991.
– Cash T., *The Body Image Workbook. An eight-step program for learning to like your looks,* Oakland, New Harbinger Publications Inc., 2008, 2e édition.
– Gagnier N., *Miroir, miroir… je n'aime pas mon corps ! Le développement de l'image corporelle chez les enfants, les adolescents et les adultes,* Montréal, Éditions La Presse, 2007.
– Lasch C., *La Culture du narcissisme,* Castelnau-le-Lez, Climats, 2000.
– Queval I., *Le Corps aujourd'hui,* Paris, Gallimard, 2008.
– Stunkard A. J., *The Pain of Obesity,* Palo Alto, Bull Publishing, 1976.

NOTES

1. Traduction libre des propos d'Herbert *in* Stunkard A. J., *The Pain of Obesity*, Palo Alto, Bull Publishing Company, 1976, p. 180.

2. Fallon A., « Culture in the mirror : Sociocultural determinants of body image », *in* Cash T. F. et Pruzinsky T., *Body Image. Development, deviance and change*, New York, The Guilford Press, 1990.

3. Je tiens à souligner que ce point touche beaucoup plus les femmes que les hommes. Mais les hommes ne sont pas à l'abri de la préoccupation pour le poids en raison du discours actuel sur la santé.

4. Poids santé : je renvoie le lecteur à mon livre *À dix kilos du bonheur* pour l'approfondissement de ma critique sur la notion de poids santé à laquelle je préfère celle de « poids d'équilibre » telle que définie par Bennett et Gurin (1982) comme « celui que nous maintenons normalement, plus ou moins quelques kilos, quand nous n'y pensons pas ».

5. Embonpoint : attardons-nous à l'ironie de ce terme qui, à l'origine, signifiait « en bonne santé ».

6. Lasch C., *La Culture du narcissisme*, Castelnau-le-Lez, Climats, 2000.

7. Queval I., Le Corps aujourd'hui, Paris, Gallimard, 2008.

8. Lerner R. M. et Jovanovic J., « The role of body image in psychosocial development across the life span : A developmental contextual perspective », *in* Cash T. F. et Pruzinsky T. (éd.), *Body Image. Development, deviance and change, op. cit.*

9. L'exploration du corps à travers les sens doit nécessairement inclure le goût, avec lequel la personne qui a suivi d'innombrables régimes amaigrissants a perdu contact. Il n'entre toutefois pas dans le cadre de ce chapitre d'approfondir cet aspect.

10. Cash T. F. et Pruzinsky T., « Integrative themes in body-image development deviance and change », *in* Cash T. F. et Pruzinsky T. (éd.), *Body Image. Development, deviance and change, op. cit.*

11. Cash T. F., *The Body Image Workbook. An eight-step program for learning to like your looks*, Oakland, New Harbinger Publications Inc., 2008, 2e édition. Pour ceux et celles qui maîtrisent moins bien l'anglais, cette démarche a été formulée en français, quoique de manière simplifiée : Gagnier, N., *Miroir, miroir, je n'aime pas mon corps ! Le développement de l'image corporelle chez les enfants, les adolescents et les adultes*, Montréal, Éditions La Presse, 2007.

CHAPITRE 15

Comment s'accepter, s'aimer et être respecté lorsqu'on est en surpoids

Anne-Françoise Chaperon

L'estime de soi est au centre de la problématique des personnes en surpoids, et la pression autour de la beauté et de la minceur contribue largement à l'importance des troubles des comportements alimentaires dans les pays occidentaux. Des travaux ont démontré que les personnes qui ont une estime de soi basse présentent une plus forte tendance que les autres à grignoter ou à trop manger[1]. Il devient alors compliqué de porter sur soi un regard bienveillant, de se regarder dans un miroir, de vivre avec les autres. Les émotions, les sensations, les pensées ont tendance à s'embrouiller. C'est là souvent que la nourriture vient jouer son rôle de réconfort[2]. Lorsque les épisodes de compulsions alimentaires surviennent et se répètent, ils laissent derrière eux culpabilité, dégoût de soi, mais aussi un sentiment de solitude. Et s'il est difficile d'affronter le regard des autres, la critique la plus sévère provient souvent de nos patients eux-mêmes. Notre travail de thérapeute consiste à les aider à restaurer cette estime de soi fragilisée[3].

Qu'est-ce qu'un comportement affirmé ?

Dès le début des années 1970, les premières études sur l'affirmation de soi ont montré qu'apprendre à s'affirmer permettait d'augmenter l'estime de soi[4] et de moins craindre le rejet social. Pour les personnes obèses, on sait à quel point cela représente une menace objective permanente.

Dans les différentes situations de communication interpersonnelle, on observe trois types de comportements relationnels : l'inhibition (ou passivité), l'agressivité et l'affirmation de soi[5]. Le comportement affirmé consiste à savoir exprimer ses pensées, ses émotions et ses désirs, tout en restant à l'écoute des pensées, émotions et désirs de l'autre. Cela conduit à se respecter soi-même, ce qui améliore l'estime de soi, et à respecter l'interlocuteur, ce qui facilite la communication[6].

Pour comprendre l'intérêt des techniques d'affirmation de soi, il est nécessaire de mettre en perspective les trois types de comportements, afin d'en mesurer les avantages et les limites.

On constate alors que le comportement affirmé présente plus d'avantages que les comportements passifs ou agressifs, même s'il ne constitue pas un remède miracle pour résoudre tous les problèmes de communication. Sur le plan matériel, il permet d'augmenter ses chances d'obtenir ce que l'on demande ; sur le plan relationnel, il améliore la qualité des échanges ; et sur le plan émotionnel, il permet d'évacuer ses émotions en les exprimant, et de diminuer son stress. Il n'est pas étonnant que tous ces avantages aient pour effet d'améliorer l'estime de soi. *S'affirmer, c'est agir, et l'action entretient l'un des trois piliers fondamentaux de l'estime de soi, qui est la confiance en soi*[7].

Voici comment le comportement inhibé favorise les épisodes de perte de contrôle et maintient une basse estime de soi : il s'agit d'un mécanisme largement inconscient, dans lequel chaque étape amène une réaction comportementale, psychologique ou émotionnelle, et qui se répète automatiquement dès qu'une nouvelle situation déclencheuse survient. Sans intervention thérapeutique, ce système a toujours tendance à perdurer.

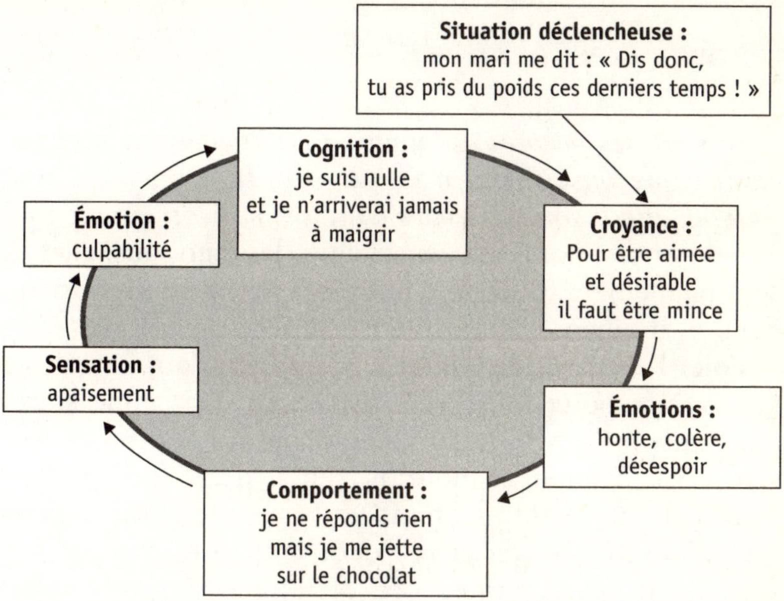

Pour « casser » cette boucle, le thérapeute travaillera à plusieurs niveaux avec le patient :
– assouplir la croyance de base ;
– corriger les cognitions dysfonctionnelles ;
– gérer les émotions ;
– modifier les comportements passifs et agressifs.

Pourquoi est-il encore plus compliqué de s'affirmer lorsqu'on est obèse ?

Plusieurs raisons peuvent expliquer les difficultés d'affirmation de soi, mais, lorsque l'on est en surpoids, toutes ces causes deviennent parfois des obstacles insurmontables.

LES OBSTACLES COGNITIFS LIÉS AU POIDS

Ce sont des pensées automatiques difficilement perceptibles car préconscientes, mais qui agissent comme un bruit de fond, et qui sont pourvues d'un fort pouvoir émotionnel. Si ces pensées sont peu conscientes, les émotions, elles, le sont pleinement. Elles sont parfois si fortes qu'elles perturbent ou inhibent l'action.

Voici l'exemple de Marie, 19 ans, étudiante en droit, 1,63 mètre pour 76 kilos : « J'étais invitée à une soirée dansante et j'ai vite repéré ce garçon qui était assis tout seul sur le canapé. Je mourais d'envie d'aller lui parler, il avait l'air sympathique, mais tout de suite je me suis dit qu'il allait me trouver grosse et qu'il allait m'envoyer promener, ou même pire encore, qu'il allait se sentir obligé de parler avec moi par politesse. J'ai préféré ne pas l'aborder plutôt que de risquer d'être rejetée, mais maintenant je n'arrête plus d'y penser et je me dis que j'aurais dû avoir le courage de le faire, je m'en veux, j'ai été nulle. »

Cet exemple illustre bien comment l'attitude d'évitement de Marie, censée protéger une estime de soi déjà basse, en constitue finalement un facteur de maintien.

LE MANQUE DE SAVOIR-FAIRE

Cette problématique est directement liée aux modèles comportementaux avec lesquels nous avons grandi. Parfois, nous peinons à trouver les mots justes pour exprimer ce que nous ressentons ou pensons. Les techniques d'affirmation de soi offrent des outils qui permettent d'utiliser un vocabulaire précis et positif, de travailler la concision du message, de défendre jusqu'au bout nos points de vue en gardant les idées claires, et de prendre aussi conscience des signaux non verbaux que nous envoyons à notre insu. Augmenter ses compétences techniques, c'est trouver des repères, afin de diminuer l'anxiété à communiquer avec ses semblables.

Voici le témoignage de Sandra, 25 ans, comptable, 1,70 mètre pour 95 kilos : « Quand je me dispute avec mon mari, je sens que je le saoule, je pars dans de grands discours, je parle trop fort, et mes mots dépassent ma pensée. Je lui dis des choses méchantes que je regrette. Après, je me sens coupable, je vois qu'il est triste, et là, à tous les coups, je fais une crise et je dévalise le frigo. Je sens bien que je pourrais lui parler calmement, employer des mots moins durs, et que mon message passerait beaucoup mieux, mais ce qui me vient, c'est ça, et je ne sais pas comment le dire autrement. Quand je me comporte comme ça, j'ai l'impression d'entendre ma mère parler à mon père, c'est tout ce que je déteste. »

LA RÉACTION BIOLOGIQUE DE STRESS

Les recherches de Walter Bradford Cannon[8] sur le stress au début du XXe siècle l'ont démontré, la réaction biologique de stress aigu provoque deux réactions innées qui sont l'attaque ou la fuite : *fight or flight response.* Le système nerveux sympathique joue un rôle de protection et d'alerte et agit par l'intermédiaire de deux neuromédiateurs : l'adrénaline et la noradrénaline. Il est là pour nous permettre de nous adapter à notre environnement, et plus spécifiquement nous protéger du danger. Il n'est donc pas surprenant que notre première réaction spontanée en situation de stress relationnel soit l'agressivité ou la passivité. Nous sommes programmés pour cela. Et pourtant, ces deux comportements sont inadaptés et inefficaces dans la plupart des échanges interpersonnels. Le comportement affirmé n'est pas inné, il nécessite un apprentissage. Chez les personnes obèses, souvent hypersensibles, ce phénomène se trouve exacerbé.

Coralie, kinésithérapeute de 33 ans, souffrant d'un syndrome d'hyperphagie incontrôlée, connaît bien ce processus : « J'ai commencé à grossir vers l'âge de 9 ans, et je me souviens d'avoir fait mon premier régime quand j'étais en CM2. Ma mère a toujours détesté les gros, et elle a trouvé un truc très drôle, c'était de m'appeler *calorie*, qui est l'anagramme de mon prénom ! Du coup, toute la famille et les amis proches ont pris l'habitude de me donner ce surnom ridicule... J'étais morte de honte à l'époque et je ne disais rien, je prenais sur moi. Ça s'est un peu tassé avec le temps, mais, aujourd'hui, quand il veut me taquiner, mon frère recommence à m'appeler de la sorte. Ça me fait entrer dans une rage folle, comme si j'exprimais aujourd'hui toute cette colère que j'ai réprimée pendant des années. »

Le comportement agressif résulte très souvent, comme dans cet exemple, d'un comportement passif qui explose. C'est l'*effet cocotte-minute*. La capacité de tout un chacun à encaisser sans extérioriser trouve tôt ou tard sa limite, sans parler des risques cardio-vasculaires très importants, liés à ce mode de fonctionnement[9]. Les émotions hostiles sont dangereuses pour la santé, surtout lorsqu'elles sont intériorisées. L'un des autres objectifs des techniques d'affirmation de soi est donc la prévention des risques de pathologies liées au stress. Ceci est d'autant plus essentiel pour nos patients, pour qui l'obésité constitue déjà un facteur de risque important.

Comment travaille-t-on les techniques d'affirmation de soi avec les patients ?

Les personnes en surpoids sont confrontées à de multiples situations relationnelles qui les renvoient en permanence à leurs difficultés personnelles. Accepter une invitation à dîner, aborder une personne du sexe opposé, refuser de se resservir d'un plat, toutes ces situations banales de la vie quotidienne peuvent s'avérer très compliquées.

Précisons tout d'abord que l'affirmation de soi constitue l'un des nombreux aspects de la thérapie, qui ne pourra être envisagé qu'après que les aspects psychologiques et émotionnels auront été abordés. Nous l'avons vu, les obstacles cognitifs sont très puissants, il est essentiel de les travailler avant d'espérer accéder à un changement comportemental.

La technique aujourd'hui couramment utilisée est le jeu de rôle[10]. Celui-ci consiste à jouer avec les patients une situation de leur vie quotidienne, qui soit a déjà été vécue, soit risque d'arriver, afin de les préparer à l'affronter dans la vie réelle. Ceci peut se faire soit en face à face, soit dans le cadre d'un groupe.

Les grands thèmes les plus couramment abordés sont :

- *Le message positif* : apprendre à émettre et à recevoir des compliments. La capacité à exprimer, et surtout à recevoir un message positif, est directement liée à l'estime de soi.

Lorsque celle-ci est basse, la réponse à un compliment ressemblera souvent à « c'est normal », « je n'y suis pas pour grand-chose », « mais toi aussi tu... ». Banaliser, refuser, minimiser ou encore renvoyer le compliment montre bien la difficulté de nos patients à l'accueillir, comme un cadeau, car ils ont l'impression, au fond, de ne pas le mériter. Pour les personnes en surpoids, les compliments les plus difficiles à accepter sont ceux qui concernent l'aspect physique ou vestimentaire.

• *Le message négatif* : apprendre à formuler des remarques ou des critiques et à les recevoir. Les remarques portant sur l'apparence physique et le poids sont un sujet central à travailler. L'objectif de l'expression du message négatif est de permettre au patient d'évacuer ses émotions négatives, et d'éviter l'effet cocotte-minute évoqué précédemment. S'il est exprimé sur un mode affirmé, sans agressivité, il diminue le risque de conflit et de rejet. À travers le jeu de rôle, on cherche des réponses comportementales adaptées en fonction des situations vécues.

• *La formulation d'une demande* : se faire aider quand on en a besoin permet de développer le support social, qui est un puissant modérateur de stress. De plus, cela incite à aller davantage vers les autres. Mais il s'agit également ici d'apprendre à défendre ses droits, à se faire respecter, ce qui se révèle fort utile quand on connaît le handicap que constitue l'obésité dans notre société.

• *Le refus* : savoir dire non, c'est accepter ses limites, ne pas chercher à faire plaisir à tout le monde et à tout prix, au risque de se retrouver en surcharge. C'est aussi mettre à distance les profiteurs et autres manipulateurs, bref, c'est savoir se protéger. Refuser de se resservir une part de dessert lorsqu'on n'a plus faim, malgré la pression de la maîtresse de maison qui a mis les petits plats dans les grands, n'est pas une entreprise facile. Là encore, on comprend comment l'apprentissage du respect de soi et de ses sensations alimentaires favorise l'amélioration de l'estime de soi.

LES INGRÉDIENTS D'UN MESSAGE AFFIRMÉ

- Au niveau verbal :
  - S'impliquer : oser dire « je » et parler de soi.
  - Ne jamais porter de jugement sur les personnes, décrire uniquement des faits.
  - Dire les choses directement, éviter les sous-entendus.
  - Avoir un discours clair et concis : ne pas brouiller le message avec des détails inutiles.
  - Reformuler si besoin : en cas de manque d'écoute de la part de l'interlocuteur, ou de difficultés de compréhension.

- Au niveau non verbal :
  - Maintenir un contact visuel adapté : ni fuyant ni trop insistant.
  - Avoir une posture et une gestuelle calmes et ouvertes.
  - Respecter une bonne distance interpersonnelle : elle dépend de notre degré d'intimité avec l'interlocuteur, mais aussi de la situation.

- Au niveau paraverbal :
  - Adapter la modulation, le débit et le volume au contexte du message.
  - La voix doit soutenir le contenu du message pour le rendre compréhensible et non agressif ni passif.

De nombreuses études[11] ont montré qu'une grande part du discours est transmise à travers la communication non verbale et paraverbale. Nos premières interactions avec notre entourage ont été non verbales. Ce langage étant inné, il demeure toujours au premier plan par rapport aux mots. Il est important de prendre conscience de l'influence de ce mode de communication qui se fait la plupart du temps à notre insu. Cet aspect est toujours abordé à travers le jeu de rôle.

Une séance d'affirmation de soi dans le cabinet du thérapeute

Valérie, institutrice de 35 ans, n'a jamais été satisfaite de son poids. Comme elle était une enfant un peu boulotte, sa mère faisait très attention à l'équilibre de ses repas. Depuis l'adolescence, Valérie alterne des périodes où elle maigrit, grâce à des régimes plus ou moins restrictifs, avec des périodes où, immanquablement, elle reprend tous les kilos perdus, plus quelques kilos supplémentaires. Elle a de ce fait perdu peu à peu ses sensations alimentaires, ne fonctionnant plus que sur le mode de la restriction cognitive. Des épisodes de privation et d'hyperphagie se sont succédé pendant toutes ces années. Pour une taille de 1,63 mètre, son poids a oscillé entre 55 et 70 kilos. Son estime de soi est instable et fluctue en fonction de son poids et de l'image que son entourage lui renvoie. « Dans les périodes où j'ai été mince, tout allait bien, je me sentais jolie, je voyais bien que les garçons faisaient attention à moi, j'avais confiance en moi et je me sentais forte. Mais dès que je grossis, c'est exactement l'inverse qui se produit, je sais que je suis beaucoup moins séduisante, et je le sens dans le regard des autres, du coup je me renferme, je ne sors plus et je ne vois plus que mes vrais amis qui m'aiment quel que soit mon poids ! »

Aujourd'hui, après un important travail psychothérapeutique, Valérie commence de nouveau à ressentir et à respecter ses sensations alimentaires. Elle pèse actuellement 65 kilos, et, ne sachant pas où se trouve son *set-point*, elle a accepté l'idée qu'elle ne peut pas être certaine de revenir à ce qu'elle considère comme son poids idéal, c'est-à-dire 55 kilos. Valérie a rencontré Patrick il y a quelques mois et se sent très sensible à ce qu'il pense d'elle ; son estime de soi, encore instable, dépend beaucoup des compliments ou des remarques venant de son compagnon. Nous avons donc décidé de consacrer quelques séances à cette problématique. Je vous invite à entrer dans mon cabinet, et à observer une partie de ces entretiens.

VALÉRIE : Patrick est un garçon adorable, il m'aime malgré mes kilos et je vois bien qu'il fait tout pour m'aider, mais il ne se rend pas compte que parfois il en fait trop et que je me sens encore plus mal après !

THÉRAPEUTE : Il en fait trop, c'est-à-dire ?

VALÉRIE : Hier soir, par exemple, on était à table, et il me dit gentiment : « Ah, tu reprends du fromage ? Ça serait peut-être mieux pour toi de prendre un fruit, tu ne crois pas ? » Et là je me suis sentie comme une petite fille prise en faute, et je n'ai plus rien dit jusqu'à la fin du dîner, et du coup j'ai mangé encore plus de fromage !

En tant que thérapeute, je note ici comment le conjoint, bien intentionné, remet sans le savoir ma patiente dans une logique de restriction cognitive, il est urgent d'aider Valérie à communiquer sur ce sujet avec son ami.

THÉRAPEUTE : Et si vous aviez pu le faire, qu'est-ce que vous auriez aimé lui dire à ce moment-là ?

VALÉRIE : Qu'il se mêle de ses affaires, qu'il me fasse confiance, que je fais de mon mieux pour me réconcilier avec la nourriture et que je n'ai pas besoin de quelqu'un qui me dise comment faire. En fait, j'étais en colère et, si je n'ai rien dit, c'est parce qu'après j'aurais risqué d'exploser. Je vois bien qu'il surveille tout le temps ce que je mange.

THÉRAPEUTE : Et qu'avez-vous pensé de sa suggestion de manger un fruit à la place du fromage qui vous faisait envie ?

VALÉRIE : Je me suis dit qu'il était en train de casser tout le travail qu'on a fait ensemble. À ce moment du dîner, j'avais envie de fromage, pas de fruit !

THÉRAPEUTE : Si vous n'aviez pas eu peur de vous mettre en colère, qu'est-ce que vous lui auriez dit à ce sujet ?

VALÉRIE : Que je suis la mieux placée pour savoir ce que j'ai envie de manger, que j'y travaille et qu'il ne doit pas s'en mêler, et je crois que je lui ferais bien un petit cours sur la restriction cognitive, comme vous me l'avez appris !

THÉRAPEUTE : Je vois que vous avez les idées très claires sur le message que vous avez envie de faire passer *(renforcement positif)*, ce qui vous en a empêchée pendant ce dîner, c'est la peur de perdre le contrôle et de déraper vers la colère *(empathie)*, qu'est-ce qui pourrait vous aider, si la situation se reproduit, à vous affirmer et à ne plus rester passive ? *(recherche de solution)*.

VALÉRIE : Il faut que je me dise qu'il n'est pas malintentionné, qu'il veut juste m'aider, mais qu'il le fait maladroitement, c'est tout. Peut-être aussi que je ne lui ai pas suffisamment expliqué notre démarche, je crois qu'il ne comprend pas très bien pourquoi je ne suis pas au régime alors que je veux perdre des kilos.

THÉRAPEUTE : Êtes-vous toujours en colère aujourd'hui ?

VALÉRIE : Non, je réalise en fait que je n'ai pas assez communiqué avec lui à ce sujet, et qu'il faut que je trouve un moment pour lui en parler calmement.

THÉRAPEUTE : Comment pensez-vous qu'il réagira ?

VALÉRIE : Il va commencer par me faire un cours de diététique, mais, si je lui explique clairement les choses, il comprendra, je pense.

THÉRAPEUTE : Je vous propose de vous entraîner maintenant par un jeu de rôle, si vous êtes d'accord.

VALÉRIE : OK.

THÉRAPEUTE : Quel sera le meilleur moment pour aborder le sujet ?

VALÉRIE : Dès ce soir pendant le dîner, je veux régler le problème au plus vite.

THÉRAPEUTE : Très bien, imaginons que je suis votre ami, nous sommes assis à table.

VALÉRIE : Voilà, je voulais te parler de quelque chose qui me tracasse. J'ai remarqué que, quand on est à table, tu me fais des réflexions sur ce que je mange, on dirait que tu me surveilles *(le ton monte)*, ça m'énerve, je veux que tu arrêtes ça.

THÉRAPEUTE : J'essaie juste de t'aider quand je vois que tu manges des choses qui font grossir.

VALÉRIE : Il faut que tu saches que je ne suis pas au régime *(Valérie baisse les yeux)*, j'essaie de réguler mon comportement alimentaire en faisant attention à ma faim et aux aliments qui me font envie, et j'ai besoin que tu me fasses confiance pour y arriver.

THÉRAPEUTE : Très bien, on peut déjà s'arrêter là et examiner ce qui s'est passé. Qu'est-ce qui vous semble réussi dans ce premier essai ? *(Le thérapeute commence toujours par renforcer positivement.)*

VALÉRIE : J'ai pu dire ce que je ressentais et que je veux qu'il arrête de me surveiller quand je mange. Mais bon, je ne suis pas contente de moi, je n'ai pas pu soutenir son regard et je sens que je commençais à m'énerver.

THÉRAPEUTE : Oui, on va essayer de corriger ces deux aspects, mais il y a un autre point positif que vous n'avez pas évoqué : vous avez pu commencer à lui expliquer en quoi consiste votre travail sur le comportement alimentaire. *(Le thérapeute aide la patiente à avoir une vision globale et objective, alors qu'elle a tendance à rapidement se focaliser sur les aspects négatifs.)* Je vous propose de rejouer la même scène, en vous concentrant sur ce que vous voulez améliorer, que pourriez-vous modifier concrètement ?

VALÉRIE : Je vais essayer de vous regarder et de garder un ton calme jusqu'au bout...

Quelques autres essais ont été nécessaires pour que Valérie se sente prête à transposer ce nouvel apprentissage dans la réalité.

Son objectif était triple :
- exprimer sa colère ;
- formuler une demande, que son ami arrête de la surveiller au moment des repas ;
- lui expliquer qu'elle ne suit pas un régime afin qu'il comprenne sa démarche thérapeutique.

Conclusion

Les techniques d'affirmation de soi constituent un moyen efficace d'améliorer son estime de soi pour de nombreuses raisons :
- elles apportent un savoir-faire social sur lequel s'appuyer en situation de difficulté relationnelle ;
- elles augmentent l'efficacité personnelle dans la communication ;
- elles favorisent l'action au détriment des ruminations ;
- elles permettent de mieux maîtriser ses rapports aux autres et de moins subir ;
- elles donnent des moyens de se protéger des stresseurs relationnels ;
- elles déclenchent l'action donc améliorent la confiance en soi.

L'expression des émotions négatives, la capacité à refuser ou à défendre ses droits agissent positivement sur le stress relationnel. Acquérir ces compétences aide à diminuer le risque de compulsion. Les techniques d'affirmation de soi, en plus de leur action efficace sur l'estime de soi, contribuent à une meilleure régulation émotionnelle, donc du comportement alimentaire.

NOTES

1. Heatherton T. F., Herman C. P. et Polivy J., « Effects on physical threats and ego threats on eating behaviour », *Journal of Personality and Social Psychology*, 1991, 60, p. 138-143.

2. Heatherton T. F. et Baumeister R.F., « Binge eating as escape from self-awareness », *Psychological Bulletin*, 1991, 110, p. 86-108.

3. Fossati M., Rieker A. et Golay A., « Thérapie cognitive en groupe de l'estime de soi chez des patients obèses », *Journal de thérapie comportementale et cognitive*, 2004, 14, 1, p. 20-34.

4. Alberti A. E. et Emmons M. L., *S'affirmer*, Montréal, Le Jour, 1992.

5. Boisvert J.-M. et Beaudry M., *S'affirmer et communiquer*, Montréal, Éditions de l'Homme, 1979.

6. Cungi C., *Savoir s'affirmer en toutes circonstances*, Paris, Retz, 2005.

7. André C. et Lelord F., *L'Estime de soi*, Paris, Odile Jacob, 1999.

8. Cannon W. B., *The Wisdom of the Body*, New York, W. W. Norton, 1932, trad. fr., Éditions de la Nouvelle Revue critique, 1946.

9. Friedman M. et Rosenman R. H., *Type A Behavior and Your Heart*, New York, Knopf, 1974.

10. Cariou A.-M., Chaperon A.-F. et Duchesne N., *L'Affirmation de soi par le jeu de rôle*, Paris, Dunod, 2007.

11. Mehrabian A., *Silent Messages*, Belmont, Wadsworth Publishing Company, 1971 ; Tepper D. T. et Haase R. F., « Verbal and nonverbal communication of facilitative conditions », *Journal of Counselling Psychology*, 1978, 25, p. 35-44 ; Moore M. M., « Nonverbal patterns in women : context and consequences », *Ethology and Sociobiology*, 1985, 6, p. 237-247.

CHAPITRE 16

Les thérapies psychocorporelles dans le traitement du surpoids et de l'obésité

Pierre Dalarun

Les thérapies psychocorporelles intéressent depuis relativement peu de temps la médecine de l'obésité. En revanche, elles ont un ancrage plus ancien dans le traitement de l'anorexie mentale qui, jusqu'à aujourd'hui, s'inscrit dans le champ de la psychiatrie.

Dans le premier cas, la dimension somatique est traitée prioritairement, alors que, dans le second cas, quand il n'y a pas d'urgence vitale, la dimension psychologique prévaut.

C'est pourquoi, pendant de nombreuses années, l'abord corporel des obésités s'est résumé à une prescription d'activité physique visant à augmenter les dépenses d'énergie pour faire pencher la balance du bon côté. Cela s'avérant dans l'ensemble assez improductif en termes d'amaigrissement durable, la réflexion s'est ouverte peu à peu à une approche corporelle moins thermodynamique.

L'anorexie mentale bénéficie quant à elle depuis de nombreuses années d'initiatives thérapeutiques utilisant différentes techniques corporelles : la relaxation, les massages, les enveloppements, la sophrologie, l'ostéopathie, le yoga, la pleine conscience, le tai-chi, la danse, l'expression théâtrale, etc. Le but n'étant évidemment pas dans ce cas d'augmenter les dépenses caloriques mais d'amener le patient à reconnaître et investir un corps qu'il rejette, qu'il nie, qu'il tente même de faire disparaître.

Dans le surpoids et l'obésité, nous sommes souvent face à des difficultés similaires, relatives à la corporéité du sujet et au refus de s'incarner dans le corps qui lui est donné. Le parcours de certain(e)s patient(e)s allant d'ailleurs parfois d'un extrême à l'autre, de l'obésité à l'anorexie et/ou inversement. L'excès de corps, phénomène explosif, comme le trop-peu de corps, phénomène implosif, signent tous les deux une difficulté de vivre dans le corps qu'on a. Dans les deux cas, nous rencontrons des clivages, des dissociations, d'ordre psycho-somato-émotionnel.

L'approche corporelle thérapeutique

Les thérapies psychocorporelles tentent, avec des moyens divers et parfois très empiriques, de contribuer au rétablissement d'une unité de la personne autour de ces trois composantes : psychique, physique et émotionnelle. Sachant que cette unité se (re)construit à partir de données relationnelles : relation à son propre corps, à la nourriture et à autrui.

Le but premier de l'approche corporelle du surpoids et l'obésité n'est donc pas la perte de poids mais un (ré)investissement du corps qui contribuera peut-être dans un deuxième temps à un amaigrissement et une stabilisation durable.

Voici en quelques points les principaux intérêts d'une telle démarche qui, pour être thérapeutique, est avant tout structurante :

– obtenir une conscience plus précise de soi ;
– aider à l'acceptation de soi ;
– prendre goût au mouvement ;
– restaurer les perceptions alimentaires (faim, rassasiement, satiété) ;
– assouplir les résistances psychologiques tout en les respectant ;
– accéder à une parole « vraie » reliée aux perceptions corporelles ;
– améliorer l'expressivité corporelle et la relation à l'autre ;
– préparer, prolonger ou compléter une psychothérapie verbale.

Actuellement, les propositions de travail corporel sont foisonnantes. Depuis les années 1960, en France, le courant de la psychomotricité a ouvert la voie dans ce domaine et œuvre pour élaborer un cadre conceptuel et pratique, efficace sur le plan thérapeutique.

En voici la définition qu'en donnait Jean-Claude Carric[1] en 1983 : « Partant du versant moteur et corporel d'accès plus aisé, elle se propose d'agir sur le psychisme afin de permettre au sujet une meilleure faculté d'adaptation : la personnalité de celui-ci s'affirme et s'adapte d'autant plus facilement qu'il connaît mieux son corps, l'accepte plus volontiers et peut ainsi mieux saisir le milieu qui l'entoure et y répondre de façon plus adéquate. »

Le cœur du projet thérapeutique est de structurer les représentations mentales du corps. Deux notions se retrouvent souvent dans la littérature : celle d'*image du corps* et celle de *schéma corporel*.

Le concept d'*image du corps* est difficile à cerner, il diffère d'un auteur à l'autre depuis l'ouvrage princeps de Paul Schilder. Il n'est pas transposable au concept de *body image* développé dans la littérature nord-américaine, qui induit une prépondérance visuelle dans les perceptions corporelles. Ce qui débouche sur des applications cliniques discutables, qui utilisent le miroir, la photographie ou la vidéo.

L'*image du corps* se construit à partir de toutes les afférences sensorielles. Ainsi, il existe une image du corps tactile, kinesthésique, olfactive, auditive, et bien sûr visuelle. Cette image, cet imaginaire corporel pourrait-on dire, est liée à nos expériences affectives et émotionnelles. Elle n'est pas réductible à une image spéculaire ou photographique. Elle est donc extrêmement labile, difficile à cerner et à évaluer.

L'*image du corps* est articulée au *schéma corporel* qui, se référant davantage à la neurophysiologie, est la représentation anatomique que chacun se fait de son propre corps, qui permet de se situer dans l'espace et d'interagir avec l'environnement. Le travail sur l'*image du corps* ne se résume pas à des aspects techniques. Comme le souligne Françoise Dolto, il se structure et s'enrichit dans l'échange et la relation à l'autre.

Dans les faits cliniques, les notions de *schéma corporel* et d'*image du corps* sont difficiles à distinguer et n'offrent pas toujours beaucoup d'utilité à l'action thérapeutique. Nous nous référons davantage aux notions de conscience de soi, de corps vécu, d'expérience corporelle, de réalité corporelle immédiate. Ou bien encore de proprioception, voire d'« approprioception », comme le dirait Benoît Lesage. Pour le sujet, il s'agit en effet d'accueillir sa réalité corporelle, de percevoir et d'intégrer le domaine corporel qui est sa propriété, pour pouvoir, à terme, mieux l'accepter.

La proprioception s'établit sur les sens kinesthésiques et vestibulaires auxquels s'ajoutent les sens des différents systèmes corporels :

- l'enveloppe cutanée, comme contenant étanche avec des orifices ;
- le squelette, comme charpente avec des chaînes osseuses articulées ;

– les muscles avec leurs variations toniques ;
– les viscères et les organes qui se remplissent et se vident.

Tous ces éléments doivent s'agencer en une perception globale et cohérente. Cette cohérence s'établit sur une structuration anatomique et fonctionnelle du corps dans sa relation intime à la gravité terrestre.

Pour l'illustrer, nous nous référerons au schéma suivant qui permettra d'éclairer la pratique.

Le ressort psychomoteur

En nous inspirant principalement des travaux de Godelieve Denys-Struyf, nous définissons le ressort psychomoteur comme un système élastique qui gouverne

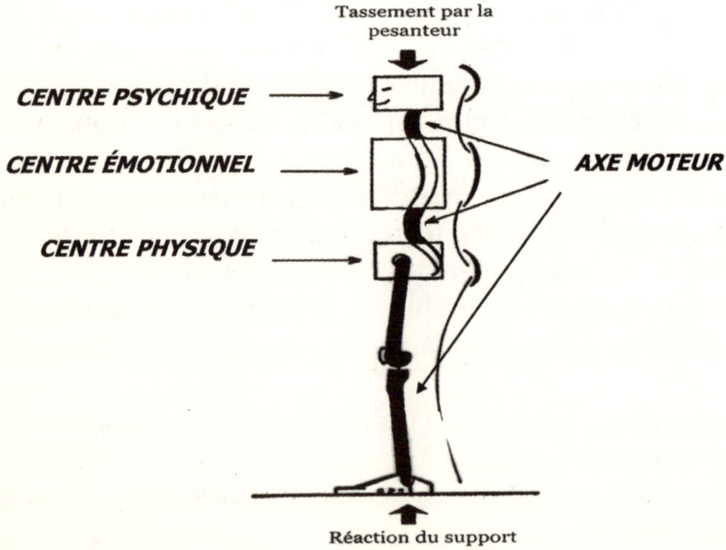

l'unité de l'être humain. Il met en relation les éprouvés physique, émotionnel et psychique.

Le centre physique se situe dans la sphère abdomino-pelvienne. Il correspond aux besoins primaires tels que la faim, le sommeil, la sexualité, etc.

Le centre émotionnel se situe dans la sphère thoracique. Il correspond à la vie affective et relationnelle du sujet, aux confluents du physique et du psychique.

Le centre psychique se situe dans la sphère céphalique. Il correspond au monde de la pensée, de l'imaginaire et de la vie spirituelle.

L'axe moteur est matérialisé par les membres inférieurs prolongés par la colonne vertébrale. Il canalise l'énergie vitale qui parcourt le corps verticalement à partir du contact terrestre.

Un certain nombre d'auteurs à des époques diverses ont décrit cette organisation stratifiée de l'être humain. Parmi ceux-là, nous retiendrons : Wilhelm Reich, Max Pages et Suzanne Robert-Oubray. En fait, tous reprennent l'une des plus anciennes représentations mythologiques de l'humanité : celle du sphinx, très bien décrite par Pierre Weil. Ajoutons que, de la méditation à la danse, nombre de pratiques corporelles à visée spirituelle requièrent un ajustement postural précis sur la verticale.

Ce schéma nous permet aussi de situer le niveau d'intervention des thérapies psychocorporelles au regard des autres grandes familles thérapeutiques.

Les psychothérapies verbales s'adressent à la tête, elles s'intéressent aux cognitions ou à l'inconscient psychique.

Les thérapies émotionnelles s'adressent au cœur et s'attachent à l'identification, l'acceptation et l'expression des émotions.

Les thérapeutiques somatiques, elles, s'adressent au ventre et vont de la prise de médicaments à la chirurgie digestive.

Enfin, les thérapies psychocorporelles agissant sur l'axe moteur tentent de recréer des liens entre les différentes sphères, de redonner de la mobilité et un élan vertical à la structure d'ensemble. Cela caractérise notamment les approches psychomotrice et ostéopathique.

Remarquons encore que le cheminement des aliments à l'intérieur du corps va de la bouche à l'anus en traversant les trois sphères, céphalique, thoracique et abdomino-pelvienne. L'aliment nourrit ces trois espaces et satisfait des besoins d'ordre nutritionnel, affectif et imaginaire.

Les dissociations psychomotrices

La préférence d'un travail corporel à une autre approche ne se fait pas par défaut, ce doit être un choix délibéré, en réponse à la problématique singulière du patient. Les composantes de cette problématique vont de l'incapacité à identifier ses sensations corporelles jusqu'à la perception d'une image corporelle quasi délirante qui confine à la dysmorphophobie comme dans le cas de l'anorexie mentale. Le sujet est alors décalé de son corps qui n'est plus le référent spatio-temporel de son existence, il ne l'habite pas, et c'est là sa souffrance.

Allant de pair avec une verbalisation dépourvue de vécu, le fonctionnement rationnel prévaut, s'accompagnant souvent de restriction cognitive, parfois d'alexithymie. Fréquemment, nous rencontrons des personnes décrivant leur corps comme scindé en deux ou trois parties, à la taille ou au cou le plus souvent. Cela reflète une situation où la personne est coupée de son corps, parfois de ses besoins les plus primaires tels que la faim, parfois de ses émotions, parfois de son imaginaire.

Cela est dû en particulier à la présence de ce que nous appelons des dissociations psychomotrices dont voici les caractéristiques :

• Les intermasses (vertèbres lombaires et cervicales) représentent les zones de mobilité et de communication entre les trois masses (tête, thorax, bassin) ; elles sont vulnérables et susceptibles de se bloquer, ne laissant plus passer le mouvement.
• La mauvaise qualité des appuis, le défaut d'ajustement du tonus postural à la pesanteur (*grounding*), le rapport perturbé à la terre-mère nourricière, la non-acceptation du poids du corps entraînent une rigidité de l'axe moteur et des incoordinations motrices. La terre est symboliquement notre mère nourricière à tous, or il se trouve que le nouveau-né trouve sa sécurité dans les bras de sa mère, notamment pour la tétée ; cette sécurité n'est éprouvée que si les bras sont chaleureux, solides et enveloppants, alors l'enfant peut confier tout son poids aux bras de sa mère et se détendre en toute confiance (ce qui ne serait pas le cas avec une mère dépressive ou stressée par exemple). La rigidité de l'axe moteur cloisonne les différents centres (physique, émotionnel et psychique) qui ne communiquent plus entre eux à l'image d'une respiration souvent bloquée.

Les troubles des conduites alimentaires sont le reflet de dissociations psychomotrices. Cependant, toutes les dissociations psychomotrices n'entraînent pas des troubles des conduites alimentaires.

Ce qui est remarquable dans cette description, c'est à quel point les conflits d'ordre psycho-émotionnel sont inscrits dans la réalité fonctionnelle du corps, pour peu qu'on sache les observer et les identifier. Attention ! Il n'est pas question d'établir une correspondance simpliste entre le corps et la psyché du type : « Vous avez mal au dos donc vous devez en avoir plein le dos de supporter tous vos

Les étapes d'une thérapie psychocorporelle

1re étape : proprioception et accueil de soi

PERCEPTION	de la masse corporelle de l'enveloppe cutanée de la charpente osseuse du tonus musculaire
LES OUTILS	toucher relaxation stretching

2e étape : structuration corporelle et intégration de soi

STRUCTURATION	de la posture de la respiration du mouvement de l'espace et du rythme
LES OUTILS	méthode Feldenkraïs, gym holistique tai-chi, yogas natation, gym aquatique

3e étape : expression corporelle et intégration relationnelle

EXPRESSION	gestuelle vocale plastique
LES OUTILS	danse théâtre, mime chant modelage, dessin

problèmes. » Il ne s'agit pas non plus d'interpréter les symptômes physiques comme une analogie des conflits psychiques, mais de mettre le patient en contact avec ses éprouvés corporels puis de le laisser, par des mécanismes inconscients, se réorganiser lui-même.

L'une des difficultés de cette démarche est de sortir le corps du banal, d'amener le patient, par ses expériences corporelles quotidiennes, à vivre son corps de façon inédite. Concrètement on apprendra au patient à être plus présent à ses sensations, à fonctionner en gestes conscients, à prêter attention à sa respiration, à sa posture, à la qualité de ses appuis quand il marche, etc. Il sera donc précisé au patient qu'« il s'agit plus pour lui d'apprendre quelque chose de son corps, plutôt que de lui apprendre quelque chose à faire » (Danis Bois cité par Ève Berger).

La cothérapie dans l'intérêt du patient

Le début d'un parcours corporel représente souvent pour le patient qui s'y engage un *voyage dans l'inconnu*. Nous insistons sur l'aspect extrêmement mobilisateur du travail corporel et potentiellement déstabilisant si les modalités du cadre thérapeutique ne sont pas bien définies.

Proposer une thérapie psychocorporelle est une autre voie qui peut s'accorder avec d'autres approches et les rendre plus performantes. Surtout, éloignons-nous de cette pensée qui véhicule l'idée que : « Si ça ne fait pas de bien, ça ne peut pas faire de mal. » Même si le travail corporel recèle des aspects ludiques et parfois festifs, ses objectifs ne sont ni occupationnels ni divertissants. Ce travail doit s'inscrire dans un projet pour et avec le patient, projet dans lequel toutes les actions thérapeutiques se coordonnent et se complètent, selon les principes de la cothérapie.

Le cœur du projet cothérapeutique est de rendre le patient autonome. Il s'agit de lui éviter une errance qui le pousse à épuiser successivement chaque approche l'une après l'autre sans être payé de retour. La cothérapie, c'est offrir au patient plusieurs points d'appui (deux ou trois en général), dont un référent médical, un psychothérapeute et un thérapeute corporel (psychomotricien, ostéopathe, kinésithérapeute, etc.).

Les « spécialistes de la tête », comme dirait Francesca Champignoux, doivent connaître les approches corporelles plutôt que de s'en méfier en décrétant leur dangerosité ou leur inefficacité. Réciproquement, les spécialistes du corps (puisque nos spécialités reflètent encore à l'heure actuelle le clivage corps-psyché) ne doivent pas ignorer les bases d'une relation psychothérapeutique. L'espace cothérapeutique constituerait alors un lieu d'exploration et de découverte d'une unité corps-esprit.

Les modalités du travail psychocorporel

Les séances sont individuelles ou collectives : la première étape répond plutôt à un travail individuel tandis que la deuxième et la troisième répondent à un travail collectif en petits groupes (4 à 8 participants). La fréquence des séances est d'une fois par semaine, leur durée varie d'une heure pour les séances individuelles à une heure et demie/deux heures pour les séances collectives. On peut aussi envisager des sessions collectives ponctuelles, en résidence, sur deux ou trois jours.

Christiane a 38 ans, elle m'est adressée par un médecin nutritionniste après trois ans de suivi. Elle s'est investie par ailleurs pendant sept ans dans une psychothérapie analytique qui se termine et qui lui a permis dit-elle de « régler ses comptes avec sa mère ». Son poids actuel est de 82 kilos (pour 1,65 mètre), alors qu'elle était au maximum de son poids, à 88 kilos, au début du suivi nutritionnel. Elle pesait 65 kilos à 17 ans, âge auquel elle a commencé à être soumise à une série de régimes « très durs ». Son comportement alimentaire révèle encore une alternance de périodes de contrôle drastique et de périodes de « relâchement » qui s'accompagnent d'épisodes compulsifs. Elle dit que son objectif pondéral est 60 kilos, tout en me précisant : « Mon corps est abstrait. » Elle n'aime pas les activités physiques et sportives en général, mais elle a beaucoup apprécié la natation, le ski et le patin à glace et a par ailleurs fait de la danse classique dont elle a été rejetée à cause de ses rondeurs. Elle est très sceptique sur l'intérêt d'un travail corporel et oscille entre le « il faut maigrir pour que je m'accepte » et le « il faut que je m'accepte pour maigrir ». Aujourd'hui, ne se considérant plus comme une femme, elle n'a plus de désir sexuel.

Dès les premières séances, les exercices corporels l'amènent à prendre conscience qu'elle s'extrait systématiquement du moment présent. Elle est vite envahie par sa pensée et se déconnecte de ses perceptions corporelles. La relaxation révèle sa difficulté à accepter le calme : « Je suis tellement tendue, dit-elle, qu'il y a comme un bruit de fond qui m'empêche de sentir mon corps. »

Au bout de quatre mois (à raison d'une séance par semaine), elle commence à pratiquer nos exercices chez elle. C'est là une étape importante. Son corps commence à l'intéresser autrement, elle l'écoute et l'observe moins, elle ne le considère plus comme une « chose inerte ».

Au cours d'une séance, confrontée à un exercice de coordination, elle lâche ce magnifique lapsus : « Attendez ! Il faut que je m'habite. » Habiter son corps ou s'habituer à son corps, voilà peut-être la réponse à « l'envahissement ou l'anéantissement » qu'elle ressent. Cette tendance à être dans le vide ou le trop-plein est reflétée tant par l'alternance de son comportement alimentaire, que par sa difficulté à vivre ses émotions.

La relaxation est maintenant mieux vécue, le corps plus détendu, plus disponible, nous abordons maintenant la structuration des mouvements et de la posture. Elle sent que les « choses s'emboîtent ». Ces choses, ce sont avant tout les différentes parties de son corps jusqu'ici vécues de façon isolée : les jambes s'articulent au bassin, les bras à la colonne vertébrale, etc. Alors que son schéma corporel se précise, elle commence à éprouver du plaisir à bouger.

Nous passons progressivement à un travail debout, ce qui permet de travailler les appuis, la verticalité et indirectement l'affirmation de soi. Peu à peu, nous introduisons des exercices interactifs avec contact et les déplacements.

En dehors de nos séances, elle reçoit des compliments de son entourage qui trouve qu'elle a maigri. En fait son poids est resté autour de 80 kilos, mais elle tient mieux son corps, elle paraît plus élancée, moins engoncée et plus ouverte. En effet, on peut dire que Christiane a intégré son moi corporel : elle s'est recentrée, densifiée et ne parle plus de son corps comme d'un objet.

Au bout de trois ans de travail régulier, Christiane a maintenant une relation apaisée avec la nourriture : elle « cogite moins », dit-elle et prend le temps de « déguster les aliments ». Son poids est descendu à 72 kilos, ce qui semble être un poids stable et accepté bien qu'éloigné de son objectif initial, mais ça, elle n'en parle plus. Elle s'est ouverte aux autres, participe maintenant à un cours de danse africaine et s'est remise à la natation. Elle me dit pudiquement avoir renoué avec sa féminité et la sexualité.

Elle a enfin fait la paix avec elle-même.

Conclusion

Les troubles alimentaires sont l'expression d'une souffrance qui engage fortement le rapport à soi, allant du désamour au rejet le plus total.

Ce rapport à soi ne se (re)construit ni en scrutant sa balance ni en scrutant son miroir, mais dans la relation à l'autre. Car nous avons besoin – faut-il le rappeler ? – de l'autre, des autres, pour exister, pour nous construire.

Au-delà de tout aspect technique, la prise en charge des troubles des conduites alimentaires nécessite une relation d'aide thérapeutique offrant une qualité relationnelle et humaine. Pour commencer à s'accepter, il faut que l'autre accepte de nous écouter, de nous regarder et de nous toucher. Et cet autre peut être le thérapeute.

RÉFÉRENCES BIBLIOGRAPHIQUES

– Berger Ève, *Le Mouvement dans tous ses états. Les recherches de Danis Bois*, Paris, Éditions Point d'appui, 1999.
– Champignoux Francesca, *Danse avec l'inconscient. Les coulisses de la psychothérapie*, Paris, Calmann-Lévy, 2005.
– Denys-Struyf Godelieve, *Les Chaînes musculaires et articulaires*, Charleroi, SBORTM, 1980.
– Dolto Françoise, *L'Image inconsciente du corps*, Paris, Seuil, 1984.
– Ehrenfried Lily, *De l'éducation du corps à l'équilibre de l'esprit*, Paris, Aubier-Montaigne, 1956.
– Feldenkraïs Moshe, *La Conscience du corps*, Paris, Robert Laffont, 1971.
– Lesage Benoît, *La Danse dans le processus thérapeutique. Fondements, outils et clinique en danse-thérapie*, Toulouse, Érès, 2008.
– Nasio J.-D., *Mon corps et ses images*, Paris, Payot, 2007.

– Pages Max, *Trace ou sens. Le système émotionnel,* Paris, Hommes et Groupes Éditeurs, 1986.
– Reich Wilhelm, *La Fonction de l'orgasme,* Paris, L'Arche, 1952.
– Robert-Ouvray Suzanne, *Intégration motrice et développement psychique,* Paris, Desclée de Brouwer, 2002.
– Schilder Paul, *L'Image du corps,* Paris, Gallimard, 1968.
– Weil Pierre, *Le Sphinx. Mystère et structure de l'homme,* Paris, EPI, 1972.

ARTICLES

– Andrieu Bernard, « Incarner l'être dans son corps », *Thérapie Psychomotrice et Recherches*, 1999, n° 118.
– Apfeldorfer Gérard et Zermati Jean-Philippe, « La restriction cognitive face à l'obésité, histoire des idées, description clinique », *La Presse médicale*, 2001, 30, 32, p. 1575-1580.
– Dalarun Pierre, « Psychomotricité et comportement alimentaire », *Information diététique*, 2000, n° 1.
– Dalarun Pierre, « Les étapes d'une restructuration de l'image du corps », *Revue de nutrition pratique*, 2002, n° 15.
– Dalarun Pierre, « Bouger avec un gros corps », *Diabète éducation*, 2002, vol. 12, n° 4.
– Dalarun Pierre, Duret-Gossart Francine et Peuteuil Pierre-André, « Comment s'organise une prise en charge en cothérapie. 1) Exposé du cas de Noémie », *Nutritions & Endocrinologie*, janvier-février 2008, n° 34, vol. 6.
– Dalarun Pierre, Duret-Gossart Francine et Peuteuil Pierre-André, « Comment s'organise une prise en charge en cothérapie. 2) Enjeux thérapeutiques du cas Noémie », *Nutritions & Endocrinologie*, mars-avril 2008, n° 34, vol. 6.
– Oppert Jean-Michel et Dalarun Pierre, « Activité physique et traitement de l'obésité », *in* Basdevant A. et Guy-Grand B. (éd.), *Médecine de l'obésité*, Paris, Flammarion, 2004.
– Probst Michel, « Les possibilités de la thérapie psychomotrice chez les patientes atteintes d'anorexie mentale », *Évolutions psychomotrices*, 2002, vol. 14, n° 56.

NOTES

1. Ancien directeur de l'Institut de formation de psychomotricité de la Pitié-Salpêtrière.

III

Les progrès dans la prévention et les actions de santé publique

CHAPITRE 17

Propositions du GROS[1] pour une politique de santé publique en matière d'obésité

Gérard Apfeldorfer
et Jean-Philippe Zermati

Les politiques de prévention de l'obésité s'appuient sur les conceptions d'ordre diététique qui inspirent actuellement la prise en charge individuelle du surpoids et de l'obésité.

Nous ne reviendrons pas ici sur l'inefficacité de ces méthodes sur le long terme, ainsi que sur leur dangerosité. Rappelons simplement que les préconisations diététiques conduisent à s'alimenter sur un mode « réflexif » : on doit choisir ses aliments, les modes de préparation, les quantités consommées, la fréquence de consommation par le moyen d'une réflexion consciente s'appuyant sur des recommandations d'experts. Cela s'oppose à une alimentation « intuitive », fondée sur l'écoute et le respect des sensations et des émotions alimentaires. On prive alors l'individu de ses points de repère bio-psycho-sensoriels et on dérègle ses conduites alimentaires.

Le moins qu'on puisse dire, en ce qui concerne les aspects psychologiques et émotionnels, c'est qu'ils ne sont pas pris en considération dans la prévention de l'obésité. Or ils sont essentiels, et ce, à deux niveaux.

Tout d'abord, l'anxiété et la culpabilité alimentaires engendrées par la diabolisation des aliments gras et sucrés entravent les processus physiologiques de contrôle de la prise alimentaire (faim, satiété, contentement, appétits spécifiques). Elles conduisent à des pertes de contrôle qui aboutissent en définitive à plus d'obésité[2].

Ensuite, les aspects psychologiques et émotionnels, en particulier dans un contexte de vie difficile et d'abondance alimentaire, apparaissent comme un facteur majeur de la surconsommation. Le stress est un facteur aggravant des troubles du comportement alimentaire et des problèmes pondéraux, en particulier pour les personnes en restriction cognitive[3].

En matière de psychologie alimentaire, il n'existe pas de demi-mesure : un produit répond à la définition d'aliment ou bien non, il est soit bénéfique, soit maléfique. De ce fait, on peut considérer que toute mise en cause des aliments gras et/ou sucrés comme facteurs d'obésité entraîne mécaniquement leur diabolisation[4], quelles que soient les bonnes intentions affichées et les précautions oratoires prises, et généralise l'anxiété et la culpabilité alimentaires.

Le fait de confondre ce qui relève de la préservation de la santé et ce qui relève de la gestion du poids conduit à croire qu'il serait nécessaire ou suffisant de manger équilibré pour perdre du poids, ce qui est inexact.

L'accent mis sur une alimentation qui n'est plus spontanée mais qui est le fruit d'une réflexion conduit à négliger les sensations et les émotions alimentaires, qui sont l'expression des besoins physiologiques et psychologiques de l'individu.

Le discours sur les nutriments se fait au détriment des valeurs socioculturelles et affectives des aliments. Il donne à penser que se nourrir consiste simplement à ingérer les bons nutriments. La convivialité, le partage passent au second plan, de même que les valeurs culturelles, gastronomiques, religieuses et philosophiques. L'acte alimentaire ne reste alors socialisé qu'en raison du poids des habitudes, sans qu'il n'y ait plus de justification à cela.

Nous proposons sept mesures de santé publique, fondées sur ces prémisses.

Sept mesures de santé publique

PROMOUVOIR UNE ÉDUCATION ALIMENTAIRE

La France possède des savoir-faire alimentaires qui font partie de son patrimoine culturel. Quel dommage ce serait de ne pas utiliser ce potentiel dans la lutte contre l'obésité !

L'éducation alimentaire consiste en la socialisation des conduites alimentaires et en la promotion d'une alimentation intuitive. Les deux aspects sont complémentaires.

La socialisation des conduites alimentaires consiste en la transmission de savoir-faire alimentaires, qui sont de nature culturelle, propres à chaque culture, pays, région, famille. Ils déterminent les choix alimentaires (le comestible et le non-comestible), les modes de préparation, les modalités de consommation (la répartition des prises alimentaires, les manières de table), ainsi que les représentations et les valeurs affectives dont les aliments et les préparations culinaires sont porteurs.

Manger sur un mode socialisé a habituellement un effet régulateur sur la prise alimentaire, et permet que le repas contente davantage. Les représentations et les affects dont les aliments sont porteurs sont éminemment nourrissants. Le contentement qu'ils procurent est l'un des éléments qui rendent les aliments rassasiants.

Nous proposons donc de redorer le blason de nos aliments, d'en promouvoir les aspects culturels, gastronomiques, sociaux, ainsi que religieux ou philosophiques. Ces aspects ne sont pas des enjolivements superfétatoires.

La richesse des traditions alimentaires de notre pays, de ses différentes régions, fournit des points de repère salutaires, confère du sens à l'acte alimentaire, constitue un cadre propice à une bonne régulation alimentaire.

Les plats et les modèles alimentaires en provenance d'autres régions du monde, la créativité culinaire, les créations multiples et toujours renouvelées des industries agroalimentaires, qui proposent au consommateur un éventail de produits de plus en plus vaste, correspondant aux modes de vie modernes, permettent de diversifier, d'enrichir, de renouveler tous ces modèles d'alimentation fondés sur des savoir-faire empiriques.

> Les pouvoirs publics pourraient agir utilement en encourageant tout ce qui est de l'ordre du savoir-faire culinaire, de la convivialité, des arts de la table et de la gastronomie.
>
> L'éducation alimentaire est naturellement faite au sein des familles, mais de nombreux parents n'ont fréquemment plus les habiletés alimentaires requises. Ils doivent être aidés et encouragés dans ce sens. Les repas de famille ou en collectivité doivent être valorisés. On pourra à cet effet mettre en scène des personnes mangeant sur un mode convivial, calmement, en prenant leur temps, partageant une même nourriture, conversant durant le repas, afin de favoriser un apprentissage par modelage.

Nous proposons des slogans comme :

- Le repas : partager ses aliments, partager sa journée.
- Écoutons nos aliments et parlons-en !

Mais encore faut-il, pour pouvoir manger sur un mode convivial, que la personne qui travaille en entreprise, que l'étudiant, que l'enfant scolarisé puissent s'alimenter dans des conditions matérielles satisfaisantes.

> Les pouvoirs publics seraient parfaitement dans leur rôle s'ils veillaient à ce que les employeurs, les universités, les écoles octroient à leurs salariés, étudiants, élèves, un temps suffisant pour manger et mettent à leur disposition des lieux adéquats pour ce faire.

Manger sur un mode intuitif consiste à choisir ses aliments en fonction de critères principalement fondés sur ses appétits spécifiques et ses besoins psycho-émotionnels, à s'appuyer sur ses sensations de faim, de rassasiement et de contentement pour déterminer les quantités adéquates. La socialisation des conduites alimentaires facilite l'alimentation intuitive.

Manger ainsi aboutit à un poids stabilisé au poids d'équilibre ou *set-point*, favorise la variété alimentaire, élément d'équilibre nutritionnel et de bonne santé.

En direction des enfants et adolescents, nous proposons :

- Des cours de cuisine dans le primaire et dans le secondaire.
- Des ateliers de dégustation pour apprendre à percevoir ses sensations alimentaires, apprendre des nouveaux goûts, permettre la variété alimentaire.

Nous proposons des slogans comme :

- À chacun selon sa faim.
- Non merci, je n'ai plus faim !
- Ne finis pas ton assiette si tu n'as plus faim !
- Gardons une place pour le fromage ou le dessert.
- Mangeons au calme pour mieux respecter sa faim.

• Prenons le temps de manger pour mieux respecter sa faim.

DISSOCIER LES BESOINS EN MICRONUTRIMENTS DES CONSIDÉRATIONS ALIMENTAIRES

Afin de libérer l'alimentation des contraintes diététiques qui pèsent sur elle, il nous paraît possible d'envisager d'autres modalités d'apport pour certains micronutriments essentiels.

1. Il pourrait être demandé aux industries agroalimentaires d'enrichir certains aliments de base en certains micronutriments, comme cela se pratique déjà pour certains d'entre eux. Par exemple, en France, on enrichit le sel de table en iode ou en fluor. Dans certains pays, on a enrichi des aliments en acide folique pour prévenir le spina-bifida.
2. Cette stratégie pourrait par exemple être appliquée aux acides gras oméga-3, qui dans l'état actuel des choses, sont présents en quantité insuffisante dans l'alimentation.
3. Une autre stratégie serait d'étudier les effets de la prise de compléments nutritionnels dans des proportions adaptées, chez les personnes qui ont des besoins énergétiques limités.

LUTTER CONTRE L'ACCULTURATION DES POPULATIONS DÉFAVORISÉES

Certaines personnes n'ont pas acquis de savoir-faire alimentaires de nature empirique, ou bien les traditions alimentaires acquises préalablement sont culturellement dévalorisées. Certains n'ont pas non plus accès, pour des raisons culturelles et sociales, à l'information et à l'éducation nutritionnelles, ou bien ne sont pas en mesure d'en tenir compte.

Il n'existe donc plus pour ces personnes de point de repère d'aucune sorte pouvant guider les comportements alimentaires. On retrouve en particulier ces cas de figure dans les populations déracinées, mal transplantées, acculturées.

Être pauvre dans une société fondée sur le consumérisme constitue un stress en soi. On est alors fréquemment tenté de faire davantage appel à des mécanismes non spécifiques de défense contre le stress, par exemple la consommation d'alcool, de tabac... et de nourriture. Accéder aux rutilants produits alimentaires industrialisés est aussi une forme de participation à la société consumériste, une façon de se prouver qu'on n'en est pas exclu.

Ces « mangeurs innocents », déstructurés, sans ancrage dans des habitudes alimentaires familiales, subissent plus que d'autres l'impact d'un environnement poussant à la consommation alimentaire. Ces phénomènes nous semblent constituer un facteur d'obésité important en ce qui concerne la plus forte progression de l'obésité, adulte et infantile, dans les populations défavorisées.

> Les pouvoirs publics pourraient agir utilement sur ces phénomènes en valorisant les cultures alimentaires tant françaises que maghrébines, africaines ou asiatiques, les divers plats nationaux et régionaux propres aux différentes cultures, la façon de les consommer.

LUTTER CONTRE L'HÉGÉMONIE DE LA MINCEUR

Les personnes exagérément préoccupées par leur poids et leur forme corporelle entretiennent une relation conflictuelle avec leurs aliments. Cela aboutit à une recrudescence des troubles du comportement alimentaire et de divers troubles psychopathologiques, et conduit à une augmentation des problèmes pondéraux.

Ces phénomènes concernent prioritairement les classes sociales moyennes et moyennes supérieures.

Nous proposons donc des slogans visant spécifiquement ces populations, comme :

- Désirer trop de minceur fait grossir.
- La course à la minceur fait grossir.
- Diversité des corps : respectez la différence.

L'idée générale serait de valoriser les formes et les différences corporelles et d'encourager l'affirmation de soi. Des actions plus ciblées peuvent viser certains milieux sensibles et leaders d'opinion : le milieu de la mode et de l'industrie du vêtement, les médias, qui donnent majoritairement à voir des personnes idéalement minces, qui finissent par imposer des normes corporelles.

LUTTER CONTRE LA DISCRIMINATION ET LA STIGMATISATION DES OBÈSES

Discriminer, c'est établir entre les individus des différences ségrégatives. Stigmatiser consiste à faire honte et à porter un jugement moral péjoratif. La loi destinée à protéger les victimes de discriminations de toutes sortes existe et indique qu'on ne peut pas discriminer des personnes en raison de leur apparence physique.

La honte faite aux obèses est un facteur puissant et largement sous-estimé d'obésité. Elle dévalorise les individus et les conduit à déprécier la moindre de leurs réussites. La culpabilité de ne pas parvenir à se maîtriser produit les mêmes effets. Loin de dissuader, honte et culpabilité favorisent au contraire les comportements à risque d'obésité. Ces émotions conduisent tout à la fois à chercher refuge dans l'acte alimentaire et à entreprendre des régimes. Dans bon nombre de cas, ce sont des personnes sans problème pondéral qui, par crainte d'être exposées à l'opprobre qui frappe les obèses, entrent dans le cycle de la restriction cognitive et de la prise de poids.

La lutte contre la stigmatisation et la discrimination des obèses s'impose donc comme un moyen primordial d'agir contre l'obésité. Elle concerne le milieu professionnel, et en ce qui concerne les enfants et adolescents, le milieu scolaire. Nous n'insisterons pas ici sur ces points, déjà pris en compte par l'appareil législatif au travers des lois punissant la discrimination en raison de l'apparence physique.

La situation est plus complexe au niveau du corps médical, du fait de l'assimilation de l'obésité à une maladie. Il s'agit là de décourager les médecins et autres professionnels de santé de tenir leur rôle de « grands stigmatisateurs[5] ». Il convient de rappeler aux médecins que l'obésité peut résulter de causes génétiques, de dysfonctionnements du tissu adipeux, des modes d'organisation sociale, de difficultés psychologiques, de la stigmatisation infligée aux obèses, des méthodes de contrôle pondéral mal conduites plus ou moins imposées par les professionnels de santé ou encore des efforts solitaires et désespérés pour perdre du poids. Il convient aussi de rappeler qu'il n'existe pas à ce jour de méthode amaigrissante simple, sans danger et efficace dans la durée.

Les personnes en surpoids ou obèses ont droit à des soins attentifs, tant en ce qui concerne les pathologies qui découlent ou qui sont aggravées par leur surcharge pondérale, que les pathologies indépendantes, sans rapport aucun avec le poids.

Les femmes enceintes, ou souhaitant le devenir, sont fréquemment en butte à une demande d'amaigrissement abusive de la part du corps médical. Il est donc nécessaire de rappeler aux acteurs de santé qu'une femme en surcharge pondérale peut être enceinte sans maigrir préalablement, et que maigrir durant une grossesse est déconseillé.

D'une façon générale, les soins, quels qu'ils soient, ne doivent pas être subordonnés à un amaigrissement hypothétique. Tant pour les personnes obèses, en surpoids ou sans problème pondéral, l'accent est à mettre, non pas sur le contrôle du poids, mais sur une bonne hygiène de vie, sur la conservation ou l'amélioration de la santé.

Des actions sont à mener afin que les personnes obèses ou en surpoids puissent disposer de structures adaptées à leur corpulence dans les hôpitaux, les espaces médicaux, les transports publics, dans les salles de spectacle, les restaurants et tous autres lieux publics.

PROMOUVOIR LA RÉCONCILIATION AVEC SON CORPS

Les activités nourrissent, enrichissent l'enfant comme l'adulte. Par activité, nous n'entendons pas seulement l'activité physique, mais toutes les formes d'activité, intellectuelle, artistique, manuelle, qui sont toutes épanouissantes dans la mesure où l'on est volontaire et participatif.

Si l'activité physique permet l'épanouissement, nourrit… c'est à condition qu'elle ne soit pas vécue comme une contrainte, mais qu'elle soit un plaisir, de l'ordre du jeu. Dans le cas contraire, l'enfant ou l'adulte, dégoûtés d'eux-mêmes, honteux risquent de se réfugier dans l'acte alimentaire. Du fait de l'intériorisation de la honte d'être gros et de l'inhibition qui en résulte, toute activité, de quelque ordre qu'elle soit, devrait être encouragée. Souvent, la haine du corps est trop importante pour pouvoir envisager l'exercice physique autrement que sur le mode de la punition et de la souffrance. Les premières approches corporelles devront donc avoir un objectif de réconciliation, et non de performance. Il s'agit d'encourager les personnes en surpoids ou obèses à donner progressivement de l'exercice à leur corps, dans la mesure de leurs moyens, avec amour et en douceur, sans brutalité, en prenant leur temps.

Comme mesure de prévention primaire de l'obésité, nous proposons des campagnes opposant activité et passivité. Serait considérée comme « activité » toute forme d'activité physique ou intellectuelle.
Concernant les personnes obèses ou en surcharge pondérale, des activités physiques douces, comme le stretching, le yoga, la baignade, la promenade, seraient recommandées en première intention.

FORMER LES PROFESSIONNELS DE SANTÉ

Les professionnels de santé sont actuellement formés à délivrer une information diététique. Celle-ci a fait la preuve de son inefficacité.

Prendre en charge des personnes en difficulté avec leur poids et leur comportement alimentaire nécessite un travail sur le long terme. Les médecins doivent être informés que toutes les obésités ne sont pas réversibles et que des tentatives acharnées d'amaigrissement conduisent à aggraver le surpoids. Les médecins doivent être formés à travailler sur les sensations alimentaires et à aborder les conduites de restriction cognitive. Il est nécessaire qu'ils sachent également traiter les prises alimentaires déclenchées par des difficultés psycho-émotionnelles, des difficultés d'estime de soi et d'affirmation de soi.

Nous proposons donc :

- Une meilleure information des professionnels de santé en ce qui concerne l'inefficacité à moyen et long terme des prises en charge diététiques des obésités.
- La mise en place de campagnes de sensibilisation des professionnels de santé aux troubles du comportement alimentaire des personnes en surcharge pondérale.
- La mise en place de formations adéquates.

Résumé des mesures concernant plus spécifiquement les enfants et les adolescents

Nous résumons ici les mesures précédentes, plus spécifiquement destinées aux enfants et aux adolescents.

1. Appliquer les lois contre la discrimination

Il convient tout d'abord de lutter contre la discrimination des enfants gros, au moyen des lois existantes.

2. Lutter contre la stigmatisation de l'obésité infantile

Il convient de lutter contre la stigmatisation de l'obésité infantile, dans le corps enseignant, dans le corps médical, dans le public en général.

Une information sur la discrimination, la stigmatisation, leurs effets, permettrait qu'on comprenne qu'il ne s'agit pas d'enfants fautifs, à rééduquer, mais d'enfants en souffrance, qu'il convient d'écouter, de respecter et d'aimer.

Peut-être pourrait-on agir de la sorte sur la honte et la culpabilité de ces enfants et leur permettre de mieux se porter à tous points de vue.

3. Dépister la restriction cognitive chez les parents

Les parents en restriction cognitive (c'est-à-dire qui ont des préoccupations excessives à l'égard du poids les conduisant à contrôler leur alimentation), ou qui ont eux-mêmes des difficultés avec leur poids et leur comportement alimentaire, ou bien en ayant eu dans le passé, ont des enfants qui présentent davantage de troubles du comportement alimentaire et de problème pondéraux.

Une action visant les enfants passe donc aussi par une action d'information plus générale sur les bonnes façons de se nourrir en famille.

4. Transmettre les savoir-faire et les cultures alimentaires

L'éducation alimentaire fait partie de l'éducation que les parents doivent à leurs enfants. Il s'agit pour l'essentiel de la vertu de l'exemple.

Les parents transmettent à leurs enfants les savoir-faire alimentaires de base, les us et coutumes qui gouvernent les comportements alimentaires donnent aux aliments une valeur symbolique et culturelle. Ils sensibilisent les enfants à l'éveil sensoriel et à l'éducation du goût, à l'écoute et la prise en compte de leurs sensations de faim et de rassasiement, de leurs appétits spécifiques, de leurs émotions alimentaires.

Certains parents, eux-mêmes en difficulté avec leur poids et leur comportement alimentaire, ou ayant perdu une part de leurs compétences alimentaires, devraient pouvoir être assistés dans leur rôle éducatif.

5. Promouvoir des styles de vie actifs

Un enfant immobile est un enfant en souffrance. Aussi les enfants inactifs, passifs, sans passion d'aucune sorte doivent-ils être aidés. Ils le seront si, en premier lieu, leur souffrance d'être gros, stigmatisé et rejeté est reconnue et nommée.

Les activités de toutes sortes, adaptées aux capacités de l'enfant, sont à encourager, qu'elles soient physiques ou non.

6. Favoriser le lien social

Un enfant isolé, peu socialisé, est aussi un enfant en souffrance. Là encore, il s'agit en premier lieu de reconnaître cette souffrance, d'en repérer les causes, et éventuellement d'encourager l'enfant à des activités en petit groupe, adaptées à ses capacités.

7. Enseigner une lecture critique du monde des images

L'éducation alimentaire passe aussi par une information sur les sollicitations à manger qui visent les enfants.

Interdire et réglementer sont de pauvres moyens, en regard d'une éducation véritable. Il convient donc d'enseigner aux enfants comment se mangent les aliments à haute densité calorique, ainsi que ceux de faible densité énergétique, afin qu'ils deviennent aptes à évoluer dans la société dans laquelle nous vivons.

Il convient aussi de leur apprendre à décoder les publicités alimentaires, l'idolâtrie omniprésente du corps mince et de la perfection corporelle dans les médias et l'ensemble de la société.

8. Informer le corps médical des dangers des normes et des régimes

Il convient d'informer le corps médical, et en particulier les médecins généralistes, les pédiatres, les médecins scolaires, des effets délétères de normes pondérales contraignantes et de prescriptions de régimes ou de conseils nutritionnels inappropriés.

NOTES

1. Groupe de réflexion sur l'obésité et le surpoids.
2. Polivy J., « Psychological consequences of food restriction », *J. of American Diet. Ass.*, 1996, 96, 6, p. 589-592 ; Zermati J.-P. et Apfeldorfer G., « Clinical description of cognitive restraint and its practical consequences », *in* Ling P. R. (éd.), *Trends in Obesity Research*, Nova Biomedical Books, 2004.

3. Weinstein S. E., Shide D. J. et Rolls B. J., « Changes in food intake. Response to stress in men and women. Psychological factors », *Appetite*, février 1997, vol. 28, 1, p. 7-18.

4. Hintermeyer P., « La trahison des aliments », *in* Diasio N., Hubert A. et Pardo V. (dir.), *Alimentations adolescentes en France*, Paris, Ocha, 2009.

5. Poulain J.-P., « Sociologie de l'obésité, facteurs sociaux et construction sociale de l'obésité », *in* Basdevant A. et Guy-Grand B., *Médecine de l'obésité*, Paris, Flammarion, 2004, p. 17-25.

CHAPITRE 18

Nutriments ou aliments : qu'apprendre aux enfants ?

Natalie Rigal

Il semble *a priori* évident qu'un moyen approprié de prévenir l'obésité est d'éduquer les enfants. Mais les éduquer à quoi ? Et les éduquer comment ? Les réponses à ces questions sont loin d'être simples. Elles seront l'objet de notre réflexion.

Éduquer à quoi ?

Commençons par aborder la première question : quel est l'objectif à atteindre ? Puisque l'obésité est en partie la conséquence de défaut dans les prises alimentaires, les enfants doivent apprendre à bien manger pour éviter d'être gros maintenant ou plus tard. Le « bien manger », on l'aura compris à la lecture de nombreux chapitres de cet ouvrage, est une notion bien délicate et chacun doit prendre le temps de la définir. Le principe que nous défendons est double. Sur le plan quantitatif, nous gardons à l'esprit que l'excès de poids n'est pas lié à la consommation d'aliments particulièrement denses sur le plan énergétique, mais à des consommations qui dépassent les besoins individuels, quelle que soit la nature des aliments. Nous défendons l'idée que, puisque c'est la dose qui fait le poison, les enfants doivent ajuster leurs prises alimentaires à leurs besoins, qu'il s'agisse de consommer des légumes, des féculents ou des gâteaux. Selon nous cependant, la dimension quantitative ne peut faire l'économie de considérations qualitatives. Puisque le petit de l'homme est omnivore, son alimentation doit puiser dans l'ensemble des catégories alimentaires. C'est ce que nous désignons sous le terme de variété : il ne s'agit pas seulement de consommer des aliments différents, il ne s'agit pas non plus d'apprécier tous les aliments, mais de piocher dans les différentes catégories alimentaires pour subvenir à nos besoins d'omnivore.

Selon cette acception, la notion du « bien manger » ne comporte aucune notion morale. Il est en fait question de physiologie : « bien manger » revient à couvrir ses besoins, sans aller au-delà, à l'aide d'une alimentation variée. Nous verrons plus tard que cette façon de manger, chez l'homme, et particulièrement chez l'enfant, pour être intériorisée, doit être transcendée par le plaisir des sens et le plaisir du partage. Nous verrons également que *le plaisir est la notion centrale de l'éducation alimentaire*, alors qu'il est au mieux négligé dans les programmes d'éducation nutritionnelle.

Faut-il éduquer ?

Les enfants ont-ils besoin d'apprendre à couvrir leurs besoins sans excès ? Ont-ils besoin d'apprendre à apprécier la variété ? On a longtemps pensé que non. Manger serait un acte simple, banal, quotidien, qui ne nécessiterait aucun apprentissage car les enfants ont la sagesse du corps : à l'image du nouveau-né qui trouve seul le mamelon de sa mère, les enfants seraient dotés d'un instinct de survie qui les conduirait à combler naturellement leurs manques.

Les résultats d'une étude menée dans les années 1940 en Angleterre soutiennent cette position. Des nourrissons recueillis en orphelinat ont été observés depuis leur sevrage jusqu'à l'âge de 1 ou 2 ans. À chaque repas, ils se trouvaient en situation de self-service : ils devaient choisir pour l'entrée, le plat et le dessert entre différents aliments, et consommer ces aliments en quantité libre. Leur poids et leur taille, en fin d'étude, étaient compatibles avec les normes staturo-pondérales actuelles : ces enfants ayant pendant six mois effectué leurs propres choix alimentaires ne se montraient ni trop gros ni trop petits. Ces résultats nous suggéreraient de laisser nos enfants autonomes en matière de consommation alimentaire. On oublie cependant trop souvent de mentionner le caractère trompeur de cette étude : un menu était proposé reposant sur des règles de variété et de quantité si bien pensées que les enfants pouvaient difficilement commettre d'erreurs (« mal manger »). La conclusion s'avère alors difficilement transposable aux petits Occidentaux du XXIe siècle qui évoluent dans un univers où la nourriture est très facilement disponible et essentiellement composée de produits transformés. Revenons donc sur les travaux récents qui témoignent du fait que manger s'apprend, qu'il s'agisse de la gestion des quantités et de l'acceptation de la variété.

S'autoréguler :
apprendre quelles quantités manger

Des études ultérieures ont montré que, en moyenne, la capacité d'autorégulation diminue avec l'âge. À partir de l'âge de 1 an environ, les enfants n'ajustent plus aussi bien qu'autour de la naissance les quantités consommées à la densité énergétique des aliments. La capacité de manger plus d'aliments légers que d'aliments denses pour couvrir ses besoins s'amenuise. L'idée de commencer à manger seulement quand on a faim pour arrêter dès que parvenu à satiété s'estompe. Il semble cependant que les enfants sachent mieux que les adultes réguler leur consommation en fonction des signaux biologiques de faim et de réplétion. Si l'on mesure ce que des enfants consomment lors d'un apéritif, puis lors d'un repas consécutif, on observe que plus les enfants ont ingéré de calories lors de l'apéritif, moins ils mangent lors du repas (bien que la régulation diminue entre 2 et 8 ans). La même expérience menée auprès d'adultes donne des résultats différents : les consommations lors du repas dépendent peu des consommations à l'apéritif. Leur appétit se trouve stimulé par ce que contient leur assiette, même s'ils n'éprouvent plus véritablement de sensations de faim.

Il semble donc, dans l'état actuel des connaissances, que le tout-petit de l'homme est capable d'autorégulation : il consomme rarement en deçà ou au-delà de ses besoins. Il apparaît également que cette capacité diminue avec l'âge. *L'enjeu finalement est de ne pas lui apprendre à se déréguler.* Pour cela, il semble qu'il faille éviter les hypersollicitations, à savoir les incitations répétées à manger, continues reposant sur une exposition et une disponibilité trop présentes des aliments. Il peut s'agir de la taille de la portion, du contenu des placards et du réfrigérateur, de l'utilisation de l'aliment à des fins non alimentaires, par exemple comme une récompense ou un moyen de réconforter, de la publicité, bref de tous les signaux qui éloignent des sensations internes de faim et de satiété pour stimuler l'envie de manger par des signaux externes.

Des travaux de recherche réalisés aux États-Unis montrent également que les hyperrestrictions ont des effets délétères. L'étude la plus complète a été réalisée en 2000 auprès d'un échantillon de 156 filles âgées de 4 à 6 ans et de leurs mères dont on connaît l'indice de masse corporelle. On mesure chez les enfants leur capacité d'ajustement calorique selon un protocole assez sophistiqué, dit de « libre accès ». Après qu'elles ont consommé leur déjeuner à l'école, on les invite à jouer librement dans une salle où se trouvent à disposition des jouets et des aliments à forte valeur énergétique (des gâteaux et des chips essentiellement). On calcule, à partir des restes, le nombre de calories ingérées (qui devrait être quasiment nul étant donné l'état de satiété en début d'expérience). Les mères sont invitées à compléter différents questionnaires qui évaluent leur tendance à restreindre leur propre alimentation à travers des régimes, leur perception et leur crainte que leur fille puisse être en surpoids, et le niveau avec lequel elles contrôlent l'accès de leur enfant aux aliments riches, gras et/ou sucrés. Les résultats mettent en valeur que plus les mères contrôlent les prises alimentaires de leurs filles, plus celles-ci ont des difficultés à ajuster les quantités consommées dans le protocole de libre accès et plus elles sont en surpoids. Deux facteurs peuvent se trouver à l'origine de cette liaison CAP (contrôle autorégulation prise de poids) : d'une part, le surpoids initial de l'enfant (S-CAP) ; d'autre part, la tendance de la mère à restreindre sa propre alimentation (R-CAP). Selon le schéma S-CAP, le surpoids de l'enfant est à l'origine des préoccupations de la mère pour la santé ou la silhouette de sa fille. Sa fille étant en surpoids, la mère restreint son alimentation afin de l'empêcher de prendre davantage de poids. L'effet obtenu est contre-productif : la fille risque d'augmenter encore son indice de masse corporelle par réaction excessive au contrôle imposé par sa mère. Selon le schéma R-CAP, la prise de poids excessive de la fille est expliquée par les préoccupations de la mère pour la minceur qui implique sa fille dans ce combat en contrôlant fortement son alimentation. Ce contrôle a des effets inverses à ceux souhaités puisqu'il participe à déréguler la capacité d'autorégulation de l'enfant qui surconsomme les produits qui lui sont interdits à la maison quand ceux-ci se trouvent en libre accès. Les résultats de cette étude nous indiquent finalement qu'il ne faut stigmatiser aucun produit (car on risque d'observer un effet contre-productif en rendant le produit plus attirant) et *ne jamais parler de poids à l'enfant* (car il doit appréhender les aliments sur des signaux physiologiques et sensoriels et non pas avec sa tête et ses affects empreints de peurs parentales).

En conclusion, les hypersollicitations et hyperrestrictions tendraient à déréguler la capacité d'autorégulation de l'enfant. Laissons les enfants continuer à gérer leurs prises alimentaires en fonction de leur état de faim et de satiété, tout en leur proposant un répertoire alimentaire diversifié dans lequel le chocolat et les légumes verts trouvent leur place car le petit de l'homme est omnivore et doit apprendre la variété.

La variété : apprendre quoi manger

Les jeunes enfants sont freinés dans l'apprentissage de la variété alimentaire par un double processus : d'une part, leur néophobie alimentaire ; d'autre part, leur rejet des légumes.

La néophobie est la réticence que ressent tout omnivore à l'idée d'ingérer un aliment inconnu. Cette réticence aurait une valeur adaptative car elle servirait de rempart contre une éventuelle intoxication. Cependant, elle soumet l'omnivore à une double contrainte : celle de la méfiance envers les aliments inconnus et celle de l'obligation de les consommer afin de diversifier son alimentation. C'est en grandissant que l'enfant va apprendre à gérer ce paradoxe. On remarque effectivement que cette crainte diminue avec l'âge : la néophobie, qui apparaît aux alentours de 2 ans et atteint un pic entre 3 et 6 ans, s'estompe progressivement jusqu'à l'adolescence (bien qu'elle reste vivace chez certains adultes).

Cinq hypothèses peuvent rendre compte de la difficulté des enfants à consommer des légumes. 1) Les légumes, en raison de leur faible densité énergétique, ne calment pas durablement les sensations de faim, et les enfants le « savent inconsciemment ». 2) Certains d'entre eux ont une saveur proche de l'amertume, saveur universellement rejetée dès la naissance. 3) Leur couleur parfois verte, celle des végétaux, signale une potentielle toxicité. 4) Il s'agit de produits bruts dans un univers contemporain hypertransformé par l'industrie agroalimentaire. 5) Ils font l'objet de pressions parentales fortes, et deviennent ainsi un moyen de résistance à une période du développement où l'enfant a besoin de s'opposer. On sait cependant que le rejet des légumes diminue avec l'âge, notamment avec l'entrée dans l'adolescence, surtout chez les filles.

On le voit, s'ouvrir à la variété n'est pas un acte simple pour l'enfant. Le petit de l'homme doit apprendre à manger. De quelle manière ? Nous envisagerons essentiellement le rôle des parents dans la mesure où ils sont les plus grands pourvoyeurs d'expériences alimentaires chez le jeune enfant. Leur rôle est cependant transposable à ceux d'autres acteurs dans les structures éducatives (crèches et écoles principalement). Nous proposons de donner un aperçu des pratiques dont l'efficacité a été démontrée par des études scientifiques.

LA PRÉPARATION CULINAIRE

Les enfants, dès leur deuxième année de vie, savent anticiper, sur la base de leurs expériences antérieures, la vue d'un aliment au plaisir qui lui est associé. Ainsi, à titre d'exemple, choisissent-ils préférentiellement le chou-fleur préparé en gratin au chou-fleur proposé en salade (50 contre 15 % des choix).

IMPLIQUER L'ENFANT DANS LA PRÉPARATION DES PLATS

Des observations de terrain indiquent que les enfants qui ont participé à la confection d'un plat (choix de la recette, achat des produits, préparation culinaire) goûtent plus volontiers le plat ainsi préparé que si celui-ci avait été servi sans implication préalable.

ÉDUCATION SENSORIELLE : S'EXPRIMER À PROPOS DU GOÛT DES ALIMENTS

L'éducation sensorielle consiste à apprendre aux enfants à mettre des mots sur les sensations procurées par les aliments, à dépasser les réactions dichotomiques du type « bon »/« pas bon ». Appliqué au sein de l'école à travers une douzaine de cours (en France et en Suède), ce type d'éducation se montre efficace pour développer la capacité des enfants à décrire les propriétés gustatives et olfactives des aliments. La néophobie diminue avec le programme mais seulement de façon légère.

DISPONIBILITÉ DES ALIMENTS À LA MAISON

Une quinzaine d'études ont été publiées depuis 2005 qui montrent que le facteur le plus prédictif de la consommation de légumes chez les enfants est la disponibilité de cette catégorie de produits à leur domicile.

EXPOSITION RÉPÉTÉE : « LE PLAISIR AUGMENTE AU FUR ET À MESURE DES CONSOMMATIONS »

L'exposition répétée est un vecteur puissant de plaisir : l'appréciation pour les aliments au départ inconnus ou rejetés augmente au fur et à mesure des consommations. Le principe fonctionne bien chez l'enfant sans que l'on puisse prédire le nombre d'essais nécessaires pour que le plaisir s'installe durablement. Certains aliments très rejetés résistent cependant au processus.

CONTEXTE SOCIAL : MANGER ENSEMBLE

La présence d'autrui facilite le processus d'appropriation de l'aliment au départ rejeté. Dès le plus jeune âge, les enfants acceptent d'autant plus facilement un aliment que celui-ci est consommé devant eux par des personnes familières qui apprécient l'aliment.

TONALITÉ ÉMOTIONNELLE DU CONTEXTE DE CONSOMMATION

Une étude menée en contexte naturel auprès d'enfants de 3 à 5 ans montre que les effets positifs de l'exposition répétée sont renforcés quand l'aliment est consommé dans un contexte social chaleureux. La tentation est grande de raisonner *a contrario* : les consommations répétées généreraient moins de plaisir quand l'aliment est consommé dans un contexte de pression ou d'énervement.

STYLE ÉDUCATIF

Lors d'une étude récente, près de 400 mères d'enfants ayant entre 20 et 36 ans ont été interrogées sur leurs styles éducatifs en matière d'alimentation (autoritaire, démocratique ou permissif), leurs stratégies pour amener l'enfant à goûter les aliments rejetés (coercition, chantage, cuisiner selon le goût de l'enfant, donner des explications) et les critères de choix des aliments achetés pour leur enfant (santé, goût de l'enfant, prévention du surpoids, prix, praticité, naturalité). L'ensemble de ces comportements explique à hauteur de 20 % environ le caractère plus ou moins sélectif de l'enfant. Les attitudes qui ont le plus d'impact négatif sont : adopter un style éducatif permissif (peu de règles imposées, beaucoup d'ajustements aux volontés de l'enfant), acheter fréquemment des aliments que l'enfant apprécie (notamment pour éviter les conflits à table), cuisiner les aliments rejetés en fonction de ses préférences (ajouter une sauce appréciée, le mélanger avec des produits acceptés), et faire preuve de coercition quand l'enfant ne veut pas goûter ce qui lui est proposé (s'énerver, gronder, punir). Finalement, un trop grand laxisme (peu de règles, prise en compte importante des goûts de l'enfant) accompagné d'une trop forte répression (énervement et punition) explique en partie le caractère sélectif de l'enfant : le laxisme parce qu'il freine les apprentissages alimentaires de l'enfant qui ne consomme que ce qu'il aime, et la répression parce qu'elle induit un climat négatif à table, alors que des études ont montré que le goût de l'aliment se construit en association avec la qualité émotionnelle du contexte de consommation.

INFORMATIONS SANTÉ OU INFORMATIONS SENSORIELLES ET HÉDONIQUES ?

Il apparaît de façon assez consensuelle au sein de la littérature scientifique qu'apporter des indications sur le caractère bénéfique pour la santé des aliments ne permet en rien de modifier les comportements de choix alimentaires des enfants, et ceci, au moins jusqu'à l'adolescence. Le peu d'études qui portent sur l'impact d'une information de type hédonique (« aliment apprécié par les enfants de ton âge ») ou sensoriel (« goûte, c'est croquant ») montre en revanche que l'information incite l'enfant à goûter l'aliment. L'information santé est inefficace car l'enfant n'est pas préoccupé par les questions sanitaires ni à court terme ni à long terme, alors que l'information hédonique/sensorielle rassure l'enfant qui, quand il goûte un aliment nouveau, ressent la crainte de subir une mauvaise expérience sensorielle.

EN CONCLUSION

L'ensemble des stratégies que l'on vient d'exposer repose sur une éducation implicite et non pas explicite : *l'enfant est placé en situation d'apprenti, non d'élève.* L'apprentissage se fait par imprégnation progressive d'habitudes culinaires et éducatives qui s'acquièrent par observations et expériences répétées ; non pas à l'aide de cours.

Éduquer aux aliments ou aux nutriments ?

L'éducation nutritionnelle est un ensemble de processus éducatifs basés sur les connaissances nutritionnelles actuelles qui visent à modifier les comportements alimentaires dans le sens de prises alimentaires ajustées aux besoins des individus*. Elle est en général dispensée par des diététiciens, le plus souvent dans le cadre scolaire. Elle part du postulat que les enfants, éduqués aux propriétés sanitaires des aliments, feront de meilleurs choix alimentaires pour préserver leur santé et ne pas prendre le risque de grossir.

Ce postulat fait fi des nombreuses spécificités de l'enfant. Tout d'abord, la notion de santé est mal comprise des enfants. Elle est généralement opposée à la maladie. Manger sainement revient à ne pas attraper la grippe, idée fausse et peu pertinente. Jouant sur la vague de la peur, certains programmes n'hésitent pas à évoquer certaines maladies connues des enfants telles que le cancer. Mais veut-on vraiment se placer dans une perspective terroriste au prétexte d'essayer d'aider les enfants à mieux manger ? Ensuite, les enfants sont dans l'incapacité à agir maintenant pour préserver leur santé à long terme. Eux qui savent à peine gérer la notion d'année, comment pourraient-ils modifier leurs comportements guidés par des perspectives à vingt, cinquante ou quatre-vingt-dix ans (pratiquement un siècle) ? Enfin, l'enfant d'âge scolaire ne peut raisonner sur les transformations invisibles des objets. Ainsi ne peut-il pas comprendre qu'un aliment, objet familier et appartenant au monde du sensible, se transforme en

---

* Définition proposée par l'IFN, 2009.

nutriments, entités abstraites, dont l'effet sera bénéfique pour la santé. Pour l'ensemble de ces raisons, le lien entre aliments et santé apparaît comme hors de portée de l'enfant.

L'éducation alimentaire est l'ensemble des processus éducatifs qui permettent la transmission des savoir-faire alimentaires des groupes sociaux auxquels appartient l'individu*. L'attirance de l'enfant pour les produits denses n'est pas condamnée mais encadrée en apprenant à l'enfant à gérer les quantités ingérées. Pour cela, on évite les hypersollicitations et les hyperrestrictions qui entravent la capacité d'autorégulation. Le rejet des produits peu denses, notamment les légumes à partir de l'âge de 2 ans, est atténué par des pratiques éducatives implicites, de familiarisation se déroulant dans un contexte social chaleureux.

En résumé, *l'éducation au goût se fonde essentiellement sur la notion de plaisir* : plaisir régulé pour les aliments denses, plaisir construit par apprentissages pour les aliments au départ rejetés. Les besoins interindividuels sont pris en compte, ainsi que les différences culturelles. Le plaisir est un guide efficace d'apprentissage car il permet une appropriation intériorisée et durable des habitudes d'une famille ou d'une culture. L'éducation alimentaire repose sur ce principe. L'éducation nutritionnelle s'y oppose.

* Définition proposée par l'IFN, 2009.

CHAPITRE 19

La lutte contre la stigmatisation des sujets en surpoids : une voie de prévention de l'obésité

Jean-Pierre Poulain

Dans la langue française, le terme « stigmatiser » est ancien. Le *Littré* le définit comme « marquer avec un fer rouge », et *Le Robert* comme « dénoncer comme infâme, condamner avec force ». Il connaît aujourd'hui un regain de faveur qui correspond à la diffusion plus ou moins imprécise du concept des sciences sociales forgé par Erving Goffman. La rançon de ce succès est une certaine imprécision d'usage qui tend à le banaliser. En passant dans le langage courant ce concept sociologique a vu sa signification s'élargir et a perdu en précision. « Stigmatisation » est utilisé, notamment dans les médias, soit dans le sens de « pointer du doigt de façon critique quelque chose ou quelqu'un », le sens du *Littré*, soit dans celui de « critiquer injustement quelqu'un qui ne serait que partiellement responsable de ce qu'on lui reproche ». Il convient de le resituer au sein des théories sociologiques et psychosociologiques dans lesquelles il est apparu, en même temps que d'en préciser les limites de pertinence.

La stigmatisation, un processus bien défini

C'est en travaillant sur les dimensions sociales de la maladie mentale et des organisations psychiatriques qu'Erving Goffman[1] a forgé le concept de stigmatisation. Il la définit comme un processus qui tend à discréditer un individu considéré comme « anormal », « déviant ». Il montre que c'est au cours d'interactions sociales que l'étiquette de « déviant » est attribuée à un individu par d'autres individus, supposés « normaux ». Une fois attribuée, celle-ci justifie alors une série de discriminations sociales, voire d'exclusions. Goffman a proposé la notion de « statut principal » (*master status*) pour rendre compte du phénomène de réduction d'un individu à la caractéristique objet de la stigmatisation. Il se trouve réduit à la caractéristique « déviante » qui devient un stigmate. Ses autres qualités sociales passent alors au second plan. C'est ainsi que les personnes obèses sont plus souvent caractérisées par leur poids que par d'autres attributs sociaux. Le statut de « gros » ou de « grosse » prend le pas sur toutes les autres qualités du sujet.

Une fois ce label attribué, il justifie une série de discriminations sociales et des mesures d'exclusion plus ou moins sévères. Le stigmatisé s'enferme dans un véritable cercle vicieux lorsqu'il trouve normal le jugement qui est porté sur lui et finit par l'accepter. S'engage alors une dépréciation personnelle qui débouche sur une altération de l'image de soi et conduit l'individu à considérer comme légitimes les traitements discriminatoires qu'il subit et les préjudices dont il est victime. Il y a pleinement stigmatisation lorsque la victime considère comme normal ce qui lui arrive. Selon Goffman, ce processus se déroule en cinq étapes :

1. Le label de « déviant » est attribué à un individu par d'autres individus au cours d'interactions sociales.
2. L'individu se trouve réduit à son stigmate, toutes ses autres qualités sociales passant au second plan.
3. L'étiquette rend possibles et justifie certaines discriminations sociales.
4. Le sujet stigmatisé intériorise la dévalorisation.
5. Le sujet stigmatisé considère comme normal et justifié le sort qui lui est réservé, le piège se referme sur lui.

La stigmatisation au sens fort ne saurait donc se réduire à un simple regard critique porté sur une personne, elle est un processus d'interactions qui discrédite un individu et tend à transformer une victime en coupable. Le processus suppose également l'injustice des reproches au regard des actions de l'individu et surtout que ce dernier qui en est la victime accepte et intériorise la dévalorisation. Ainsi, lorsqu'on entend parfois « il faut stigmatiser les politiques qui ne font pas ceci ou cela » ou bien « il faut ou ne faut pas stigmatiser tel ou tel produit alimentaire », le terme relève du sens large et non du concept sociologique en question.

Les conséquences psychosociales de la stigmatisation

La description de la stigmatisation de l'obésité a été conduite, aux États-Unis par Werner Cahnman[2] et Natalie Allon[3]. Ils montrent que les sujets obèses souffrent, dans les sociétés développées, de stigmatisation. Depuis le simple achat d'une place d'avion ou de cinéma jusqu'au poids du regard esthétique qui pèse sur lui le sujet obèse est dévalorisé, marginalisé, mis au ban de la société. Deux types de travaux ont été réalisés : ceux qui visent à dresser l'inventaire et à décrire les formes de stigmatisation et ceux qui cherchent à faciliter le vécu et réduire l'importance des discriminations dont sont victimes les personnes obèses.

La stigmatisation repose sur un système de représentations et de croyances qui font de l'obésité un reflet des qualités morales de l'individu. « Il est comme cela, parce qu'il mange trop. S'il mange trop, c'est qu'il ne se contrôle pas. S'il ne se contrôle pas, peut-on lui faire confiance ? » On voit ici comment le raisonnement glisse d'une caractéristique physique au jugement moral de l'individu. « L'obèse est un être sans volonté », « il n'est qu'un glouton asocial »... Implicitement, ces jugements s'inscrivent dans des croyances du type : « Les individus n'ont que ce qu'ils méritent et méritent ce qu'ils ont. » Ils considèrent comme évident que « les comportements individuels sont contrôlables », que « la condition d'obèse est réversible » et que « si un individu obèse a vraiment la volonté de le faire, il peut perdre du poids ». C'est dans cet univers de sens que la stigmatisation s'enracine[4]. Les candidats à un poste de travail sont perçus par les recruteurs, par exemple, comme ayant un faible contrôle d'eux-mêmes, un faible potentiel à l'encadrement, une mauvaise hygiène personnelle, un niveau de productivité plus bas, moins d'ambition professionnelle et comme moins dignes de confiance[5].

Des liens statistiquement significatifs ont été mis en évidence à différents niveaux. Les obèses ont un taux d'accès à l'enseignement supérieur plus faible que les non-obèses[6]. Ils trouvent plus difficilement un emploi[7]. Leur niveau de revenu est significativement plus bas[8]. Le salaire moyen des femmes obèses américaines est inférieur de 12 % à celui des non-obèses[9] ; les hommes obèses sont sous-représentés et moins bien payés que les non-obèses dans les positions d'encadrement[10]. Leur promotion professionnelle est ralentie[11]. Enfin, leur vie domestique et l'utilisation d'équipements collectifs sont considérablement complexifiées[12]. Aux États-Unis, l'importance de ces discriminations est telle, que sous la pression des associations de défense ou plutôt de soutien des personnes obèses, elle a conduit le législateur à la prendre en compte[13]. En raison de ses conséquences sociales négatives, l'obésité peut être considérée, dans les sociétés occidentales développées, comme un véritable handicap social. La stigmatisation de l'obésité a cependant un impact considérablement plus fort sur les femmes que sur les hommes parce que ceux-ci sont moins soumis aux impératifs d'esthétique corporelle[14] mais cela semble être en passe de changer.

Les représentations négatives et les stéréotypes qui pèsent sur l'obésité peuvent fonctionner parfois comme des « prophéties autoréalisatrices[15] ». Ce concept, a été proposé par Robert Merton à la fin des années 1940. Il en donne la définition suivante : « La prophétie autoréalisatrice (*self-fulfilling prophecy*) est une définition d'abord fausse d'une situation, mais cette définition erronée suscite un nouveau comportement, qui la rend vraie[16]. » La projection sur les personnes obèses de représentations négatives pourrait, dans cette perspective, les conduire à se conformer au stéréotype. Cette question prend une importance d'autant plus grande que le sujet est jeune et en cours de construction. Pour Cahnman, « l'adolescent obèse est triplement victime : premièrement parce qu'il est discriminé, deuxièmement parce qu'il est incité à comprendre qu'il est le responsable de ce qui lui arrive et enfin parce qu'il en vient à accepter son traitement comme normal et juste » (voir note 2).

La stigmatisation résulte de la valorisation culturelle de la corpulence et des processus de définition des normes sociales de la corpulence qui désignent comme

« déviants » des individus hors de ces normes. Elle se traduit par des conséquences objectives (justification de certaines discriminations) et subjectives (dévalorisation de soi chez le stigmatisé). Ces conséquences ont un impact sur le développement de l'obésité elle-même en développant une désocialisation qui constitue le soubassement de troubles du comportement alimentaire plus ou moins compensatoires[17] et en détournant l'individu des contextes sociaux dans lesquels il est stigmatisé (comme les lieux de pratiques sportives).

En France, même si le mouvement est en retrait par rapport aux États-Unis, la stigmatisation des personnes obèses se développe[18]. Ce décalage temporel constitue à la fois une chance parce que les effets négatifs ne sont pas encore trop importants, et un obstacle car il rend le phénomène moins visible.

Pour les enfants, l'influence de la stigmatisation sur les trajectoires sociales est considérablement plus importante que pour les adultes, car elle intervient à des moments clés :

- lors de la socialisation alimentaire avec un risque de perturber de façon durable la mise en place de règles de comportement ;
- où, à travers les apprentissages scolaires, se mettent en place les ressources qui permettront l'insertion et l'évolution de la vie professionnelle et sociale ;
- et enfin, lors de la construction de la personnalité, des apprentissages de rôles sociaux et sexuels.

La dévalorisation de soi et la désocialisation qui accompagnent la stigmatisation ont un impact sur la réussite ou plutôt sur l'échec scolaire. Elles affectent également la socialisation alimentaire et la mise en place de catégories cognitives et de schémas comportementaux utiles tout au long de la vie. Ces deux conséquences justifient l'approfondissement des connaissances dans ces domaines et la mise en place d'actions de prévention. Les conséquences de la stigmatisation sont souvent lues comme des effets d'aggravation de l'obésité[19]. Une fois le surpoids ou l'obésité installé, chez un individu, la stigmatisation « dégrade » sa situation sociale qui en retour entretient l'obésité. Dans cette perspective, l'obésité est considérée comme un facteur de risque social (de dégradation ou de non-évolution d'une trajectoire sociale) qui s'ajoute et interagit sur les risques sanitaires identifiés par l'épidémiologie.

Mais la stigmatisation et les systèmes de valeurs qui la sous-tendent ont aussi, en exacerbant l'idéal de minceur, des actions délétères sur les sujets qui ne sont pas en surpoids. La stigmatisation a aussi des effets d'anticipation, en inquiétant les sujets non obèses sur le sort qui risque de leur arriver « si elles deviennent comme cela ». Elle soutient alors l'utilisation de différentes pratiques d'amaigrissement sans justification sanitaire qui peuvent se révéler à terme impliquées dans le développement de troubles du comportement alimentaire[20].

De la stigmatisation du poids à l'obsession du poids

Rappelons que les principales raisons pour lesquelles des individus veulent perdre du poids sont, très loin devant les raisons de santé, avant tout d'ordre psychosocial : esthétiques, pour plaire et pour se plaire[21], de sex-appeal[22], ou plus généralement pour « se sentir mieux[23] ». Rappelons également qu'en chiffres absolus, les enquêtes montrent qu'il y a au moins autant de sujets sans problème de poids (du point de vue médical) qui se préoccupent de leur corpulence et désirent maigrir que de sujets obèses.

Or la stigmatisation est le résultat d'une grille de lecture implicite qui pose la personne en surpoids comme responsable de sa situation. Une fois cette grille de lecture intériorisée, la palette de solutions se trouve réduite à ce qui est le plus visible depuis la décision de la personne : son alimentation et son activité physique.

Le risque est de passer de la lutte contre l'obésité à la lutte contre le surpoids et de voir le discours médical venir légitimer chez les adolescents et les adolescentes une recherche obsessionnelle de la perte de poids. Rappelons que pour un grand nombre d'adolescentes en Occident « être au régime », et cela quel que soit le poids réel, fait partie du statut normal de la femme. Pour certaines, « suivre un régime restrictif » est souvent vécu, et cela de plus en plus tôt, comme un signe positif de maturité[24]. La restriction alimentaire fait désormais partie de la panoplie des préadolescentes. Or non seulement le taux d'échec des régimes restrictifs (sans même parler des régimes fantaisistes) est très élevé, mais encore la restriction cognitive chez les sujets normaux pourrait être la cause de problèmes de santé (prise de poids en yo-yo, compulsion compensatoire...). Une surmédicalisation de l'alimentation contemporaine risque de donner des justifications d'apparence scientifique à de telles pratiques. Pour Germov et Williams, si épidémie (ou pandémie) il y a, c'est plutôt une « épidémie de mise au régime ». Et celle-ci pourrait bien être impliquée dans le développement de l'obésité. Certains nutritionnistes suggèrent même qu'il pourrait y avoir plus de risques encore à promouvoir la restriction cognitive et l'enchaînement des cycles de perte de poids et de reprise qui généralement l'accompagne[25].

Les effets de la stigmatisation sur la progression sociale

La description de la stigmatisation montre comment un certain nombre d'attitudes négatives à l'égard des sujets obèses peuvent affecter leurs trajectoires sociales. Les enfants sont la première source de stigmatisation déclarée par les obèses adultes. Cramer et Steinwert[26] ont montré que dès 3 ans, des enfants manifestent clairement des comportements de stigmatisation à l'égard de sujets en surpoids, qu'il s'agisse d'adultes ou d'autres enfants.

Mais l'existence d'attitudes négatives à l'égard des obèses de la part de personnel médical ou paramédical à l'intérieur des institutions de santé a également été mise en évidence[27]. Ces travaux montrent la perméabilité du milieu médical aux valeurs dominantes de la société (ici l'idéal de minceur) et l'influence déterminante de celles-ci sur les rôles professionnels des acteurs du système de santé. Comme l'avait déjà montré Goffman pour la maladie mentale, les membres de l'appareil médical assurent une fonction de « grands stigmatisateurs[28] ». L'idéologie médicale participe à la justification de l'« étiquetage » comme déviant et contribue à la dépréciation des personnes obèses. L'importance de ces discriminations est telle qu'elle a amené parfois les législateurs à en tenir compte, sous la pression des associations de défense ou plutôt de soutien des obèses qui se sont mises en place pour lutter contre ce qu'elles désignent comme la « tyrannie du morphologiquement correct ».

L'objectivation de la stigmatisation des obèses a permis le développement d'un second type d'explication des relations entre obésité et statut socio-économique : les positions sociales seraient en partie déterminées par l'obésité.

Le passage d'une distribution aléatoire de l'obésité infantile dans l'échelle sociale à une forte différenciation pour les adultes s'expliquerait par l'impact de l'obésité sur la mobilité sociale. Cette notion rend compte du déplacement d'un individu dans la structure sociale ; elle est dite intragénérationnelle si elle compare la position d'un même individu à deux moments de sa vie (début de carrière et fin de carrière par exemple), ou intergénérationnelle, si elle met en relation la position sociale d'un fils et celle de son père par exemple. La mobilité peut être ascendante, descendante ou équivalente selon que l'individu s'élève, descend ou reste au même niveau de l'échelle sociale.

L'obésité ralentit la mobilité intragénérationnelle et augmente la fréquence de la mobilité intergénérationnelle descendante. Cette dernière est influencée par trois facteurs principaux : le niveau d'éducation, l'activité professionnelle et le mariage qui n'ont pas la même importance selon les sexes. Pour les hommes, l'éducation et l'activité professionnelle ont un rôle plus important. Pour les femmes, le mariage est considérablement plus déterminant, même si son importance tend à diminuer. C'est ainsi que les femmes minces font plus fréquemment des mariages ascendants – c'est-à-dire se marient avec des hommes de statut social plus élevé qu'elles –, et qu'à l'inverse les femmes fortes réalisent plus souvent des mariages descendants – c'est-à-dire se marient avec des hommes de statut social moins élevé qu'elles[29]. Sous la pression du modèle esthétique de minceur, le mariage apparaît comme une véritable « gare de triage », orientant les femmes minces vers le haut de la société et les femmes fortes vers le bas. Les chefs de service, les recruteurs exercent à l'égard des personnels obèses des évaluations plus souvent négatives qu'à l'égard des personnels minces, ralentissant ainsi leur progression sociale. Sur des échantillons représentatifs de la population française, nous avons mis au jour des liens entre la corpulence et la dynamique des revenus ainsi qu'entre la corpulence et le sentiment d'amélioration ou de dégradation de sa situation professionnelle[30].

Le phénomène de stigmatisation sociale de l'obésité dans les sociétés développées peut donc être un facteur expliquant le passage d'une distribution presque aléatoire de l'obésité chez les enfants à une distribution associée aux statuts sociaux inférieurs chez les femmes adultes et au développement d'une nouvelle forme d'obésité dans les classes défavorisées chez les hommes, depuis les années 1960. L'obésité peut, dans cette perspective, être considérée comme un facteur de différenciation sociale négative et la lutte contre la stigmatisation s'inscrit dans une logique politique de lutte contre la discrimination. Du point de vue de la santé publique, elle peut contribuer à rompre les mécanismes de dévalorisation qui enferment les obèses dans ce que nous avons décrit comme le cercle vicieux de l'obésité[31].

Pourquoi lutter contre la stigmatisation de l'obésité et chercher à modifier les systèmes de valeurs qui la sous-tendent ?

En première lecture, les effets anticipateurs de l'obésité peuvent apparaître comme intéressants et même souhaitables, du point de vue de la santé publique, puisqu'ils alarment en quelque sorte le candidat potentiel sur le triste sort qui pourrait être le sien. On pourrait attendre qu'ils jouent ainsi un rôle positif dans la prévention, en renforçant la perception des risques associés à l'obésité. Nous sommes ici devant le principal *obstacle épistémologique* à la lutte contre la stigmatisation et probablement à la lutte contre l'obésité tout court. Obstacle, dont on peut faire l'hypothèse qu'il empêche de voir le rôle décisif qu'a joué et joue toujours la stigmatisation dans la génération d'effets contre-productifs des différentes campagnes et des actions de lutte contre l'obésité engagées dans les pays les plus touchés.

Les systèmes de valeurs qui sous-tendent le rapport à la corpulence, à l'image du corps, ont des effets retour sur la socialisation alimentaire et un impact concret sur les comportements alimentaires et d'activité physique. À travers les conséquences de la stigmatisation, ils affectent la mobilité sociale des acteurs, constituant un facteur d'inégalité sociale et d'aggravation de l'état sanitaire. Ces mécanismes de rétroaction et de causalité circulaire se repèrent également entre les systèmes de représentation et les appareils de normes relatifs à l'alimentation et à la corpulence. La préoccupation du poids et la nutritionnalisation de l'alimentation érodent les modèles alimentaires et accentuent le fait de s'alimenter sur un mode réflexif. Par effet retour, l'affaiblissement des normes sociales encadrant les pratiques alimentaires exacerbe le rapport à la corpulence.

Un fort consensus existe en sciences sociales sur l'analyse de la modernité alimentaire en termes d'affaiblissement de l'appareil normatif (formes de prises, horaires, conditions sociales de consommation...). Des interprétations complémentaires ont été produites en termes de *gastro-anomie* par Fischler[32], Corbeau[33] et Rivière[34], d'érosion et recomposition des modèles alimentaires par Beardsworth[35] et de transformation des formes de légitimité de l'appareil normatif, par Poulain[36].

Chez l'enfant et l'adolescent, le plus grave est que ces inquiétudes par rapport à la nourriture s'opèrent à des périodes de la vie où ont lieu des apprentissages fondamentaux relatifs à la construction des registres alimentaires, à la formation du goût, aux apprentissages liés au plaisir alimentaire partagé… La stigmatisation de l'obésité et les systèmes de valeurs qui la sous-tendent ont un impact sur les dispositifs de transmission et d'appropriation des modèles alimentaires.

La lutte contre la stigmatisation de l'obésité se justifie donc pour trois raisons :

1. Pour des *raisons éthiques* et de justice sociale tout d'abord. La stigmatisation affecte la trajectoire sociale des enfants obèses et constitue une source d'inégalité sociale. Les obèses sont victimes d'un racisme antigros et le plus paradoxal est que les stigmatisateurs sont installés dans leur bonne conscience.
2. Pour des *raisons sanitaires* ensuite. La stigmatisation des sujets obèses est une cause d'inégalité de santé, elle est un « facteur d'aggravation » du surpoids et de l'obésité. Mais, parce qu'elle désocialise le rapport à l'alimentation et accroît l'anxiété, elle a un impact négatif sur les régulateurs sociaux de l'alimentation ; phénomène d'autant plus important chez l'enfant que la socialisation alimentaire est en cours.
3. Des *raisons de prévention* enfin. La stigmatisation renforce et justifie des pratiques anticipatrices sauvages de mise au régime qui peuvent se révéler contre-productives.

NOTES

1. Goffman E., *Stigma. Notes on the management of spoiled identity*, Englewood Cliffs, 1963 ; trad. fr. *Stigmates. Les usages sociaux des handicaps*, Paris, Éditions de Minuit, 1975.
2. Cahnman W. J., « The stigma of obesity », *Sociological Quarterly*, 1968, 9, 3, p. 283-299.

3. Allon N., « The stigma of overweigth in everyday life », *in* Wolman B. (éd.), *Psychological Aspect of Obesity. A handbook*, New York, Van Nostrand Reihold, 1981, p. 130-174.

4. Puhl R. et Brownell K., « Bias, discrimination, and obesity », *Obesity Research*, 2001, vol. 9, p. 788-805.

5. Bellizzi J. A. et Hasty R. W., « Territory assignment decisions and supervising unethical selling behavior : The effects of obesity and gender as moderated by job-related factors », *Journal of Personal Selling Sales Management*, 1998, 18 ; Poulain J.-P., *Sociologies de l'alimentation*, Paris, PUF, 2002 (rééd. coll. « Quadrige », 2005) ; Amadieu J.-F., *Le Poids des apparences*, Paris, Odile Jacob, 2002.

6. Canning H. et Mayer J., « Obesity – Its possible effect on college acceptance », *New England Journal of Medicine*, 1966, 275, p. 1172-1174.

7. Matusewich E., « Employment discrimination against the overweight », *Personal Journal*, 1983, 62, p. 446-450 ; Benson P. L., Severs D., Tatgenhorst J. et Loddengaard N., « The social costs of obesity : A nonreactive field study », *Social Behaviour and Personality*, 1980, 8 (1), p. 91-96.

8. McClean R. A. et Moon M., « Health, obesity and earning », *American Journal of Public Health*, 1980, 70 (9), p. 1006-1009.

9. Register C. A. et Williams D. R., « Wage effects of obesity among young workers », *Soc. Sci. Q.*, 1990, 71, p. 130-141.

10. Gortmaker S. L., Must A., Perrin J. M., Sobol A. M. et Dietz W. H., « Social and economic consequences of overweight among adolescents and young adults », *New England Journal of Medicine*, 1993, 329, p. 1008-1012.

11. Hinkle L. E., Whitney L. H., Lehman E. W., Dunn J., Benjamin B., King R., Plakun A. et Flehinger B., « Occupation, education, and coronary heart disease », *Science*, 1968, 161, p. 238-246.

12. Karris L., « Prejudice against obese renters », *Journal of Social Psychology*, 1977, 101, p. 159-160 ; Myers A. et Rosen J. C., « Obesity stigmatization and coping : Relation to mental health symptoms, body image, and self esteem », *Int. J. Obes.*, 1999, 23, p. 221-230.

13. Baker, 1984.

14. Germov J. et Williams L., « The epidemic of dieting women : The need for a sociological approach to food and nutrition », *Appetite*, 1996, 27, p. 97-108.

15. Sobal J., « Sociological analysis of the stigmatization of obesity », *in* Germov J. et Williams L., *The Social Appetite. A sociology of food and nutrition*, Oxford University Press, 1999, p. 187-204.

16. Merton R., *Éléments de théorie et de méthode sociologique*, Paris, Colin, 1949 (1988).

17. Sobal J., « Obesity and nutritional sociology : A model for coping with stigma of obesity », *Clinical Sociology Review*, 1991, 9, p. 21-32.

18. Croizet J.-C. et Leyens J.-P., *Mauvaises réputations, réalités et enjeux de la stigmatisation sociale*, Paris, Armand Colin, 2003 ; Waysfeld B., *Le Poids et le Moi*, Paris, Armand Colin, 2003 ; Poulain J.-P., *Sociologie de l'obésité*, Paris, PUF, 2009.

19. Inserm, *Obésité, dépistage et prévention chez l'enfant, expertise collective*, Paris, Inserm, 2000, p. 29-50.

20. Germov J. et Williams L., « The epidemic of dieting women : The need for a sociological approach to food and nutrition », *Appetite*, 1996, 27, p. 97-108 ; Waysfeld B., *Le Poids et le Moi*, Paris, Armand Colin, 2003 ; Croizet J.-C. et Leyens J.-P., *Mauvaises réputations, réalités et enjeux de la stigmatisation sociale*, Armand Colin, 2003.

21. McKie L. J., Wood R. C. et Gregory S., « Women defining health eating : Food diet and body image », *Health Education Research*, 1993, 8, p. 35-41.

22. Charles N. et Kerr M., *Women, Food and Families*, Manchester, Manchester University Press, 1988.

23. Basdevant A., Laville M. et Ziegler O., « Recommandations pour le diagnostic, la prévention et le traitement de l'obésité », *Cah. nutr. diét.*, 1998, 33, p. 1-148 ; Poulain J.-P., Sociologie de l'alimentation, Paris, PUF, 2002.

24. Germov J. et William L., « The epidemic of dieting women : The need for a sociological approach to food and nutrition », *Appetite*, 1996, 27, p. 97-108.

25. Lester, 1994 ; Basdevant, 1997.

26. Cramer P. et Steinwert T., « Thin is good, fat is bad : How early does it begin ? », *J. Appl. Dev. Psychol.*, 1998, 19, p. 429-451.

27. Sobal J., « The medicalization and demedicalization of obesity », *in* Maurer D. et Sobal J., *Eating Agendas. Food and nutrition as social problems*, Aldine Transaction, New York, 1995.

28. Goffman E., *Stigma. Notes on the management of spoiled identity*, Englewood Cliffs, 1963 ; trad. fr. *Stigmates, Les usages sociaux des handicaps*, Paris, Éditions de Minuit, 1975.

29. Sobal J., « The medicalization and demedicalization of obesity », *in* Maurer D. et Sobal J., *Eating Agendas. Food and nutrition as social problems*, Aldine Transaction, New York, 1995.

30. Poulain J.-P., *Manger aujourd'hui*, Toulouse, Privat, 2001 ; Poulain *et al.*, 2003-2.

31. Poulain J.-P., « Les dimensions sociales de l'obésité », *in* Inserm, *Obésité, dépistage et prévention chez l'enfant, expertise collective*, Paris, Inserm, 2000.

32. Fischler C., *L'Homnivore*, Paris, Odile Jacob, 1990.

33. Corbeau J.-P. [1991], « Rituels alimentaires et mutations sociales », *Cahiers internationaux de sociologie*, PUF, 1992, vol. XCII.

34. Rivière C., *Les Rites profanes*, Paris, PUF, 1995.

35. Beardsworth A., « The management of food ambivalence : Erosion and Reconstruction ? », *in* Maurer D. et Sobal J., *Eating Agendas. Food and nutrition as social problems*, New York, Aldine Transaction, 1995.

36. Poulain J.-P., « La modernité alimentaire : pathologie ou mutations sociales ? », *Cah. nutr. diét.*, 1981, 33, 6, p. 351-358 ; Poulain J.-P., *Sociologie de l'obésité*, Paris, PUF, 2009.

CHAPITRE 20

Encourager l'abandon des régimes dans les programmes de lutte contre l'obésité

Magali Volery

Pourquoi le programme de promotion d'une alimentation saine et d'une activité physique régulière du canton de Genève a-t-il inclus dans son volet communication un message encourageant l'abandon des régimes amaigrissants ?

La préoccupation du poids et l'envie d'être plus mince : la nouvelle norme

Dans notre société où la proportion de personnes en excès de poids augmente constamment, la préoccupation du poids est omniprésente. Près de la moitié des Européens aimeraient être plus minces. En Suisse, chez les 14-17 ans, 62 % des filles souhaitent maigrir et 77 % se trouvent trop grosses[1]. Chez les adultes[2], 35 % de la population est insatisfaite de son poids, tandis que 60 % des femmes et 49 % des hommes déclarent faire attention à leur alimentation. En France, parmi les femmes de poids normal, 51 % sont au régime et parmi les femmes en excès de poids non obèses, 64 % sont au régime parce qu'elles se trouvent trop rondes[3]. En somme, et c'est logique, en même temps que le nombre de personnes en surpoids progresse, le nombre de personnes souhaitant maigrir augmente aussi.

L'obésité, un problème de santé publique alarmant

L'obésité est un problème de santé publique grave et reconnu aujourd'hui par l'ensemble des instances mondiales de la santé. Depuis 2002, l'Organisation mondiale de la santé qualifie l'obésité d'épidémie[4]. En Amérique du Nord où la problématique est plus importante, 20 à 30 % de la population souffre d'obésité[5]. En Europe, 10 à 20 % de la population est touchée.

À Genève, chez les 35-74 ans, 45 % des hommes et 25 % des femmes sont en surpoids[*], 15 % des hommes et 11 % des femmes souffrent d'obésité[**]. Additionnés, ces chiffres relèvent que 60 % des hommes et 36 % des femmes présentent un excès de poids[***]. Les enfants sont également concernés, en Suisse, 1 enfant sur 5, entre 6 et 12 ans, est en excès de poids[6].

---

* IMC 25-30.

** IMC > 30.

*** IMC > 25. Statistiques du Bus Santé, division d'épidémiologie clinique, département de médecine communautaire, Belle-Idée, HUG, données 2000-2004.

De quels moyens disposons-nous pour prévenir l'obésité ?

Beaucoup d'experts de différents horizons réfléchissent à cette question dans le monde entier. Face à cet important problème, la préoccupation est grande, les moyens mis en œuvre sont limités et leurs effets pas encore totalement connus.

Tous s'entendent pour assurer qu'une balance énergétique équilibrée ou négative constitue l'objectif à atteindre : consommer autant, voire moins d'énergie qu'on en dépense. Mais comment parvenir à cet objectif dans notre environnement actuel ? Les experts se divisent sur les réponses concrètes à apporter au problème de l'obésité.

Adopter des habitudes alimentaires saines et avoir une activité physique régulière constituent la priorité des programmes de promotion de la santé et de prévention de nombreux pays. Le discours consiste à répéter haut et fort « Mangez 5 fruits et légumes par jour » ou « Pour votre santé, évitez de manger trop gras, trop salé, trop sucré » ou encore « Faites 30 minutes d'activité physique par jour » (PNNS, 2001). Une confusion émerge dans l'esprit du public face à ces recommandations : permettent-elles d'améliorer la santé ou de perdre du poids ? Sur ce point, l'avis des spécialistes diffère. Un fossé s'est même formé entre d'une part les experts en promotion de la santé et de la prévention et d'autre part certains spécialistes du traitement de l'obésité.

Les experts en promotion de la santé ont pour objectif de diffuser des recommandations dont l'impact a été clairement démontré sur la santé. En mangeant mieux et en bougeant plus, on peut diminuer le risque d'apparition de maladies cardio-vasculaires et de certains cancers. Sur ce point, les chercheurs sont unanimes.

Pour ces experts, le fait même de manger équilibré permettrait d'obtenir également une diminution de la prévalence de l'obésité. Selon eux, nous vivons dans un environnement « obésogène ». La surenchère publicitaire et la surabondance de nourriture induiraient une surconsommation et des choix de plus en plus souvent inadéquats de la part des consommateurs, qui ne savent plus que manger. Il serait donc, de ce point de vue, indispensable de transmettre au public des informations claires afin que chacun puisse agir en connaissance de cause. L'étiquetage des emballages et la diffusion des messages de santé publique répondent à cet objectif. En ce sens, les actions des pouvoirs publics sur la modification du cadre de vie complètent ces démarches. Notamment la législation envers l'industrie agroalimentaire, la réglementation concernant la taille des portions vendues, la diffusion de spots publicitaires à la télévision, la suppression des distributeurs de boissons sucrées dans les écoles sont des projets qui devraient être poursuivis.

Face aux programmes de promotion de la santé et de prévention, des spécialistes du traitement de l'obésité[7], dont J.-P. Zermati et G. Apfeldorfer ainsi que d'autres auteurs du présent ouvrage, s'insurgent. Diffuser de tels messages reviendrait à encourager l'ensemble de la population à contrôler son alimentation, voire à se restreindre. Or il a été clairement décrit que, chez des sujets préoccupés par leur apparence physique, contrôler et restreindre son alimentation peut induire frustrations et restriction cognitive. Ce qui peut entraîner, à plus ou moins long terme, des compulsions alimentaires et des grignotages intempestifs[8]. Les fluctuations pondérales qui résulteraient de ces comportements de restriction aboutiraient à aggraver l'épidémie d'obésité et tiendraient un rôle contre-productif par rapport aux objectifs des experts en prévention.

Les modèles de changement de comportement montrent de façon évidente qu'entre connaissance, intention et pratique, les décalages sont parfois importants[9]. On peut savoir qu'il faut manger cinq fruits et légumes par jour, avoir l'intention d'en consommer cinq par jour et ne pas le faire pour autant ! Ainsi, la dernière étude Obépi (décembre 2009) montre que l'obésité continue de progresser en France malgré une bonne assimilation des messages de prévention par les consommateurs, comme en attestent les évaluations menées dès 2001 dans le cadre du PNNS.

Pour ces spécialistes de l'obésité, il est indispensable de clairement distinguer les messages concernant la santé nutritionnelle des messages concernant l'obésité, tant leur impact peut être opposé aux objectifs. Au lieu de diminuer la prévalence de l'obésité, de tels messages pourraient contribuer à son augmentation. Les autorités publiques ne prennent-elles pas le risque de développer un syndrome de restriction cognitive collectif ?

À l'instar des slogans, tels que « Fumer tue » que l'on retrouve sur chaque paquet de cigarettes, les messages tels que « Pour votre santé, évitez de manger trop gras, trop sucré, trop salé » ont-ils un réel impact sur les comportements individuels et sur la progression de l'obésité ? Les évaluations nationales américaines montrent que des messages similaires diffusés auprès de la population ont exercé un impact sur les comportements des individus mais pas sur leur poids.

Depuis le début de la diffusion de ces messages de santé publique, la prévalence de l'obésité n'a pas diminué en Europe non plus. Jusqu'à ce jour, il y a malheureusement trop peu d'études pour définir un consensus. Espérons que les expériences de santé publique d'aujourd'hui feront l'objet d'évaluations rigoureuses permettant de définir les démarches les plus efficaces pour l'avenir.

Les régimes amaigrissants : une fausse solution

Prévention des maladies cardio-vasculaires, des cancers ou de l'obésité ? La confusion règne. Face à une insatisfaction pondérale avec ou sans excès de poids avéré, le grand public, tout comme de nombreux professionnels de santé, adopte une réaction unilatérale : le régime !

Les régimes amaigrissants sont la première réponse populaire et médicale aux problèmes de poids. Faire un régime pour perdre du poids ? Pourquoi pas, c'est vrai dans le fond ? Mais que veut dire faire un régime ? D'après la définition de la Société canadienne de pédiatrie, cela consiste à modifier intentionnellement et souvent temporairement ses habitudes alimentaires pour perdre du poids.

On mange moins pendant un ou deux mois, on perd 5 ou 10 kilos et le problème est réglé. Si on a encore des kilos à perdre, on suit le régime pendant un an, on perd 20 à 30 kilos et là encore, on se dit que le problème est réglé. Oui, mais... Depuis les années 1990, les données scientifiques sont sans équivoque et se résument ainsi : en suivant un régime, même équilibré, seuls 5 % des gens arrivent à perdre 5 % de leur poids au-delà de 5 ans[10]. Les régimes sont inefficaces pour perdre du poids à long terme.

Plus grave, la pratique des régimes amaigrissants favorise la prise pondérale et aggrave, voire induit, des troubles du comportement alimentaire. Suivre un régime peut aussi entraîner des conséquences sur la génération suivante. Les mères au régime ont plus de risque d'avoir des enfants présentant des troubles du comportement alimentaire ou des problèmes d'obésité.

Ces faits nous amènent au constat suivant : les régimes amaigrissants, même équilibrés, contribuent à l'augmentation de la prévalence de l'obésité et à la progression de cette « épidémie ».

Et que font les spécialistes de la prévention face à cette pratique courante et logique ? Intègrent-ils cette réalité dans les stratégies de lutte contre l'obésité, à l'échelle de la communication générale ? Développent-ils des programmes de santé publique s'adressant aux habitants en remettant en question leurs habitudes et leurs réflexes ? Cherchent-ils à réduire le décalage entre les recommandations du monde de la santé et les attitudes quotidiennes des personnes concernées par les problèmes de poids ?

Le programme genevois Marchez et mangez malin[11] *!*

Le plan cantonal de promotion de la santé et de prévention (2007-2010) du canton de Genève est coordonné par le Département des affaires régionales, de l'économie et de la santé (DARES). L'un des trois objectifs prioritaires de santé publique de ce plan est de promouvoir une alimentation saine et une activité physique régulière.

Cet objectif est défini en cohérence avec les objectifs sanitaires nationaux et internationaux. L'Organisation mondiale de la santé a édité en 2002 une stratégie mondiale pour l'alimentation, le mouvement et la santé. L'Office fédéral de santé publique a adapté pour la Suisse cette stratégie en éditant en 2008 un Plan national alimentation et activité physique (PNAAP) (2008-2012[12]). La fondation Promotion santé Suisse est chargée de la mise en œuvre de ce plan et a défini une stratégie nationale pour la promotion d'un poids corporel sain[13]. Promotion santé Suisse soutient financièrement les cantons pour le développement de programmes ayant les enfants pour public cible. Genève bénéficie du soutien de Promotion santé Suisse à hauteur de près d'un million de francs suisses pour le programme Marchez et mangez malin ! répartis sur quatre ans (2008-2012).

Les deux objectifs généraux du programme genevois Marchez et mangez malin ! sont de promouvoir non seulement des comportements sains mais aussi un cadre de vie favorable à une alimentation saine et à une activité physique régulière.

Neuf recommandations ont été définies, en collaboration avec un groupe d'experts, à diffuser auprès de la population :

1. Remplacer les « régimes miracles » par une bonne hygiène de vie.
2. Équilibrer les repas.
3. Manger 5 fruits et légumes par jour.
4. Consommer 1 produit gras et/ou sucré au maximum par jour.
5. Respecter les sensations de faim et de satiété.
6. Intégrer au minimum 30 minutes par jour pour les adultes et 60 minutes par jour pour les enfants d'activité physique dans les activités quotidiennes.
7. Se déplacer à pied ou à vélo le plus souvent possible.
8. Planifier et pratiquer de l'exercice physique ou un sport lors des loisirs.
9. Limiter le temps d'écran et autres comportements sédentaires.

« *Maigrir fait grossir* », *un message de santé publique*

Remplacer les régimes amaigrissants par une bonne hygiène de vie est l'une des neuf recommandations du programme. « Maigrir fait grossir » est le message de santé publique correspondant, diffusé auprès de la population genevoise accompagné de la mention : « Les “régimes miracles” font grossir à long terme dans 95 % des cas à cause de l'effet yo-yo. En faisant un régime, on perd du poids. Dès l'arrêt du régime, on reprend davantage de poids. En cas de surpoids ou d'obésité, les “régimes miracles” ne sont pas une solution. “Marchez et mangez malin !” est une bien meilleure solution. »

Les effets visés par ce message sont, d'une part, de limiter la pratique de régimes amaigrissants au niveau individuel et, d'autre part, de diminuer l'offre de régimes amaigrissants, notamment celle des professionnels qualifiés, pour contribuer à l'amélioration de notre cadre de vie[14].

Les autres messages du programme genevois, comme « Jongler avec les fruits et légumes », « Écouter sa faim pour ne pas manger sans fin » ou encore « Mangez malin, équilibrez les repas » donnent des pistes d'éducation alimentaire.

UN PUBLIC CIBLE À NE PAS SOUS-ESTIMER : LES PERSONNES INSATISFAITES DE LEUR POIDS

« Maigrir fait grossir » évoque un paradoxe et a le mérite d'attirer l'attention du grand public et des médias. Toutes les personnes insatisfaites de leur poids présentant ou non un excès pondéral, en particulier les adolescentes et les jeunes femmes, ainsi que leur entourage, constituent le public cible de ce message. Et nous avons vu qu'elles étaient nombreuses...

INFORMER ET FORMER LES PROFESSIONNELS : LES RÉGIMES, MÊME ÉQUILIBRÉS, NE MARCHENT PAS

Une des perspectives importantes de ce message est que cette information soit intégrée aux formations de base des professionnels de la santé, du social, de l'éducation, du sport et de la restauration, afin que les connaissances et les pratiques des professionnels soient en adéquation avec les données scientifiques et contribuent à la diffusion de ce message.

SE MOBILISER CONTRE LES PRESCRIPTEURS DE RÉGIMES ABUSIFS

Une autre perspective du message « Maigrir fait grossir » est d'encourager les personnes victimes de régimes amaigrissants, ayant vécu un effet yo-yo, à se mobiliser contre les prescripteurs de régimes abusifs. Porter plainte est une des mesures les plus efficaces pour amorcer une procédure aboutissant à l'interdiction de certaines pratiques. Cela serait aussi une manière d'attirer l'attention des décideurs sur cette problématique et de dénoncer certains dérapages dangereux.

DES PHARMACIENS ENGAGÉS EN FAVEUR DE LA PROMOTION DE LA SANTÉ : PHARMACIENS MALINS !

Les pharmaciens constituent une profession susceptible d'encourager la pratique des régimes. Sont-ils des prescripteurs de pilules pour maigrir ou des vendeurs de régimes en poudre ? L'association PharmaGenève regroupe la majorité des pharmacies et des pharmaciens du canton de Genève. Cette association s'est positionnée en faveur de la promotion de la santé et a mis sur pied un projet encourageant ses professionnels à s'engager volontairement en tant qu'acteurs de promotion de la santé, en collaboration avec le Département des affaires régionales, de l'économie et de la santé. Pharmaciens malins ! comprend trois phases. Dans un premier temps, une formation a été organisée sur le thème de la promotion d'une alimentation saine et d'une activité physique régulière. Dans un second temps, au printemps, ces mêmes professionnels ont proposé dans les pharmacies des ateliers à leur clientèle autour des neuf recommandations du programme Marchez et mangez malin ! Pourquoi au printemps ? Car c'est la saison propice aux bonnes résolutions et aux régimes pour perdre du poids avant l'été. La troisième phase est sans doute la plus admirable. Les pharmaciens se sont engagés de manière volontaire à ne pas exposer de publicité pour des produits amaigrissants dans leurs vitrines. Au total, plus d'un tiers des pharmacies genevoises ont participé à l'action et ont respecté leur engagement.

En 2008, les connaissances des pharmaciens ont été évaluées avant la formation, individuellement, et à la fin du projet (par équipes d'officine) à l'aide d'un questionnaire[15] (Oreiller et Nigg, 2008). La question « Les régimes amaigrissants sont-ils efficaces pour perdre du poids à long terme ? » a été posée. Les résultats reportés dans le tableau ci-dessous sont éloquents. Alors qu'avant la formation la moitié des pharmaciens croyaient que les régimes pouvaient permettre de perdre du poids, ils sont un peu plus de 80 % à avoir intégré, à l'issue du projet, que les régimes sont inefficaces.

Taux de réponses des pharmaciens à la question « Les régimes amaigrissants sont-ils efficaces pour perdre du poids à long terme ? » au début et à la fin de l'action Pharmaciens malins !
(les différences sont statistiquement significatives)

	Avant la formation (n = 93)	**À la fin de l'intervention (n = 49)**
Mauvaises réponses : (oui, plutôt oui, ni oui ni non, ne sait pas)	48,4 % (n = 45)	18,4 % (n = 9)
Bonne réponse : (non)	51,6 % (n = 48)	81,6 % (n = 40)

Cet exemple d'action réalisé en 2008, et réédité en 2009, à Genève, illustre l'impact du message « Maigrir fait grossir », à l'échelle locale, intégré par une association de professionnels de la santé.

Quel avenir pour la prévention de l'obésité ?

Il est extrêmement positif que les autorités définissent l'alimentation et le mouvement comme une priorité de santé publique. Considérer la promotion de la santé et la prévention comme essentielle constitue une première étape à saluer.

Encourager l'abandon des régimes amaigrissants dans un programme de promotion de la santé et de prévention, comme à Genève, est une initiative novatrice et pertinente. Les effets visés par le message « Maigrir fait grossir » sont de limiter l'offre et la pratique des régimes amaigrissants drastiques et absurdes, contre lesquels tous les spécialistes se mobilisent. Le choix de ce message est le résultat d'un consensus entre l'ensemble des experts, partisans des programmes traditionnels et partisans antirégimes. Adopter des habitudes alimentaires saines ne signifie pas suivre un régime amaigrissant. Apprendre à manger sainement ne veut pas dire être obsédé par son poids et restreindre sa consommation alimentaire drastiquement.

Les données existantes sur la question des régimes vont, néanmoins, plus loin. Elles ne disent pas seulement que les régimes miracles font grossir. Elles évaluent aussi les régimes équilibrés, hypocaloriques ou hyperprotéinés. Lorsque « Maigrir fait grossir » dit que les régimes miracles font grossir dans 95 % des cas, il ne reprend qu'une partie des conclusions de ces études. En limitant les dangers aux seuls régimes miracles, le programme Marchez et mangez malin ! participe à la confusion. Les nombreux professionnels qui prescrivent des régimes équilibrés ne se remettent pas en question et n'envisagent pas de changer leurs pratiques. Ils maintiennent leur position car ils n'ont pas intégré la notion que donner des conseils visant l'équilibre alimentaire est une forme de régime.

Encourager la consommation de cinq fruits et légumes et un produit gras et ou sucré par jour, c'est aussi une forme de régime. L'objectif de ces messages santé est éducatif. Ces références peuvent être un repère pour les parents et les adultes en charge d'éducation pour apprendre aux enfants à prévenir la survenue de certains cancers ou de maladies cardio-vasculaires. Intégrés dans un programme de lutte contre l'obésité, ces messages vont contribuer à développer un sentiment de restriction cognitive collectif.

Nous nous devons de relever, donc, que les messages, diffusés dans le cadre des programmes de promotion de la santé et de prévention d'aujourd'hui, induisent des confusions dans l'esprit du public et des professionnels. Il est difficile de savoir ce qu'il faut faire, pour être en bonne santé ou pour perdre du poids.

Pour faciliter la compréhension des messages, constituer des programmes de prévention distincts pour la prévention des maladies cardio-vasculaires, la prévention des cancers et la prévention de l'obésité pourrait être une solution juste.

Regrouper les messages propres à la prévention de l'obésité dans un programme indépendant permettrait d'éviter les incohérences. L'un des objectifs prioritaires serait d'expliciter clairement que la présence de régimes amaigrissants dans notre environnement contribue autant au développement de l'obésité que la surabondance d'aliments. À cela, il serait nécessaire d'ajouter la présentation de solutions alternatives pour prévenir (et traiter ?) l'obésité. Une des solutions développées dans le chapitre 18 par Natalie Rigal est de généraliser l'éducation sensorielle des aliments, non seulement à l'école auprès des enfants mais également auprès des adultes en charge de l'éducation, afin de travailler le développement du goût. Cette approche vise la familiarisation avec tous les aliments existants dans notre environnement et une diversification alimentaire. À terme, chaque individu pourrait manger avec discernement ce dont il a envie, en respectant ses sensations de faim et de satiété. Ce qui va dans le sens d'un autre message adopté par le gouvernement genevois dans son programme Marchez et mangez malin ! : « Écouter sa faim pour ne pas manger sans fin. »

Parallèlement le travail sur l'environnement, dans le cadre de la lutte contre l'obésité, est essentiel et prioritaire. Par exemple, il a été clairement démontré que la taille des portions proposées aux enfants influençait de manière significative la quantité consommée[16]. Plus la portion est grande, plus les enfants mangent. Cela altère le respect des sensations de faim et de satiété, pourtant innées à la naissance chez chacun d'entre nous.

Évaluer les actions, une priorité

L'évaluation est une étape indispensable des programmes de promotion de la santé et de prévention Nous pourrons ainsi avoir connaissance de données permettant de définir avec précision les actions et les messages efficaces dans la lutte contre l'obésité. Car, aujourd'hui, autant révéler notre impuissance, il n'y a pas de solution unique et efficace pour prévenir et traiter les problèmes de poids.

Un point, cependant, reste clair, et nous venons de le démontrer : la lutte contre tous les régimes amaigrissants fait partie intégrante du combat contre l'obésité, au niveau tant individuel qu'environnemental.

NOTES

1. Narring N. *et al.*, *Santé et styles de vie des adolescents âgés de 16 à 20 ans en Suisse*, Lausanne, SMASH 2002, Swiss Multicenter Adolescent Survey on Health, 2002.

2. Office fédéral de la statistique, *Enquête suisse sur la santé 2002*, Neuchâtel, ESS 2002, 2004.

3. Hubert A. *et al.*, « Corps de femmes sous influence. Questionner les normes », *Les Cahiers de l'Ocha*, 2004, n° 10.

4. Organisation mondiale de la Santé, *Stratégie mondiale pour l'alimentation, l'exercice physique et la santé*, Genève, OMS, 2002.

5. Center for Disease Control and Prevention, « State-specific prevalence of obesity among adults », United States, 2007, MMWR, 2008, 57 (36), p. 765-768.

6. Zimmermann M. B., Gubeli C., Puntener C. et Molinari L., « Overweight and obesity in 6-12 year old children in Switzerland », *Swiss Med.*, 2004.

7. Bacon L. *et al.*, « Evaluating a "non-diet" wellness intervention for improvement of metabolic fitness, psychological well-being and eating and activity behaviors », *Int. J. Ob.*, 2002, 26, p. 854-865.

8. Fairburn C. G., « Interpersonal psychotherapy for bulimia nervosa », *in* Garner D. M. et Garfinkel P. E. (éd.), *Handbook of Treatment for Eating Disorders*, New York, Guilford Press, 1997, seconde édition, p. 278-294.

9. Glanz K. *et al.*, *Health Behavior and Health Education. Theory, research, and practice*, Jossey-Bass, 2008, 4e édition ; Prochaska J. O. et DiClemente C. C., « Transtheoretical therapy : Toward a more integrative model of change », *Psychotherapy. Theory, research and practice*, 1982, 19 (3), p. 276-288.

10. Anderson J. W. *et al.*, « Long-term weight-loss maintenance : A meta-analysis of US studies », *Am. J. Clin. Nutr.*, novembre 2001, 74 (5), p. 579-584 ;

Douketis J. D. *et al.*, « Systematic review of long-term weight loss studies in obese adults : Clinical significance and applicability to clinical practice », *International Journal of Obesity*, 2005, 29, p. 1153-1167 ;

Neumark-Sztainer D. *et al.*, « Why does dieting predict weight gain in adolescents ? Findings from project EAT-II : a 5-year longitudinal study », *J. Am. Diet. Assoc.*, 2007, 107, p. 448-455 ;

Phelan S. *et al.*, « Recovery from relapse among successful weight maintainers », *Am. J. Clin. Nutr.*, décembre 2003, 78 (6), p. 1079-1084 ;

Sacks F. *et al.*, « Comparison of weight-loss diets with different compositions of fat, protein, and carbohydrates », *N. Engl. J. Med.*, 2009, 360, p. 859-873 ;

Summerbell C. D. *et al.*, « The association between diet and physical activity and subsequent excess weight gain and obesity assessed at 5 years of age or older : A systematic review of the epidemiological evidence », *Int. J. Obes.* (Lond.), juillet 2009, 33, suppl. 3, S1-S92.

11. Débenay E. et Volery M., Programme cantonal « Marchez et mangez malin ! », service de promotion de la santé et de prévention, Direction générale de la santé, Département de l'économie et de la santé, État de Genève, Suisse, 2008.

12. Marcacci A., *Programme national alimentation et activité physique 2008-2012*, Berne, Suisse, Office fédéral de santé publique, 2007.

13. Schopper D., *Poids corporel sain : comment enrayer l'épidémie de surcharge pondérale ? Bases scientifiques en vue de l'élaboration d'une stratégie pour la Suisse*, Berne, Suisse, Promotion Santé Suisse, 2005.

14. Débenay E. *et al.*, *Rapport stratégique du Plan cantonal de promotion de la santé et de prévention du canton de Genève*, État de Genève, Suisse, service de promotion de la santé et de prévention, Direction générale de la santé, Département de l'économie et de la santé, 2007.

15. Oreiller S. et Nigg M., *Élaboration d'un autoquestionnaire évaluant les connaissances des neuf recommandations de la population adulte en*

matière d'alimentation et d'activité physique, travail de bachelor, Genève, Suisse, Haute école de santé, filière nutrition et diététique, 2008.

16. Fisher J. O. *et al.*, « Portion size effects on daily energy intake in low-income Hispanic and African American children and their mothers », *Am. J. Clin. Nutr.*, 2007, 86, p. 1709-1716.

CHAPITRE 21

« Choisir de maigrir ? » : l'expérience québécoise

Lyne Mongeau
et Véronique Provencher

Au fil des dernières décennies, notre vision du corps a connu de grands bouleversements. Au XVIIIe siècle, les femmes affichant de belles rondeurs étaient mises en valeur, comme en témoignent les œuvres des peintres ; pensons par exemple à la toile *Les Grandes Baigneuses* d'Auguste Renoir. Même si nous nous émerveillons toujours devant ces œuvres, nous devons admettre que de nos jours ce sont plutôt des jeunes femmes filiformes qui prennent la vedette, défilant sous la griffe de créateurs de mode réputés. Le rapport au corps a donc évolué d'un modèle plus traditionnel, qui voyait d'un bon œil la présence d'un certain surplus de poids (d'où l'étymologie « em-bon-point »), vers un modèle moral (où la gourmandise est un des péchés capitaux) et un modèle médical (où un poids élevé est associé à la maladie) (Parham, 1996). Issue du discours médical, de l'univers de la mode et de la beauté et même des tendances culinaires et de notre alimentation quotidienne, la peur de devenir gros est désormais ancrée dans nos croyances (Fischler, 2001). Elle teinte également la vision traditionnelle du modèle médical face au poids : l'accent est surtout mis sur la perte de poids et s'appuie principalement sur les restrictions alimentaires comme pierre angulaire du traitement (National Institute of Health, 2000). Tel qu'exposé dans les chapitres précédents, l'effort cognitif soutenu qu'exige la restriction se traduit rarement en réussite, particulièrement lorsqu'on s'attarde aux résultats sur une longue période. L'efficacité des régimes amaigrissants est donc remise en doute. Dans le chapitre 5 de ce livre, J.-P. Zermati et G. Apfeldorfer soulignent que la restriction cognitive a même été associée à des troubles du comportement alimentaire ainsi qu'à des complications sur le plan psychologique. Comment devrions-nous approcher la problématique du poids ? Comment intervenir auprès des personnes préoccupées par leur poids, découragées par leurs tentatives répétées et sans succès et qui veulent toujours maigrir ? « C'est important, je dois perdre du poids afin d'être en bonne santé », nous disent-elles. Mais est-ce réalisable pour tous ?

La santé pour tous les formats corporels : est-ce possible ?

Il est vrai que la prévalence de l'excès de poids connaît une croissance importante depuis quelques années dans nos sociétés modernes (Organisation mondiale de la santé, 2000). L'excès de poids est également associé à différents problèmes de santé (Field, Barnoya et Colditz, 2002). L'idée que toutes les personnes qui ont quelques kilos en trop sont nécessairement en mauvaise santé et que seules celles qui sont minces sont en bonne santé est d'ailleurs bien répandue au sein de la population. Certaines études rapportent toutefois que la mortalité n'est pas nécessairement plus élevée chez les personnes qui présentent de l'embonpoint (Flegal, Graubard, Williamson et Gail,

2005), et que *certains individus obèses peuvent même avoir un bilan de santé positif, alors que des personnes minces peuvent présenter un profil détérioré* (Esser et Scheen, 2009 ; Wildman *et al.*, 2008). Puisqu'on dénote la présence d'une grande hétérogénéité quant au risque associé à l'obésité, l'état de santé d'une personne ne peut pas être jugé seulement sur le nombre de kilos qu'affiche le pèse-personne. L'amélioration de la santé ne repose pas uniquement sur la perte de poids.

Au début des années 1980, quelques dissidents de l'approche médicale traditionnelle ont proposé une nouvelle façon de considérer la problématique du poids afin de contrer les pressions selon lesquelles la santé passe obligatoirement par la minceur à tout prix ; pressions particulièrement manifestes chez les femmes. D'une part, avec l'appui des propos publiés par Susie Orbach (1978), le mouvement féministe ainsi que certains cliniciens sont montés au créneau pour défendre les femmes contre le pouvoir médical exercé sur la définition de ce que doit être leur corps. D'autre part, des chercheurs ont, quant à eux, remis en question l'efficacité et la pertinence des traitements traditionnels de perte de poids (Brownell et Rodin, 1994 ; Polivy et Herman, 1985 ; Wooley et Wooley, 1984). C'est donc ainsi qu'est né un nouveau paradigme sur le poids (NPP), c'est-à-dire un nouvel ensemble de croyances, de valeurs reconnues et de techniques communes aux chercheurs et aux cliniciens qui œuvrent dans le domaine de la gestion du poids, qui modèle et guide une nouvelle vision de la problématique du poids. Ainsi, *a émergé une nouvelle définition de ce que pourrait signifier « avoir un poids normal » : soit atteindre et maintenir un poids qui s'installe tout naturellement chez une personne au moment où elle adopte un mode de vie sain et équilibré* (Robison, 2009). Il ne s'agit donc pas d'un poids idéal qui correspond aux standards actuels liés à la minceur à tout prix et qui peut nécessiter un contrôle cognitif constant de la part du mangeur. Ce mode de vie sain et équilibré se traduit plutôt par différents comportements en harmonie avec l'individu, tels que choisir une variété d'aliments sains, d'une manière naturelle et détendue, tout en respectant ses signaux de faim et de satiété ; être actif en pratiquant tous les jours des activités physiques d'intensité modérée, tout en étant confortable afin de conserver le plaisir de bouger et de sentir son corps bouger ; être bien dans sa peau et en accord avec ses valeurs. Pour parvenir à cet équilibre, il faut mettre de côté l'obsession de la minceur qui se traduit par la pratique répétée de régimes amaigrissants, par un sentiment d'obligation de pratiquer des activités physiques et par la dévalorisation de soi.

Le nouveau paradigme sur le poids (NPP) : fondements et principes

Aussi connu sous l'appellation de *Health-at-Every-Size* (H@ES) *paradigm*, le NPP soutient que tout individu peut être en bonne santé, peu importe son poids ou sa physionomie. Il est donc possible d'atteindre le bien-être et la santé sans nécessairement passer par la perte de poids, car les dimensions sociale, psychologique, spirituelle et physique doivent toutes être prises en considération. *Deux grands principes forment la base du NPP : l'acceptation et le* « non dieting ». Ces derniers reposent sur une reconnaissance des réalités plus difficiles qui font partie de la vie des gens, soit l'efficacité mitigée de la majorité des régimes amaigrissants et la difficulté de demeurer mince dans un environnement dominé par une abondance qui favorise la consommation.

L'acceptation, tant de soi que de la diversité des profils corporels, est une dimension incontournable du NPP qui le différencie des autres approches reliées au poids. *Le NPP souligne l'importance d'être bien dans sa peau maintenant, sans attendre d'être mince.* Lorsqu'il est question d'acceptation de soi, cela ne signifie pas qu'on refuse de changer, mais qu'on prend plutôt conscience de ses forces et de ses atouts tout en considérant de façon objective ses limites et ses faiblesses. La personne sera ainsi beaucoup plus disposée à s'engager dans une démarche de changement et à modifier ses habitudes de vie, tout en renforçant son estime d'elle-même et sa croyance en ses capacités de changement.

Sur le plan pratique, l'acceptation de soi peut toutefois être difficile à réaliser, tant pour les gens aux prises avec un problème de poids que pour les professionnels de la santé. Certains experts dans le domaine de l'obésité suggèrent même le contraire : un poids insatisfaisant favoriserait une perte plus importante. Il n'en fallait pas plus pour remettre au premier plan l'importance d'une perte de poids à tout prix. D'ailleurs, le poids n'est-il pas le dernier préjugé socialement acceptable ? Dans le cadre du NPP, on tente plutôt de contrer les préjugés qui persistent au sein de la société en favorisant le respect et l'acceptation de la personne selon la diversité des profils corporels. *La valeur d'un être humain doit être dissociée de son poids.*

La dimension du *non dieting* est présente de façon variable selon les auteurs et les programmes développés jusqu'à présent. Certains mettent à l'écart la notion de perte de poids alors que d'autres ne l'excluent pas. Peu importe la vision adoptée quant à l'amaigrissement, le refus d'encourager les diètes restrictives reste toutefois au cœur du NPP. Les restrictions alimentaires sont donc mises de côté pour laisser libre cours à l'écoute des signaux corporels de faim et de satiété, tout en mettant l'accent sur le plaisir de manger et de bouger (Parham, 1996). La personne est également amenée à reconnaître la présence de stimuli reliés aux émotions et à l'environnement qui influencent ce qu'elle mange, ainsi qu'à essayer d'autres moyens pour y faire face. Cette nouvelle approche reconnaît aussi l'importance d'une alimentation de qualité et d'un mode de vie sain, équilibré et actif au quotidien (Parham, 1996 ; Berg, 2001). L'alimentation et l'activité physique ne sont toutefois pas utilisées comme moyens de contrôle du poids, mais plutôt comme moyens permettant d'améliorer la santé et la qualité de vie.

Survol de la littérature scientifique traitant des interventions s'inspirant du NPP

Depuis le milieu des années 1980, différents groupes de recherche se sont intéressés aux effets des interventions s'inspirant du NPP sur la santé et le bien-être des personnes en étudiant différentes facettes liées à la santé, soit : les paramètres psychologiques, les comportements alimentaires, les variations du poids corporel et le profil métabolique.

D'un point de vue psychologique, on a observé une diminution des symptômes dépressifs chez les participantes suite à une intervention s'inspirant du NPP, une meilleure estime d'elles-mêmes ainsi qu'une image plus positive de leur corps (Bacon *et al.*, 2002 ; Ciliska, 1998 ; King, 2007). Ces effets bénéfiques sur les symptômes dépressifs et l'estime de soi ont également persisté dans le temps (Bacon, Stern, Van Loan et Keim, 2005). Même si des bénéfices sur le plan psychologique ont également été rapportés suite à un régime amaigrissant, on doit noter que ces améliorations sont habituellement dépendantes du nombre de kilos perdus : plus on perd de poids, mieux on se sent. Ainsi, un retour au profil psychologique de départ survient généralement lorsque le poids est repris, situation à laquelle pourraient même s'ajouter de forts sentiments d'échec et de frustration. Puisque les interventions s'inspirant du NPP ne visent pas la perte de poids, elles sont moins susceptibles de générer une telle situation et, en conséquence, les bénéfices reliés aux sentiments de mieux-être ne sont pas tributaires des kilos qui s'affichent sur le pèse-personne.

Quant au rapport à la nourriture, les personnes participant aux interventions s'inspirant du NPP semblent adopter une alimentation moins restrictive, conformément au concept de « légalisation » des aliments. Le NPP permettrait également de réduire la (sur)consommation d'aliments en réponse à des influences extérieures et/ou en absence d'une sensation réelle de faim, le tout s'accompagnant d'une réduction de la préoccupation pour le poids et les aliments (Bacon *et al.*, 2002 ; Bacon *et al.*, 2005). Qu'advient-il de la gestion du poids ? Il est évident que les personnes qui suivent un régime amaigrissant présentent une perte de poids plus importante que celles ayant plutôt pris part à l'intervention inspirée du NPP. Toutefois, la différence observée tend à disparaître dans le temps parce que, dans plusieurs cas, les femmes ayant suivi un régime amaigrissant reprennent graduellement le poids perdu. Puisque ce regain de poids peut s'expliquer entre autres par une surconsommation d'aliments plus importante en réponse à des influences extérieures, les femmes ayant adhéré à l'approche du NPP pourraient être en meilleure position pour prévenir un gain de poids à long terme en raison des bénéfices notés sur leurs comportements alimentaires.

La question du profil métabolique a été très peu étudiée. Des chercheurs ont récemment rapporté un maintien des valeurs abaissées de cholestérol total et de LDL-cholestérol chez les femmes ayant participé à l'approche NPP (Bacon *et al.*, 2005). Alors que l'amélioration du profil lipidique peut s'expliquer en grande partie par la perte de poids chez les femmes ayant suivi un régime amaigrissant, le même constat ne peut être fait chez celles ayant participé à l'intervention NPP. De plus, il est intéressant de noter qu'aucune détérioration du profil métabolique n'a été notée et ce, même si les femmes ne mettent plus l'accent sur la restriction et la perte de poids. Cette observation suggère donc que l'acceptation et le *non dieting* mis en avant par le NPP ne sont pas synonymes d'un laisser-aller sur le plan alimentaire.

L'approche québécoise : le programme Choisir de maigrir ?

En 1982, des intervenants* du centre local de services communautaires de Rosemont à Montréal étaient confrontés aux femmes obèses et/ou préoccupées par leur poids qui avaient bien souvent expérimenté de nombreux moyens pour maigrir et qui étaient toujours en quête du poids idéal. Ces intervenants ont voulu innover et offrir une approche davantage orientée sur le bien-être général. Le programme Choisir de maigrir ? a donc été développé et peaufiné durant une période de quatre ans, puis appli-

* Le masculin est utilisé pour ne pas alourdir le texte, mais les intervenants sont souvent des femmes.

qué. Plusieurs aspects de la démarche proposée, tant dans le contenu que dans l'approche d'intervention, visent à briser l'état de dépendance envers les thérapeutes, les trucs et les produits de toutes sortes pour maigrir. Le nom « Choisir de maigrir ? » (doté d'un point d'interrogation) indique clairement la visée du programme vers une prise de décision éclairée sur le choix de maigrir ou non et, le cas échéant, sur le cheminement à adopter par la suite. L'hypothèse sous-jacente est que le poids, la nourriture et l'image de soi jouent un rôle tellement important dans la vie de ces femmes, que devenir maître d'œuvre de leur démarche pourrait constituer un jalon pour reprendre du pouvoir sur leur vie.

Ainsi, pour rompre avec la dépendance et les schèmes ancrés depuis longtemps, il faut consacrer temps et énergie. Le programme Choisir de maigrir ? est donc très intensif. Il s'échelonne sur quatorze semaines, soit treize rencontres de 3 heures et une rencontre intensive de 6 heures, pour une durée totale de 45 heures. Un groupe comprend environ 14 participantes. Basé sur une vision globale de la santé, le programme aborde le problème selon ses multiples dimensions : biologique, psychologique et socioculturelle. Le cheminement proposé aux participantes est réalisé à partir d'activités variées (par ex. auto-observation, partage, discussion, lecture et exercices) et place les participantes dans une position d'apprenantes actives et même d'artisanes de leur propre démarche. Choisir de maigrir ? mise donc sur un processus de croissance personnelle amenant les participantes à effectuer un processus de prise de décision éclairée et à élaborer un plan d'action (figure 1). Ayant reconnu l'espace pris par le poids et les diètes dans leur vie, les participantes parviennent à le relativiser pour investir leurs efforts différemment.

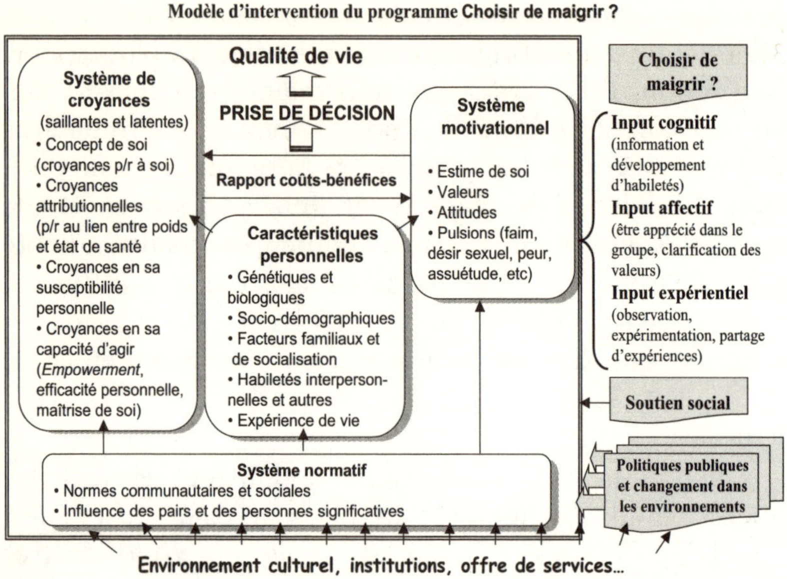

Figure 1 – Cadre conceptuel de « Choisir de maigrir ? »
Source : Côté D. et Mongeau L., (2005), *Le Programme Choisir de maigrir ? Guide pour les intervenantes et les intervenants* (avec la permission d'Équilibre, groupe d'action sur le poids).

BUT ET OBJECTIFS DU PROGRAMME CHOISIR DE MAIGRIR ?

Choisir de maigrir ? vise une saine gestion du poids par une prise de décision éclairée sur le choix de maigrir et l'élaboration d'un plan d'action. *Les résultats attendus du programme devraient se mesurer par une meilleure qualité de vie, se traduisant par une amélioration de la relation avec la nourriture, et avec le corps, une plus grande efficacité personnelle, une plus grande estime de soi, une amélioration des comportements de santé et une plus grande satisfaction dans la vie.* Le programme a été structuré sur la base de trois objectifs généraux : 1) explorer les diverses dimensions de soi-même et de son problème de poids ; 2) comprendre son problème dans toutes ses dimensions ; 3) déterminer une orientation et des moyens par rapport à son choix de maigrir. Les conceptrices y ont associé quatorze objectifs intermédiaires et plus d'une centaine d'objectifs spécifiques, eux-mêmes rattachés à une ou plusieurs activités. Les intervenants ont donc une feuille de route précise leur permettant de garder le cap tout au long de l'intervention. Néanmoins, il y a place pour la souplesse et les préoccupations particulières des participantes.

PHILOSOPHIE ET APPROCHE D'INTERVENTION

La philosophie de Choisir de maigrir ? s'inspire du NPP décrit précédemment. L'amélioration de la santé et du bien-être, sans mettre l'accent sur la perte de poids, et l'acceptation de soi sont au cœur du programme. *Une telle intervention n'est pas contre l'amaigrissement, mais contre un amaigrissement acharné, dangereux et non respectueux du bien-être de l'individu.* Conséquemment, son succès ne se mesurera pas uniquement en termes de kilos perdus, mais en fonction des bénéfices que la personne obtiendra des changements apportés à son style de vie (par ex. ressentir un bien-être, retrouver la capacité de pratiquer certaines activités, avoir une meilleure estime de soi). En plus d'une vision particulière en regard du contenu d'intervention, une approche d'intervention non directive est mise en avant (Portelance, 2001), ce qui permet aux individus de regagner du pouvoir sur leur vie et leur santé (Rappaport, 1987 ; Tones et Tilford, 2001).

Choisir de maigrir ? propose une approche d'intervention hybride, située entre le groupe de psycho-éducation et le groupe de *counseling* (Côté et Mongeau, 2003). L'approche est éclectique, plusieurs sources ayant inspiré l'élaboration du programme. Pour ses conceptrices, il était clair dès le départ qu'il ne s'agissait pas d'un groupe de thérapie. Le recours à la thérapie sera envisagé après le programme par une participante qui identifierait une problématique le requérant. L'approche non directive de Carl Rogers, incluse dans le courant humaniste/existentiel, est celle qui a le plus teinté le programme. Cette approche repose sur le postulat qu'une force intérieure nous fait évoluer, changer, décider, choisir ; elle nous oriente vers ce qui nous fait avancer et mobilise toutes nos forces. Le climat essentiel à cette évolution est basé sur trois attitudes fondamentales : l'authenticité, l'empathie et la croyance de l'aidant dans les capacités de l'aidé (Portelance, 2001). Les individus sont invités à analyser eux-mêmes leur situation et à déterminer par eux-mêmes la solution qui leur convient le mieux. Pour être durable, la décision de perdre du poids doit venir d'un désir de prendre soin de soi, de son corps et de sa santé.

Des emprunts sont aussi faits à l'analyse transactionnelle. Le programme Choisir de maigrir ? favorise des interactions égalitaires, selon un mode que l'analyse transactionnelle nomme d'« adulte à adulte », et non dans un mode qui rappellerait une interaction entre un parent et un enfant. Cela requiert souvent des ajustements d'attitude et de comportement de la part des intervenants qui sont formés en experts et qui tendent à conseiller, voire prescrire. De plus, plusieurs postulats du programme font écho au statut et aux conditions des femmes dans la société. Ainsi, différents concepts d'intervention de l'approche féministe sont utilisés. Certains exercices sont tirés de l'approche psychodynamique, notamment lorsqu'il est question du sens du geste de manger. Finalement, l'approche cognitivo-comportementale a inspiré l'utilisation de consignes dans le but de favoriser l'expérimentation de certains comportements nouveaux, lesquels sont l'objet d'évaluation par les participantes avant d'être adoptés.

Une autre caractéristique de l'approche est l'intervention en groupe. Bien que les principes du NPP puissent être utilisés en intervention individuelle, l'approche de groupe présente plusieurs aspects intéressants. D'abord, elle favorise un sens de la communauté qui comble partiellement le vide laissé par la culture impersonnelle dans laquelle vivent de nombreuses populations aujourd'hui. L'intervention de groupe permet ainsi de briser l'isolement et favorise le soutien social, la résolution de problèmes, l'affirmation et l'estime de soi. Le groupe constitue un laboratoire naturel qui permet aux participantes de constater qu'elles ne sont pas seules avec leur problème et qu'il y a un espoir de changement. Le climat de confiance qui s'installe entre elles donne l'opportunité de s'ouvrir à des solutions qui n'auraient jamais pu être envisagées précédemment (Schneider Corey et Corey, 2002). Ainsi, l'approche de groupe favorise un immense pouvoir de créativité dans la mesure où elle est bien menée. L'approche non directive devient beaucoup plus facile à mettre en œuvre, car l'apport du groupe permet plus facilement aux intervenants de se placer dans un autre mode que celui de fournir les réponses.

Finalement, il importe de parler brièvement de l'*empowerment*, un élément central de l'approche d'intervention. De nombreuses définitions de l'*empowerment* ont été proposées, notamment la possibilité pour les personnes de mieux contrôler leur vie (Rappaport, 1987) ou de devenir les agents de leur propre destinée (Breton, 1989). Ainsi, l'*empowerment* peut être vu comme un processus caractérisé par l'exercice d'une plus grande maîtrise sur l'atteinte d'objectifs importants pour une personne, une organisation ou une communauté. Dans le cadre du programme Choisir de maigrir ?, nous nous intéressons davantage à l'*empowerment* individuel qu'au collectif. Selon Ninacs (1995), l'*empowerment* comporte quatre grandes composantes, soit la communication basée sur une bonne estime de soi ; les compétences personnelles permettant de choisir, de décider et de passer à l'action ; la conscience critique pour repérer les conditions sociales et environnementales qui participent à la situation problématique et à sa solution ; et la participation à des actions sociopolitiques pour que les choses changent vraiment.

UNE INTERVENTION MULTIDISCIPLINAIRE

Le programme Choisir de maigrir ? invite les participantes à analyser tous les facteurs biologiques, psychologiques et sociaux qui peuvent expliquer leur poids actuel (ou la difficulté à maintenir le poids perdu), et de prendre conscience des facteurs sur lesquels elles peuvent agir et ceux sur lesquels elles n'ont pas d'emprise. Cette approche bio-psychosociale a nécessité, dès la conception du programme, un travail multidisciplinaire. L'animation et le rôle de facilitation doivent être pourvus d'une expertise multiple et sont donc réalisés par deux intervenants, soit un nutritionniste et un intervenant psychosocial. Ce tandem peut être soit mixte, un intervenant masculin et un féminin, soit constitué de deux femmes. Un spécialiste en activité physique se joint également au tandem pour une rencontre. Alors que l'expertise et la compétence des nutritionnistes sont mises à contribution lorsque des thèmes tels que la nutrition, la physiologie et les signaux de faim et de satiété sont abordés, celle des intervenants psychosociaux est sollicitée pour d'autres thèmes, notamment les besoins, les valeurs, les dimensions affectives et sociales du geste de manger et l'impact des normes de beauté. La coanimation des rencontres de Choisir de maigrir ? ne suppose pas une division nette entre les champs d'expertise. En cours d'intervention et lors des périodes d'échange, l'un et l'autre des intervenants peuvent intervenir, en complémentarité et selon une vision commune. La coanimation permet aux participantes de bénéficier de la perspective et de la rétroaction des deux intervenants face aux sujets abordés, ce qui suscite une plus grande richesse dans les propos échangés et dans le répertoire des solutions qui se construit tout au long de la démarche.

LA TRAME DU PROGRAMME CHOISIR DE MAIGRIR ?

Le programme s'organise à partir d'un fil conducteur. Chaque rencontre comporte certes un thème central, mais il est clair qu'un sujet donné n'est jamais complètement exploité en une seule rencontre. La démarche proposée par Choisir de maigrir ? est organisée selon une progression logique, tout en respectant les phases du processus d'un groupe. Ainsi, le programme est entrepris à partir des questions de base : ai-je vraiment un problème de poids ? En quoi mon comportement alimentaire est-il problématique ? Quelles sont les conséquences de cet état de fait ? La démarche progresse ensuite vers des thèmes qui n'apparaissent pas de prime abord comme étant reliés au poids ou qui peuvent sembler plus menaçants et pourront être abordés lorsque le lien de confiance sera établi entre les participantes et entre ces dernières et les intervenants. Ainsi, les thèmes abordés cheminent du connu vers le moins connu, du plus personnel au plus intime et du plus banal au plus sensible. Par exemple, le bilan énergétique et le comportement alimentaire sont abordés dès le début. Les sujets de l'image corporelle et de la relation aux autres sont abordés vers le milieu de la démarche, puis les questions relatives aux multiples échecs, qui cachent parfois des bénéfices secondaires à l'obésité, ainsi que la sexualité et la relation de couple sont discutées en fin de parcours. Le programme atteint son apogée lorsque tous les aspects de la problématique ont été abordés. Les participantes sont donc amenées à faire le rapport entre les avantages et les désavantages du changement, pondérés à la lumière de leurs besoins et de leurs valeurs. De cette balance décisionnelle émerge un choix que l'on croit éclairé parce qu'il a été pris sur la base d'une analyse complète prenant en considération le maximum de facteurs possibles. La trame du programme est présentée à la figure 2. Le cheminement vécu par les participantes se décrit comme suit :

- Exploration par la voie de l'observation et de la prise de conscience.
- Compréhension approfondie du problème, basée sur des connaissances, des observations et des prises de conscience et non sur des croyances populaires et des généralisations.
- Actualisation de la prise en charge saine du poids par l'examen de la balance décisionnelle, l'expérimentation de nouvelles solutions et l'élaboration d'un plan d'action réaliste.

Afin de permettre aux participantes qui présentent des caractéristiques personnelles variées de pouvoir s'engager pleinement et de ne pas percevoir la démarche comme trop intellectuelle, une analogie est utilisée tout au long du processus. En référence aux objectifs généraux, les dimensions de la personne ou du problème de poids sont comparées aux pièces d'un casse-tête. Ainsi, au cours de la démarche, les participantes sont invitées à composer leur « casse-tête », à la seule différence que toutes les pièces n'ont pas à être placées, puisque tous les aspects de la problématique ne sont pas présents dans la situation de chaque participante.

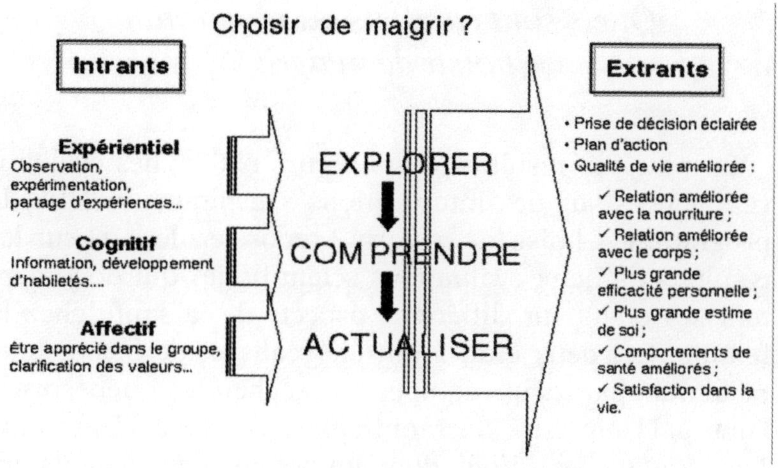

Figure 2 – La trame du programme Choisir de maigrir ?
Source : Côté D. et Mongeau L., *Le Programme Choisir de maigrir ? Guide pour les intervenantes et les intervenants*, 2005 (avec la permission d'Équilibre, groupe d'action sur le poids).

Les résultats attendus de la démarche dépendent entre autres de la progression faite par les participantes durant le programme ainsi que de la qualité de la prise de décision et du plan d'action que les participantes mettront en œuvre par la suite. Afin de bien accompagner les participantes, la trame constitue le cadre directeur auquel les intervenants se réfèrent constamment. De plus, tout en se basant sur cette trame, les intervenants doivent recourir aux différents éléments du NPP tout au long des rencontres, au-delà du thème d'une rencontre donnée et ceci, en favorisant la progression du groupe et en prenant soin de faire des liens.

Quels sont les effets du programme Choisir de maigrir ?

En plus des résultats de plusieurs recherches évaluatives menées sur des interventions s'inspirant du NPP, le programme Choisir de maigrir ? repose également sur les résultats de deux évaluations scientifiques qui documentent ses effets sur différents aspects de la santé chez la femme. Ces deux études ont été réalisées de façon indépendante par deux équipes de recherche québécoises, l'une à l'Université de Montréal et l'autre à l'Université Laval (à Québec). Voici donc un résumé des résultats qui ont été observés par ces chercheurs québécois.

PREMIÈRE ÉVALUATION SCIENTIFIQUE DU PROGRAMME « CHOISIR DE MAIGRIR ? »

Une première évaluation scientifique a été réalisée auprès de participantes inscrites au programme Choisir de maigrir ? dans sept centres de santé afin de mesurer les changements survenus entre le début et la fin du programme, en comparaison avec un groupe de femmes n'ayant pas pris part à l'intervention (Mongeau, 2005). Dans l'ensemble, ces femmes d'âge moyen se caractérisaient par la présence d'« un surplus de poids qui dérange », étaient issues de divers milieux socio-économiques et présentaient des niveaux de scolarité variés. Après avoir généralement essayé toutes sortes de traitements pour perdre du poids, elles désiraient mieux comprendre leur problème et étaient ouvertes à d'autres solutions. La collecte des données s'est effectuée avant et après l'intervention, puis un suivi postintervention a été effectué un an après la fin de l'intervention. Des questionnaires validés ont été utilisés pour mesurer les variables à l'étude, soit la perception de l'image corporelle, les attitudes et les comportements alimentaires, l'estime de soi, la dépression et l'efficacité personnelle.

En les comparant avec les femmes n'ayant participé à aucune intervention, l'évaluation scientifique démontre que les participantes au programme Choisir de maigrir ? sont devenues *moins obsédées par les aliments et mangeaient moins souvent en réponse à leurs émotions. En moyenne, elles sont moins déprimées, ont développé une image plus positive de leur corps et une meilleure estime d'elles-mêmes. Elles ont aussi montré une plus grande confiance en leurs capacités de gérer leur poids sainement.* Ces changements sont survenus alors que le poids moyen des femmes à l'étude est demeuré stable, suggérant la présence de « principes actifs » dans l'intervention. À cet égard, les femmes qui ont été capables de s'engager dans un choix éclairé de maigrir ou non, plutôt que continuer à essayer de maigrir en s'y sentant obligées, ont retiré de plus grands bénéfices que les autres. Lorsqu'on s'attarde aux catégories de poids, on observe que davantage de femmes participant au programme ont maintenu leur poids à l'intérieur d'un intervalle de 2 kilos. *Elles ont aussi été plus nombreuses à réduire leur poids d'environ 10 % de leur poids initial*, soit entre 2 et 9 kilos, ce qui correspond aux récentes recommandations pour obtenir des bénéfices sur la santé. Même si le programme ne vise pas directement la perte de poids, les résultats de cette première évaluation scientifique supportent l'idée selon laquelle les interventions s'inspirant du NPP contribueraient à une meilleure gestion du poids à long terme. Le programme Choisir de maigrir ? favorise également la réalisation du processus de prise de décision. Le fait de statuer clairement sur un choix en regard de l'amaigrissement pourrait ainsi agir sur la composante émotionnelle de la problématique, probablement en la réduisant.

DEUXIÈME ÉVALUATION SCIENTIFIQUE DU PROGRAMME CHOISIR DE MAIGRIR ?

Les effets du programme Choisir de maigrir ? sur différents aspects de la santé ont été évalués dans le cadre d'une deuxième évaluation scientifique (Provencher *et al.*, 2007 ; 2009). Cette évaluation a été réalisée auprès de femmes d'âge moyen, présentant un surplus de poids et une préoccupation à l'égard de celui-ci. Alors qu'un tiers des femmes a reçu le programme Choisir de maigrir ? durant la période d'intervention, un autre tiers s'est vu offrir seulement un soutien de la part de leurs pairs et un autre tiers des femmes n'a reçu aucune intervention durant l'étude. Les données ont été recueillies avant et après l'intervention ainsi que six et douze mois après la fin de l'intervention. L'ensemble des paramètres de santé retenus pour l'étude, soit les comportements alimentaires, les sensations reliées à l'appétit, les symptômes dépressifs, l'estime de soi, la qualité de vie reliée au poids, la satisfaction corporelle et la sévérité des comportements boulimiques, ont été évalués à l'aide de questionnaires validés.

En comparaison avec les femmes n'ayant participé à aucune intervention, les résultats de cette deuxième évaluation démontrent que les participantes au programme Choisir de maigrir ? ont amélioré certains comportements alimentaires pouvant nuire à la saine gestion de leur poids. Plus précisément, *elles ont rapporté manger moins souvent en réponse à des influences extérieures ou à des fausses faims et ces changements ont été maintenus durant un an.* Mentionnons également que le soutien social apporté par les pairs a été identifié comme une composante importante à considérer dans les changements de comportement observés. Une diminution des sensations reliées au désir de manger et à la faim a aussi été notée par les femmes suite au programme Choisir de maigrir ?, mais ce changement ne s'est toutefois pas maintenu un an plus tard. Quant aux variables psychologiques, elles se sont toutes améliorées chez l'ensemble des femmes à l'étude. L'amélioration s'est toutefois poursuivie chez les participantes du programme Choisir de maigrir ? après un an alors que les femmes des autres groupes ont plutôt connu une stabilisation et/ou une détérioration des changements psychologiques observés à la fin de la période d'intervention. Encore une fois, bien que la perte de poids ne soit pas un objectif spécifique du programme et qu'aucune restriction calorique ne soit imposée aux participantes de Choisir de maigrir ?, ces dernières ont perdu en moyenne 2 % de leur poids initial, soit environ 1,5 kilo en quatre mois. Et, après un an, plus des deux tiers de ces femmes ont réussi à maintenir le poids perdu. Puisqu'un regain de poids survient souvent après un régime amaigrissant, les effets observés sur le poids suite au programme Choisir de maigrir ? sont donc prometteurs dans une perspective de saine gestion du poids à long terme.

En conclusion

De tout temps, il y eut des personnes de forte corpulence. Diverses raisons peuvent expliquer leur surcharge pondérale et leur difficulté à maigrir, et des interventions appropriées, respectueuses et personnalisées doivent pouvoir être disponibles pour elles. Les programmes découlant d'un nouveau paradigme sur le poids, dont Choisir de maigrir ? au Québec, constituent une orientation présentant ces diverses caractéristiques. Mais, au-delà de l'obésité, il existe maintenant l'« épidémie d'obésité », c'est-à-dire cette progression phénoménale et rapide de la fréquence du poids dans les populations à laquelle aucune nation ou sous-groupe social n'échappe. Il n'a fallu qu'une génération pour observer cet accroissement massif de la prévalence de l'obésité. L'épidémie s'explique par la transformation complète du mode de vie telle que l'urbanisation, la sédentarisation dans le travail, les transports et l'activité humaine en général, l'entrée des femmes sur le marché du travail, la réduction de la taille des ménages, le rythme de vie accéléré, l'individualisme très axé sur la consommation. Face à l'urgence d'agir, est-ce que les programmes fondés sur le NPP, et notamment au Québec Choisir de maigrir ?, peuvent arrêter la progression de l'épidémie d'obésité ? Puisque les racines de l'épidémie sont essentiellement liées à des environnements qui ne sont pas compatibles avec la nature humaine, faite pour se dépenser physiquement et manger frugalement, les grands plans sociétaux doivent faire une bonne place aux actions visant les environnements, telles que des politiques publiques et le changement des normes (par exemple, la minceur dans les médias). Ainsi, même implanté à grande échelle, un programme visant les personnes tel que Choisir de maigrir ? ne pourra suffire. Ces deux types d'interventions sont impérativement complémentaires.

C'est l'orientation qui a été retenue par le Québec dans son plan de prévention de l'obésité, le plan d'action gouvernemental de promotion des saines habitudes de vie et de prévention des problèmes reliés au poids 2006-2012 : Investir pour l'avenir. Parmi les soixante-quinze actions du plan figure le déploiement du programme Choisir de maigrir ? dans l'ensemble des centres de santé et de services sociaux du Québec. La compatibilité des principes sous-jacents à l'action de santé publique tels que la promotion du bien commun, la non-malfaisance, l'équité, la justice, l'autonomie (MSSS, 2003 ; Donnan, 2001) sont compatibles avec la philosophie et les valeurs du NPP. Ils permettent l'intégration harmonieuse de Choisir de maigrir ? dans le plan d'action afin qu'avec ces diverses actions on puisse espérer un tant soit peu rétablir le déséquilibre pondéral massif qui survient pour la première fois dans l'histoire.

RÉFÉRENCES BIBLIOGRAPHIQUES

– Bacon L., Keim N. L., Van Loan M. D., Derricote M., Gale B., Kazaks A. *et al.*, « Evaluating a "non-diet" wellness intervention for improvement of metabolic fitness, psychological well-being and eating and activity behaviors », *Int. J. Obes. Relat. Metab. Disord.*, 2002, 26, p. 854-865.

– Bacon L., Stern J. S., Van Loan M. D. et Keim N. L. « Size acceptance and intuitive eating improve health for obese, female chronic diets », *J. Am. Diet. Assoc.*, 2005, 105, p. 929-936.

– Berg F. M., *Women afraid to Eat. Breaking free in today's weight-obsessed world*, Hettinger, Healthy Weight Network, 2001.

– Breton M., « Liberation theology, group work, and the right of the poor and oppressed to participate in the life of the community », *Social Work with Groups*, 1989, 12, p. 5-18.

– Brownell K. D. et Rodin J., « The dieting maelstrom. Is it possible and advisable to lose weight ? », *Am. Psychol.*, 1994, 49, p. 781-791.

– Ciliska D., « Evaluation of two nondieting interventions for obese women », *West J. Nurs. Res.*, 1998, 20, p. 119-135.

– Côté D. et Mongeau L., *Le Programme Choisir de maigrir ? Guide pour les intervenantes et les intervenants*, Montréal, ÉquiLibre, Groupe d'action sur le poids, 2003.

– Donnan S., « Ethics in public health », *in* Pencheon D., Guest C., Melzer D. et Muir Gray J. A. (éd.), *Oxford Handbook of Public Health Practice*, New York, Oxford University Press, p. 118-124.

– Esser N. et Scheen A. J., « Metabolically normal obese subjects », *Rev. Med. Liege*, 2009, 64, p. 148-157.

– Field A. E., Barnoya J. et Colditz G. A., « Epidemiology and health and economic consequences of obesity », *in* Wadden T. A. et Stunkard A. J. (éd.), *Handbook of Obesity Treatment*, New York, Guilford Press, 2002, p. 3-18.

– Fischler C., *L'Homnivore*, Paris, Odile Jacob, 2001.
– Flegal K. M., Graubard B. I., Williamson D. F. et Gail M. H., « Excess deaths associated with underweight, overweight, and obesity », *JAMA*, 2005, 293, p. 1861-1867.
– King C., « Health at every size approach to health management : The evidence is weight », *Top Clin. Nutr.*, 2007, 22, p. 272-285.
– Ministère de la Santé et des Services sociaux, *Programme national de santé publique 2003-2012*, Direction générale de la santé publique du ministère de la Santé et des Services sociaux, gouvernement du Québec, Québec, 2003, p. 1-126.
– Mongeau L., *Un nouveau paradigme pour réduire les problèmes reliés au poids : l'exemple de « Choisir de maigrir ? »*, Ph. D., Université de Montréal, 2005.
– National Institute of Health, *The Practical Guide. Identification, evaluation and treatment of overweight and obesity in adults*, 2000.
– Ninacs W., « *Empowerment* et service social : approches et enjeux », *Service social*, 1995, 44, p. 77-78.
– Orbach S., *Fat is a Feminist Issue. The anti-diet guide to permanent weight loss*, New York, Paddington Press, 1978.
– Organisation mondiale de la santé, *Obesity. Preventing and managing the global epidemic*, Genève, OMS, rapport technique 894, 2000.
– Parham E. S., « Is there a new weight paradigm ? », *Nutr. Today*, 1996, 31, p. 155-161.
– Polivy J. et Herman C. P., « Dieting and binging. A causal analysis », *Am. Psychol.*, 1985, 40, p. 193-201.
– Portelance C., « La non-directivité rogérienne », *in Relation d'aide et amour de soi* [en ligne] [http://www.cram-eif.org/editionscram/psychologie/amour/aidex2.htm], 2 novembre 2001.
– Provencher V., Bégin C., Tremblay A., Mongeau L., Corneau L., Dodin S. *et al.*, « "Health-at-Every-Size" and eating behaviors : One-year follow-up results of a size acceptance intervention », *J. Am. Diet. Assoc.*, 2009, 109, p. 1854-1861.
– Provencher V., Begin C., Tremblay A., Mongeau L., Boivin S. et Lemieux S., « Short-term effects of a "health-at-every-size" approach on eating behaviors and appetite ratings », *Obesity (Silver Spring)*, 2007, 15, p. 957-966.
– Rappaport J., « Terms of empowerment exemplars of prevention. toward a theory for community psychology », *American Journal of Community Psychology*, 1987, 15, p. 121-148.
– Robison J. I., *Healthy Weight Redefined* [en ligne] [http://www.jonrobison.net/], 8 décembre 2009.
– Schneider Corey M. et Corey G., *Groups. Process and Practice*, Pacific Grove, Brooks/Cole, 2002.
– Tones K. et Tilford S., *Health Promotion. Effectiveness, efficiency and Equity*, Cheltenham, Nelson Thornes, 2001.
– Wildman R. P., Muntner P., Reynolds K., McGinn A. P., Rajpathak S., Wylie-Rosett J. *et al.*, « The obese without cardiometabolic risk factor clustering and the normal weight with cardiometabolic risk factor clus-

tering : Prevalence and correlates of 2 phenotypes among the US population (NHANES 1999-2004) », *Arch. Intern. Med.*, 2008, 168, p. 1617-1624.
– Wooley S. C. et Wooley O. W., « Should obesity be treated at all ? », *Res. Publ. Assoc. Res. Nerv. Ment. Dis.*, 1984, 62, p. 185-192.

CHAPITRE 22

Désenchantement et réenchantement de l'alimentation

Claude Fischler
et Estelle Masson

« L'individualisme, la libre-pensée ne datent ni de nos jours, ni de 1789, ni de la Réforme, ni de la scolastique, ni de la chute du polythéisme gréco-latin ou des théocraties orientales. C'est un phénomène qui ne commence nulle part mais qui se développe sans s'arrêter tout au long de l'histoire. »

Émile DURKHEIM,
De la division du travail social.

Lorsque Paul Poiret, couturier du début du XXe siècle, libère le corps féminin de la contrainte du corset, il crée du même coup les conditions d'une contrainte nouvelle, plus lourde peut-être pour l'individu : c'est le corps qui devient son propre corset. L'individu – la femme d'abord – devient garant et maître de son apparence. C'est sa volonté qui doit se substituer à l'appareillage de contention, aux baleines et aux lacets. Le corset contraignait – mais il soutenait et modelait aussi. Il faut maintenant agir sur l'apparence, la forme du corps et surtout sur *les* formes, directement et non plus par l'intermédiaire d'un attirail quasi orthopédique (Perrot, 1984). Le comportement – le régime, l'exercice – se substitue au corset. La restriction se substitue à la constriction.

Ce fragment historique résume et caractérise un aspect fondamental du changement qui a touché les sociétés occidentales et le monde au cours du XXe siècle : l'autonomisation de l'individu. D'un côté, en effet, le processus est quasi inéluctable : l'individu émerge, se libère, triomphe. De l'autre, simultanément, avec cette libération apparaissent de nouvelles contraintes, de nouvelles sujétions, de nouvelles difficultés. Avec la libération de l'individu apparaissent les problèmes de l'individualisme.

L'alimentation est au cœur du social

Si elle est la fonction biologique première, l'alimentation est aussi, précisément pour cette raison, une fonction sociale non moins primordiale. Toute société humaine doit en effet affronter la question du partage, de la distribution des ressources collectées ou produites, c'est-à-dire en dernier ressort de la solidarité et de la justice. L'alimentation a donc une dimension fondamentalement sociale et pour ainsi dire publique et politique, puisque c'est l'ordre de la cité qui, avec elle, est en jeu. Mais elle a aussi, évidemment, une dimension tout aussi fondamentalement individuelle, puisque le bien-être et la survie biologique de chacun sont en jeu.

Le monde riche, depuis quelques décennies, est confronté aux effets de l'autonomisation individuelle et aux problèmes de l'individualisme. Quand il s'agit d'alimentation, autonomisation et problématisation se conjuguent ou se télescopent dans un double processus : l'alimentation se « consumérise » – elle paraît devenir une forme de consommation comme une autre : produite et transformée industriellement, distribuée dans des réseaux de masse et, comme par voie de conséquence, faisant l'objet de « choix » et de « préférences » qui se veulent (ou se rêvent) de plus en plus « rationnels ». Dans le même mouvement, le corps se privatise : « Notre corps nous appartient », lançaient déjà, dans les années 1970, les militantes de la libéralisation de l'avortement. Trois décennies plus tard, la tyrannie de l'apparence rend chacun à la fois libre, responsable – et éventuellement coupable – de son corps. L'alimentation parvient mal à devenir une simple consommation individuelle ; l'individu « privatisé » a du mal à « tenir » et « gérer » son corps.

Ces tendances globales sont-elles uniformes ? Il semble bien qu'elles se manifestent partout. Mais pour autant se manifestent-elles partout de la même manière, avec la même intensité ?

On met souvent en cause une « civilisation occidentale » dans l'évolution – le plus souvent néfaste – des cultures locales comme de l'état de la planète. Certains en viennent même à postuler un caractère fondamentalement pathogène – sinon létal – de la « culture occidentale moderne », mise en cause dans la dégradation des écosystèmes, des cultures autochtones et de la santé publique[1].

L'un des « marqueurs » les plus fréquemment invoqués de ces effets délétères est l'obésité, flanquée des pathologies qu'elle aggrave ou favorise : à mesure que les « styles de vie » occidentaux se répandent, fait-on valoir, elle progresse partout. Pourtant, un examen rapide des données disponibles montre que la prévalence de l'obésité est loin d'être uniforme dans tous les pays « occidentaux ». Au contraire, des différences très marquées par pays, régions, sexes et surtout classes sociales apparaissent clairement (Saint-Pol, 2008), alors pourtant que de puissants mécanismes potentiellement uniformisateurs opèrent à la surface de la planète. De même, à l'examen, les formes de consommation, les usages et les pratiques relevant de la culture matérielle comme des représentations varient de façon tantôt subtile, tantôt très marquée entre des pays pourtant proches géographiquement, économiquement et politiquement.

C'est dans le but d'identifier, préciser, clarifier ces différences entre cultures « occidentales » proches qu'a été conçu le programme de recherche comparative[2] « Alimentation-corps-santé : une approche transculturelle » dans cinq pays européens et aux États-Unis. Nous avons publié par ailleurs les principaux résultats de cette enquête (Fischler et Masson, 2008) et nous revenons ici plus particulièrement sur certains aspects permettant d'éclairer les caractéristiques locales de tendances globales telles que, notamment, le processus d'individualisation, favorisé par l'extension et la « mondialisation » des marchés et des consommations.

Les deux pôles

Dès la phase qualitative exploratoire de la recherche, le contenu et la tonalité des discours spontanés des participants aux *focus groups* différaient sensiblement d'un pays à l'autre. Si partout une problématisation de la question alimentaire est observable, elle ne s'opère ni sur les mêmes bases ni selon les mêmes modalités de part et d'autre de l'Atlantique.

Les données recueillies dans les différentes phases de cette recherche font apparaître une opposition entre deux types de rapports à l'alimentation. À un pôle, incarné par l'échantillon américain, une conception très individualisée, où les pratiques alimentaires sont une affaire personnelle et où la liberté de choisir est valorisée. L'exercice de cette liberté a cependant un coût, celui de la responsabilité. Libre de choisir, le sujet autonome se sait aussi responsable des conséquences de ses choix. Assumer cette responsabilité impliquerait d'opérer des choix éclairés et rationnels, ce qui de l'aveu même des enquêtés apparaît quelque peu problématique. Cette conception favorise ou même exige une attitude réflexive à l'égard de l'alimentation. Mais elle est toujours fondée sur la question du choix et laisse le sujet passablement désemparé, toujours potentiellement coupable de n'avoir su opérer les bons choix – d'avoir cédé à la tentation du compromis (« *trade-offs are so easy* », « il est si facile de faire des compromis »).

À l'opposé, dans l'échantillon français tout particulièrement, les pratiques alimentaires ne sont pas pensées isolément en tant que prises alimentaires, mais insérées dans un ensemble d'usages affirmés comme intimement liés à la culture et valorisés à ce titre. Manger n'est pas une affaire individuelle mais collective : c'est d'abord sous la forme du partage que l'on envisage l'acte alimentaire. De plus, les « problèmes alimentaires » sont reliés à des questions sociétales (politiques agricoles, industrialisation de la filière alimentaire, travail des femmes...) et à une forme d'acculturation. À entendre le discours de certains répondants français à la question : « Qui, parmi leurs compatriotes, mange mal ? », ce sont ceux qui « mangent comme des Américains », c'est-à-dire, implicitement, ceux qui se sont affranchis des règles et usages gouvernant et régulant les consommations alimentaires.

En un sens, pour manger librement ce que l'on souhaite, sans risquer de froisser quiconque, sans doute vaut-il mieux se trouver aux États-Unis ou encore au Royaume-Uni. Dans ces deux pays, il paraît acceptable, à l'unanimité de l'échantillon ou presque, que l'invité prévienne son hôte des particularités de son régime alimentaire (*food requirements*) ou plus simplement de ses préférences. Si, sur le continent européen, une forte majorité (au lieu d'une quasi-unanimité dans les pays anglophones) s'affiche *a priori* tolérante face à une telle revendication, cette tolérance varie selon les justifications avancées par l'invité. En France, l'« excuse » médicale (par exemple être au régime sans sel) paraît mieux acceptée que l'aveu d'une aversion personnelle pour tel ou tel aliment (« ne pas aimer le poulet ») ou encore que l'invocation d'une raison éthique ou religieuse (être végétarien). En Allemagne, au contraire, c'est l'excuse médicale qui est la plus mal acceptée, tandis que le végétarisme apparaît (relativement) plus légitime. En Italie, s'il faut vraiment invoquer un motif, autant choisir l'aversion personnelle...

Sur le continent européen davantage que dans les pays anglophones, on s'attend à ce qu'un invité soumette son appétit et ses préférences aux choix de son hôte (Fischler et Masson, p. 97-99). Ce n'est pas tant par mépris de la singularité d'autrui que parce que la revendication semble non pertinente : une invitation à dîner relevant du don, faire valoir ses préférences ou ses aversions revient pour ainsi dire à manifester des réticences à recevoir, donc à participer (au sens étymologique de *pars capere*, « prendre sa part »).

Aux États-Unis et au Royaume-Uni, tout se passe comme si manger se ramenait à un simple comportement de consommation. La régulation et les modalités de cette consommation en termes de contenus, d'horaires ou encore de formes y sont conçues comme relevant de la décision individuelle et de la sphère privée. En France, il n'en va pas de même : manger reste une pratique liée à et insérée dans des usages qui encadrent et prescrivent les façons de faire. Nous avons montré ailleurs (Masson, 2001) que le non-respect de ces usages entraîne une disqualification des comportements alimentaires et conduit à la perception d'un manger incomplet ou imparfait, insatisfaisant tant sur le plan physiologique que psychologique. Et comme le montre Thibaut de Saint-Pol (2006) dans l'analyse comparative des emplois du temps des Français et des Britanniques, il subsiste en France un temps de manger socialement fixé et collectivement respecté : aujourd'hui encore, à 12 h 30, plus de 54 % des Français sont en train de manger, probablement attablés et déjeunant, faisant preuve d'une synchronisation remarquable de leurs appétits. En Angleterre rien de tel : les prises alimentaires de la mi-journée s'étalent sur une plage horaire nettement plus ample et, si un pic de consommation peut être observé, il se produit plus tard (13 h 10) et rassemble moins de 18 % des répondants.

Sens commun

Sur le continent Européen plus qu'outre-Atlantique, l'alimentation reste en grande partie gouvernée par un ensemble de principes perçus comme de bon sens ou communément admis[3]. Dans les *focus groups*, certains principes étaient énoncés spontanément : nous avons repris ceux qui apparaissaient les plus consensuels et les avons testés sur des échantillons représentatifs dans les différents pays impliqués dans la recherche. Ces principes sont connus et reconnus dans les six pays mais ce qui singularise les mangeurs européens continentaux c'est qu'ils y adhèrent plus fermement et voient dans leur respect le moyen d'accéder à une alimentation saine. Il ne s'agit pas pour eux de construire rationnellement, en tenant compte de considérations scientifiques (nutritionnelles, médicales), une alimentation sur mesure, mais simplement d'obéir à des règles inscrites dans la culture, semblant aller de soi et garantissant *in fine* une alimentation saine. Ces règles indiquent non seulement le « quoi » du manger mais aussi le « quand » et le « comment ».

LA STRUCTURATION DES REPAS

Parmi celles qui ont été testées lors de l'enquête, commençons par les règles relevant de la structuration externe des repas et encadrant le temps et le rythme du manger. Les Français sont ceux qui y adhèrent le plus fermement : 59 % d'entre eux déclarent être tout à fait d'accord avec l'énoncé selon lequel « faire trois repas par jour » est un principe à respecter pour avoir une alimentation saine et 57 % qu'il « ne faut pas manger en dehors des repas ». Les effets bénéfiques de la régulation des prises alimentaires en fonction de cette institution sociale qu'est, en France, le repas ne sont reconnus ni en Angleterre, ni aux États-Unis, ni en Allemagne. 80 % des Britanniques et des Américains, 70 % des Allemands pensent que le respect de la structuration ternaire des prises n'est pas fondamental et 88 % des Américains n'adhèrent pas, ou tout au moins pas formellement, au principe « ne pas manger hors les repas ».

LE CONTENU DES REPAS

Parmi les principes testés, ceux qui apparaissent le plus consensuels d'un pays à l'autre sont ceux gouvernant les contenus apparaissent les plus consensuels d'un pays à l'autre sont. En moyenne, toutes nationalités confondues, 96 % des répondants cautionnent (mais à des degrés divers) l'idée que manger des produits frais et manger varié puissent contribuer à une alimentation saine. Mais ce n'est que sur le continent européen que ces deux principes apparaissent, à une large majorité, comme véritablement centraux. Dans les quatre pays concernés, 74 % des répondants sont totalement convaincus des bienfaits de la variété contre seulement 38 % des Britanniques et des Américains. Manger des produits frais est le principe qui recueille le plus d'adhésion formelle dans l'échantillon américain. Mais, là encore, en comparaison avec les Français ou les Suisses par exemple, ils sont largement moins nombreux à être convaincus des vertus de ce principe pour la bonne santé (49 % contre respectivement 70 % et 76 %).

LES QUANTITÉS

Un cinquième principe relevant des contenus de l'alimentation a été testé : celui de la régulation des quantités. La prévalence de l'obésité aux États-Unis aurait pu laisser présager que, à défaut d'être pratiquées, les vertus de modération seraient tout au moins largement reconnues. Mais, là encore, ce sont les Européens du continent qui adhérent le plus fermement à ce principe et tout particulièrement les Italiens (68 %) et les Suisses (64 %) tandis que seul un Américain sur quatre, et moins encore de Britanniques, y adhère.

USAGES ET TRADITIONS

Ainsi, sur le continent Européen, une large majorité des répondants sont convaincus qu'en soumettant leur appétit à quelques « principes simples » régulant les contenus de leur alimentation (variété et produits frais), les quantités ingérées (modération) et la répartition des prises alimentaires (cantonnées dans trois repas quotidiens et excluant les consommations hors repas), ils parviendront à avoir une alimentation saine. Dans les deux pays où les scores globaux d'adhésion à ces cinq principes sont le plus élevés, à savoir la France et l'Italie, on observe que près d'un tiers des répondants adhèrent fortement à un principe plus général mais aussi plus flou, « s'appuyer sur les traditions ». Se déclarer tout à fait d'accord avec cette proposition revient à attribuer aux traditions des qualités positives, mais aussi et avant tout implique de reconnaître l'existence dans son environnement culturel de ces dites traditions. On revient là aux usages, qui renvoient à des façons de faire intériorisées et acceptées sans nécessité de justification, sans besoin de les asseoir sur des règles particulières explicitement édictées.

Aux États-Unis et au Royaume-Uni, le recours aux traditions apparaît largement perçu comme inopérant en matière de choix alimentaires. Plus de 9 Américains sur 10 et une proportion à peine moindre de Britanniques expriment leur scepticisme quant à la possibilité que les traditions puissent constituer un appui solide dans la quête d'une alimentation saine.

LES AVANTAGES DE LA RÈGLE ET DE LA TRADITION

Se laisser guider par des « principes simples », c'est en somme avoir un rapport *hétéronome* (la règle est produite en dehors du sujet) à l'alimentation. Ce rapport apparaît relativement économique en termes d'investissement cognitif : il évacue, partiellement tout au moins, les insolubles dilemmes du choix. Nul besoin d'évaluer le pour et le contre des différentes alternatives possibles, nul besoin de délibérer, puisqu'il suffit de suivre le « ça va de soi » de la règle. L'effet bénéfique de l'hétéronomie sur la satisfaction que l'on éprouve à l'égard de ses propres pratiques est notable dans les résultats de l'enquête. Les Américains qui affichent le plus de distance à l'égard de ces principes, c'est-à-dire ceux qui font le plus preuve d'autonomie à l'égard des formes de prescription sociales que sont les « principes simples » et d'une façon plus générale la « tradition », se déclarent significativement moins satisfaits que les autres de leurs habitudes alimentaires[4]. En d'autres termes, il apparaît que ceux qui revendiquent le plus l'autonomie sont également ceux qui apparaissent le plus insatisfaits de ce qu'ils font pourtant librement. Et, en effet, qu'incriminent les mangeurs dans les différents pays lorsqu'ils évoquent l'évolution et surtout la dégradation de l'alimentation au cours des quarante à cinquante dernières années ?

En Italie, c'est avant tout la qualité des produits alimentaires. 71 % de l'échantillon italien jugent que les produits sont aujourd'hui moins sains qu'ils ne l'étaient. En France c'est le goût : plus que tous les autres ils jugent que les produits ont moins bon goût que par le passé. En revanche, les Américains déplorent les habitudes alimentaires moins saines aujourd'hui que par le passé selon 69 % d'entre eux.

Si les Français et les Italiens subissent, se pensent victimes d'une dégradation des qualités gustatives et saines des produits, les Américains eux se pensent coupables d'habitudes délétères. À première vue ce résultat peut sembler paradoxal : au pays des chantres du libre choix il ne tiendrait qu'à chacun individuellement d'opter pour d'autres habitudes...

LA DIFFICILE GESTION DE L'INFORMATION NUTRITIONNELLE

Comme nous l'avons vu plus haut, précisément, les habitudes reposant sur des principes simples, prescrits par des usages, ne trouvent guère grâce à leurs yeux. Il s'agirait dès lors pour chacun de se construire individuellement des habitudes plus saines. Mais comment les définir, comment les établir, sur quels critères les appuyer ? Si les principes simples sont jugés inopérants pour garantir une alimentation saine, c'est sans doute précisément parce qu'ils sont simples, trop simples sans doute pour résoudre une question aussi complexe que celle des besoins nutritionnels spécifiques de chaque organisme particulier, du corps de chaque mangeur. Dès lors, il n'est plus question de culture mais de physiologie, de médecine et plus généralement de science. Le rapport à l'alimentation s'affiche plus rationnel, et c'est précisément aux États-Unis que l'on observe la proportion la plus importante des répondants porteurs de cette conception. Deux tiers des Américains disent se reconnaître dans le profil d'un mangeur qui « pense qu'en suivant bien les avis des médecins nutritionnistes, il pourra éviter ou retarder certaines maladies et restera en forme jusqu'à un âge avancé ». Cependant, à défaut de disposer des conseils personnalisés d'un médecin nutritionniste pour se construire des habitudes plus saines, il reviendrait à chacun d'acquérir les connaissances requises pour établir des choix pertinents.

La possibilité de trouver de l'information pour manger sain est reconnue bien plus largement aux États-Unis que dans tous les autres pays : 86 % des Américains de notre échantillon se déclarent d'accord ou tout à fait d'accord avec la proposition : « Il est aujourd'hui facile de trouver l'information nécessaire pour manger sain », contre 77 % des Français par exemple. Cependant ceux qui en sont fermement convaincus sont moins nombreux aux États-Unis qu'en France (32 % contre 45 %) ; en outre 79 % des Américains jugent que ces informations sont contradictoires. Le tri, la mise en ordre, la structuration de cette information, sa transformation en connaissance d'abord, en action ensuite, apparaissent problématiques. Et c'est sans doute cette difficulté de gestion ou de digestion de l'information qui explique le sentiment exprimé par un répondant britannique d'un de nos *focus groups* (analysé par Alan Beardsworth, 2008) : celui de ne plus être un « mangeur compétent ». Il faut en effet, aujourd'hui, ressort-il des propos de certains mangeurs, développer une véritable expertise pour parvenir à gouverner son alimentation.

Pratiques sociales ou choix individuels

À la lumière de ces données empiriques, nous voyons s'éclairer ou s'illustrer quelques-unes des dimensions les plus caractéristiques et les plus problématiques de l'évolution individualiste des sociétés contemporaines. Nous avons vu que l'alimentation, négligée trop longtemps par la sociologie et les sciences humaines, occupe un rôle en réalité central dans la socialité parce qu'elle touche aux questions de la coopération et de la rivalité, de l'égalité et de la hiérarchie, de l'identité et de l'altérité, de la dépendance et de l'autonomie. C'est dans ce contexte qu'il faut examiner le processus double et indissociable de l'individualisation et de la médicalisation, la transformation de l'alimentation de pratique sociale en action individuelle réflexive. Ce processus, qui apparaît inéluctable dans les pays développés, semble également dans une large mesure impossible, car il repose sur une notion quelque peu idéologique : celle de choix, qui postule en somme une absence de contrainte et un monde d'individus autonomes, rationnels et sans attaches.

LA LIBERTÉ DE CHOISIR

Les prescriptions de santé publique, le discours médical (dans sa multiplicité, sa pluralité souvent contradictoire) mais aussi la logique du marché et des promesses de santé (les « allégations nutritionnelles » désormais de plus en plus réglementées), aussi opposés et même conflictuels qu'ils apparaissent, s'appuient en réalité implicitement sur une même conception : celle d'un individu libre et rationnel, informé et compétent, exerçant des choix autonomes, en dehors de toute influence autre que l'information sur les aliments qui sont offerts à ses préférences et son arbitrage. Cette information, il appartient à la puissance publique d'en assurer la qualité « franche et loyale » et au citoyen-consommateur de la vérifier et de la critiquer. Dans cette conception, nulle instance ne vient s'interposer entre le consommateur et le marché d'une part, l'État et la réglementation d'autre part. Pas de famille, de groupes, de classes sociales, de croyances, de religion. Pas d'usages, de traditions, d'interdits, de prohibitions, de représentations ; pas de culture en somme : il n'y aurait que des choix individuels, opérés selon des « préférences », en conformité avec la raison nutritionnelle et économique. Dans un monde de mangeurs parfaits (au sens de cette vision implicite du monde), les consommateurs parcourraient les travées des supermarchés en lisant les étiquettes, en relevant les informations nutritionnelles, la composition des produits, en comparant les doses de nutriments et de calories qu'ils contiennent aux apports nutritionnels conseillés (ANC) ou aux recommandations des instances officielles compétentes, des organisations de consommateurs et de la littérature scientifique. Sans doute serait-il nécessaire, dans l'accomplissement de cette tâche, d'ajouter au panier à provisions l'accessoire indispensable d'un ordinateur de poche. La notion – ou l'idéologie – du choix conduirait ainsi à examiner de façon critique chaque unité alimentaire (mesurée selon les cas en quantité de calories ou de nutriments) dont on envisagerait l'ingestion pour soi-même ou pour ses proches...

LES RISQUES LIÉS À L'HYPERCHOIX

Cette « théorie » spontanée du choix alimentaire, nous la trouvons à l'état presque pur dans le discours de certains de nos interviewés, plus particulièrement dans les échantillons américain et britannique. Mais elle est présente également, implicitement, dans certains discours savants, du côté de la nutrition, de la santé publique et de l'économie. Une critique de la notion de choix se déploie, non seulement dans l'économie, en particulier à travers les développements récents de l'économie comportementale, qui s'affranchit du postulat de la rationalité probabiliste, mais aussi en psychologie. Barry Schwartz, dans son ouvrage sur « le paradoxe du choix », identifie une « tyrannie du choix », dont il dénonce les effets psychologiquement pathogènes (Schwartz, 2005). Abordant beaucoup d'autres domaines que celui de l'alimentation, Schwartz s'interroge d'une part sur la nécessité – et même l'utilité – d'un éventail de choix trop important dans de multiples domaines de la vie quotidienne, en particulier de la consommation. Il note que la multiplicité des décisions à prendre, y compris dans des domaines plus ou moins futiles, conduit à créer une anxiété fondée sur l'incertitude, l'hésitation sur les décisions à prendre et le regret de celles déjà prises. L'hyperchoix, en vient-il à suggérer, ferait le lit de la dépression. Certaines caractéristiques des mangeurs contemporains pourraient sembler donner raison au psychologue, et notamment l'anxiété manifestée par certains devant la difficulté non seulement d'opérer des choix mais encore de s'y tenir.

Si le choix est une notion théoriquement et opérationnellement problématique, il s'avance néanmoins drapé dans le manteau de la liberté, dont ses tenants prétendent qu'il l'incarne superlativement, l'opposant implicitement à la norme, la règle ou la structure. Mais celles-ci ne peuvent bien entendu être assimilées exclusivement à la contrainte. Certes, la culture est faite d'usages, de pratiques, de « traditions » qui comportent ou constituent autant de règles. Le sociologue britannique Anthony Giddens écrit que « la tradition, c'est la routine. Mais c'est une routine intrinsèquement signifiante, et non pas une habitude vide de sens » (Giddens, 1994, p. 111). Le même auteur, dans un autre ouvrage (Giddens, 1987), propose l'exemple du langage, dans lequel la syntaxe est une contrainte rigoureuse mais qui ouvre un champ de possibles et de liberté. Or, depuis Claude Lévi-Strauss, on a souvent proposé l'analogie entre alimentation et langage : la cuisine, en effet, entendue au sens de la culture alimentaire des peuples, est un tissu de règles d'association et d'exclusion, de propriété et d'impropriété, de séquences et de contextes et on peut y déceler quelque chose comme une grammaire et une syntaxe (Fischler, 1990).

Le passage de l'hétéronomie (la règle est produite hors de la sphère de décision du sujet qui l'applique, consciemment ou non) à l'autonomie plus ou moins complète peut être problématique. C'est le cas de plus souvent en matière d'alimentation dans les pays les plus riches, où l'on peut même détecter des formes d'anomie (Fischler, 1979).

Désenchantement et réenchantement

Entre la fin du XIXe siècle et la Première Guerre mondiale, quelques-uns des pères fondateurs de la sociologie (notamment Durkheim, Simmel, Weber) s'efforcèrent de penser la grande question du recul de la religion, de la sécularisation et de la montée du rationalisme à la faveur des développements de la technique et de la science. Max

Weber (1905), en particulier, diagnostiqua un « désenchantement du monde » (*Entzauberung*), « l'élimination de la magie en tant que technique de salut ». À l'origine de ce phénomène, selon lui, la doctrine calviniste de la prédestination : c'est elle qui conduit au rejet de toute pratique ou croyance jugée superstitieuse, c'est-à-dire, au fond, tendant à maîtriser son salut. Seule importe la foi de chacun dans son élection ; et cette foi se manifeste dans la vie quotidienne par le travail, l'efficacité, la compétence professionnelle, la droiture et la rigueur. Selon Weber, le capitalisme et l'individualisme contemporain émergeraient de ce terreau : le capitalisme serait comme le fantôme de ces croyances religieuses de jadis ; quant à l'individualisme, il représenterait une forme laïcisée de ce « contrôle méthodique de l'état de grâce » au cœur du puritanisme calviniste. La version contemporaine serait avant tout l'héritage laïcisé de cette « cage de fer » de l'individualisme puritain – mais dans une version de plus en plus vidée de sa spiritualité...

Die *Entzauberung der Welt*, le « désenchantement du monde » : l'expression a fait fortune en s'appliquant, avec une connotation tantôt positive tantôt négative, à des domaines divers de la civilisation et de la société, de la pensée et de la littérature, de la philosophie et de la spiritualité, des valeurs, des institutions sociales et de la culture. Nous avons proposé ailleurs de l'appliquer à ce champ essentiel (quoique longtemps largement négligé par les sciences sociales pour son caractère censément trivial ou frivole) que constitue l'alimentation (Fischler et Masson, 2008). Pour reprendre la formule de Weber, on peut en effet parler d'un « désenchantement de l'alimentation ». Il tient au fait que, d'un côté, l'aliment est réduit à sa thermodynamique et sa biochimie (calories et nutriments) tandis que, de l'autre, il est ramené à son économie (prix modique), son hédonique (sa « palatabilité » basique) et sa commodité d'emploi (réduction maximale de la préparation). L'aliment est en somme banalisé, trivialisé. Et nous l'avons vu : c'est souvent là où il est le plus « désenchanté » qu'il fait le plus problème ; lorsqu'il est ainsi vidé de sa substance sociale et symbolique, lorsqu'il est renvoyé à un manger pour ainsi dire impensé, machinal, subliminal, l'épidémiologie en recense rapidement les effets pathogènes.

Le réenchantement ne peut bien entendu consister en un simple retour à l'hétéronomie des sociétés archaïques ni en un renoncement à l'autonomie. Il passe sans doute d'abord par une double reconnaissance. D'une part, la dimension sociale, chez l'homme, n'est pas accessoire ni secondaire dans l'acte alimentaire. Elle est centrale. D'autre part, dans un environnement de pléthore, l'autorégulation consciente et rationnelle par les individus est au mieux problématique. À l'âge de l'individualisation, le repas en commun est plus volontiers, dans les esprits, associé à la fête et à l'excès, à l'extraordinaire qu'à l'ordinaire. En réalité, la commensalité ordinaire a une fonction implicite de régulation : qui prend part au repas n'est pas censé manger plus que sa part...

RÉFÉRENCES BIBLIOGRAPHIQUES

– Beardsworth A. « Nostalgie et érosion des compétences alimentaires : le vécu des Britanniques », *in* Fischler C. et Masson E. (éd.), *Manger. Français, Européens et Américains face à l'alimentation*, Paris, Odile Jacob, 2008, p. 135-154.

– Durkheim E. [1893], *De la division du travail social*, Paris, PUF, 1981.

– Eckersley R., « Is modern Western culture a health hasard ? », *International Journal of Epidemiology*, 2006, 35, p. 252-258.

– Fischler C., « Gastro-nomie et gastro-anomie : sagesse du corps et crise bioculturelle de l'alimentation moderne », *Communications*, 1979, n° 31, p. 189-210.

– Fischler C., *L'Homnivore*, Paris, Odile Jacob, 1990.

– Fischler C. et Masson E., *Manger. Français, Européens et Américains face à l'alimentation*, Paris, Odile Jacob, 2008.
– Giddens A., *La Constitution de la société*, Paris, PUF, 1987.
– Giddens A., *Les Conséquences de la modernité*, Paris, L'Harmattan, 1994.
– Masson E., *Les Formes du manger. Représentations de pratiques alimentaires contemporaines*, thèse de troisième cycle, Paris, École des hautes études en sciences sociales, 2001.
– Perrot P., *Le Travail des apparences, ou les transformations du corps féminin, XVIIIe- XIXe siècle*, Paris, Seuil, 1984.
– Saint-Pol, T. de, « Le dîner des Français : un synchronisme alimentaire qui se maintient », *Économie et statistique*, 2006, n° 400, p. 45-69.
– Saint-Pol T. de, *Corpulence et genre en Europe. Le poids des inégalités d'apparence et de santé*, thèse de doctorat de sociologie, Institut d'études politiques de Paris, 2008.
– Schwartz B., *The Paradox of Choice. Why more is less*, New York, ECCO, 2005.
– Weber M. [1905], *L'Éthique protestante et l'esprit du capitalisme*, Paris, Plon, 1964.

NOTES

1. « Is modern Western Culture a health hazard ? » (« La culture occidentale moderne est-elle un risque pour la santé ? ») s'interroge un chercheur australien (Eckersley, 2006).

2. Mené de 2000 à 2002, auprès de plus de 7 000 personnes dans cinq pays européens (France, Suisse, Italie, Royaume-Uni, Allemagne) et aux États-Unis, ce programme de recherche combinait une approche qualitative et une approche quantitative dans trois phases de recueil de données : des *focus groups*, des entretiens directifs auprès d'un échantillon stratifié (n = 1 032), une enquête par questionnaire administrée par téléphone à six échantillons nationaux représentatifs (n = 6 023). Cette recherche a été financée par l'OCHA (Observatoire CNIEL des habitudes alimentaires) que nous remercions.

3. On demandait aux répondants d'indiquer leur niveau d'agrément ou de désagrément avec les propositions suivantes : « Pour avoir une alimentation saine, il suffit de respecter certains principes simples, tels que : manger avec modération, manger varié, faire trois repas par jour, ne pas manger en dehors des repas, manger des produits frais, manger ce dont on a envie. »

4. Nous avons demandé aux répondants de noter sur 10 leur niveau de satisfaction personnelle à l'égard de différents aspects de l'offre et des consommations alimentaires. En ce qui concerne leurs habitudes alimentaires, ce sont les Américains qui significativement se déclarent le moins satisfaits donnant en moyenne une note de 6,7, tandis que les Italiens, avec une note de 7,6, apparaissent les plus satisfaits.

Annexe

POUR EN SAVOIR PLUS

Aspects neurophysiologiques du contrôle nerveux de la prise alimentaire

Marc Fantino

La commande nerveuse du contrôle physiologique de la prise alimentaire dépend d'une organisation neurophysiologique d'une redoutable complexité, impliquant de nombreuses structures cérébrales échelonnées à tous les étages du système nerveux supérieur, du tronc cérébral au télencéphale. Des travaux récents ont permis de considérables progrès dans la connaissance des mécanismes neurochimiques y participant et ont mis en évidence que la commande des deux aspects du contrôle de la prise alimentaire, contrôle homéostatique et contrôle hédonique, repose sur des réseaux neuronaux et des médiateurs différents, mais parfois interagissant.

Aspects neurophysiologiques du contrôle homéostatique de la prise alimentaire

Historiquement, dès le milieu du XXe siècle, l'hypothalamus est apparu comme étant la structure centrale de commande et de contrôle du comportement d'ingestion. La destruction bilatérale de certains de ses noyaux entraîne en effet soit de l'hyperphagie source d'obésité (noyaux hypothalamiques ventro-médians, VMH), soit inversement elle supprime le comportement alimentaire (hypothalamus latéral, LH).

L'éventail des noyaux participant à ce contrôle s'est progressivement élargi et le noyau arqué (ARC) apparaît maintenant comme étant le site privilégié (en plus du VMH) de la mesure de l'état énergétique cérébral qui, mimant l'état périphérique, rythme le déclenchement des repas. Ce noyau contient deux populations de neurones : l'une élabore des neuropeptides anorexigènes, l'autre synthétise des neuropeptides orexigènes[1]. Par la mise en jeu de ces médiateurs en aval, au niveau de leurs projections sur d'autres structures nerveuses qui commandent le comportement alimentaire, ces deux populations neuronales contrôlent le déclenchement ou l'arrêt du comportement d'ingestion en fonction de l'état métabolique interne. Un progrès significatif a été l'identification récente des conditions métaboliques qui déterminent l'activation de ces neurones en fonction de la disponibilité énergétique au sein du noyau arqué. Le pivot central du mécanisme est l'enzyme *adenosine monophosphate-activated protein kinase* (AMP-kinase) qui paradoxalement module le comportement alimentaire[2] en contrôlant la néosynthèse intracytoplasmique d'acides gras à longue chaîne[3] (voir revue sur ces mécanismes[4]).

Actions de la leptine sur les circuits nerveux du contrôle de la prise alimentaire

La découverte de la leptine a été une étape importante pour la connaissance des mécanismes de l'homéostasie énergétique. Elle a apporté le chaînon manquant au système de régulation[5]. La première fonction de cette hormone, sécrétée par le tissu adipeux en proportion de sa taille, serait d'informer le cerveau sur la masse des lipides de réserve dans le cadre de la régulation énergétique à long terme, ce qui pose la question de son interaction avec le contrôle à court terme.

La leptine agit par l'intermédiaire de la forme longue de son récepteur (LepRb). Or les neurones exprimant ce récepteur fonctionnel sont pour la plupart concentrés dans l'hypothalamus, particulièrement dans le noyau arqué[6]. Cette structure étant directement impliquée dans la mesure de la disponibilité énergétique contrôlant le comportement d'ingestion, la modulation de son activité par la leptine joue probablement un rôle crucial pour adapter le comportement alimentaire aux besoins de la balance énergétique. Il a été montré que la leptine module conjointement le contenu en peptides et l'activité électrique des deux populations neuronales de l'ARC évoquées plus haut. Par exemple, la leptine stimule la synthèse des peptides anorexigènes et augmente l'activité électrique des neurones les produisant ; simultanément elle inhibe la production des peptides orexigènes et l'activité des neurones correspondants[7].

En bref, dans des conditions physiologiques normales, la leptine intervient principalement dans le cadre de la régulation énergétique à long terme en jouant un rôle de messager dans la boucle de rétroaction qui informe le cerveau sur l'état des réserves adipeuses périphériques. Elle ne contrôle donc probablement pas directement le déclenchement et l'arrêt du comportement alimentaire, mais elle pourrait en accélérer ou en retarder l'apparition en fonction des besoins pour l'homéostasie calorique[8].

La leptine a aussi d'autres cibles dont les neurones dopaminergiques participant au contrôle hédonique de la prise alimentaire qui sont également pourvus de récepteurs LepRb[9] et dont l'activité est aussi modulée par cette hormone[10].

Aspects neurophysiologiques du contrôle hédonique de la prise alimentaire

Le contrôle hédonique de la prise alimentaire est sous la dépendance de circuits neuronaux très complexes distincts, mais complémentaires de ceux assurant le contrôle homéostatique. Plusieurs systèmes neurochimiques, maintenant bien caractérisés, participent à cette fonction. Pour la plupart, ils participent aussi à la médiation d'autres types de renforcements naturels (sexuel par exemple) ou artificiels (comme l'usage abusif de drogues psycho-actives). Le système dopaminergique mésolimbique, le plus anciennement identifié, a été successivement complété dans les années 1970-1980 par le système des opioïdes endogènes dont les médiateurs sont des peptides, puis plus récemment par le système endocannabinoïde dont les médiateurs dérivent d'acides gras à longue chaîne.

SYSTÈME DOPAMINERGIQUES MÉSOTÉLENCÉPHALIQUE

Un nombre considérable de travaux scientifiques indiquent que la plupart des comportements motivés par un renforcement naturel ou artificiel activent un ensemble de neurones dopaminergiques dont les corps cellulaires, situés dans la partie antérieure du mésencéphale à proximité immédiate de la substance noire, constituent le contingent A10 de l'aire tegmentale ventrale (VTA). Ces neurones se projettent massivement sur des zones cérébrales plus antérieures, au noyau accumbens et plus en avant à diverses structures limbiques et au cortex préfrontal médian. Réciproquement, les neurones cibles retournent des projections excitatrices ou inhibitrices à l'accumbens et à l'aire tegmentale ventrale[11]. Ces circuits constituent les systèmes mésolimbique et mésotélencéphalique.

L'importance de ces systèmes dans le renforcement alimentaire a été magnifiquement explorée, notamment par Wise qui a montré que la suppression partielle de leur fonction réduit la valeur hédonique des aliments préférés indépendamment de toute altération motrice ou de toute modification de l'éveil général[12]. Par exemple, des antagonistes dopaminergiques à dose adéquate réduisent la préférence et la consommation d'aliments sucrés de manière identique à la dilution de leur saveur sucrée[13]. Réciproquement, nous avons nous-mêmes montré, par microdialyse intracérébrale chez le rat, que la consommation d'un aliment très palatable entraîne une mobilisation de la DA dans le noyau accumbens en rapport avec la palatabilité de la nourriture consommée[14].

Enfin d'autres données indiquent que les neurones dopaminergiques du mésencéphale répondent aussi aux signaux métaboliques périphériques, à la leptine comme déjà mentionné, mais aussi à l'insuline, la ghréline, les orexines[15].

SYSTÈME DES OPIOÏDES ENDOGÈNES

Il est connu que les toxicomanes utilisant des opiacés présentent des troubles du comportement alimentaire que la découverte des peptides opioïdes endogènes dans les années 1970 a permis d'expliquer. Le système opioïde constitue en effet un autre système neurochimique jouant un rôle majeur dans le contrôle de la perception affective des aliments, en étroite interaction avec le système dopaminergique.

Dès les années 1980 nous avions montré que l'administration de l'antagoniste µ-sélectif naltrexone à des sujets humains normaux diminue leur perception affective de stimuli alimentaires en produisant une alliesthésie négative analogue à celle induite par l'administration de glucose dans l'estomac[16]. Puis il a été constaté que l'administration d'agonistes µ ou delta dans les ventricules latéraux du cerveau ou dans le noyau accumbens de rats rassasiés entraîne une augmentation de la prise de boissons très palatables[17]. D'autres travaux ont confirmé que chez l'Homme les antagonistes opioïdes réduisent le plaisir pour les aliments gras et sucrés[18] sans affecter la sensation de faim[19]. Le site d'interaction privilégié entre opioïdes et système dopaminergique est le noyau accumbens.

L'association entre mise en jeu du système des opioïdes endogènes et surconsommation d'aliments palatables sucrés a fait naître l'hypothèse que ce système neurochimique puisse favoriser l'établissement d'une dépendance alimentaire vis-à-vis du sucré, analogue à celle que l'on peut observer à l'égard des substances addictogènes. Chez l'animal, tout un faisceau d'arguments expérimentaux semble compatible avec une telle hypothèse. Par exemple, dans une expérience des rats avaient la possibilité de presser une pédale pour soit s'auto-injecter de la cocaïne en intraveineux (iv), soit obtenir des petites quantités de solutions édulcorées par de la saccharine dont les rats sont friands. Dans ces conditions, les rats ont préféré la saccharine *per os* à la cocaïne iv[20]. Dans une autre étude des rats habitués à consommer périodiquement de grandes quantités de solutions sucrées présentaient, après administration de l'antagoniste opioïde naltrexone, un syndrome de sevrage plus marqué que des rats n'ayant reçu que de la nourriture de laboratoire peu palatable[21]. Cependant, ainsi que nous l'avons souligné[22], puis comme cela a été repris par d'autres[23], de telles manifestations ne sont pas observées chez l'homme dont les consommations, même excessives, de boissons sucrées ou d'aliments très palatables ne répondent pas à la définition médicale de la dépendance (physique ou psychique) à l'égard des substances addictogènes.

SYSTÈME ENDOCANNABINOÏDE

Il était aussi connu de longue date que fumer des préparations de la plante *Cannabis sativa*, telles que la marijuana ou le haschisch, ou l'administration du principal composé psycho-actif de cette plante, le Δ9-tétrahydrocannabinol (THC), stimule l'appétit et la consommation de nourritures très palatables. Ces propriétés sont même parfois mises à profit chez l'Homme pour favoriser la prise alimentaire de patients cancéreux anorexiques. Ces substances agissent en se liant à des récepteurs spécifiques, CB1 et CB2, dont les liguants endogènes, les endocannabinoïdes (EC), dérivent d'acides gras à longue chaîne.

La présence de récepteurs CB1 sur de nombreux neurones hypothalamiques impliqués dans le contrôle homéostatique de la prise alimentaire et le fait que l'injection intracérébrale d'agonistes cannabinoïdes, même à des rats rassasiés, accroît significativement la consommation alimentaire[24] ont poussé certains auteurs à proposer que le système endocannabinoïde participe au contrôle homéostatique de l'ingestion[25]. Cependant les récepteurs CB1 sont aussi largement répartis sur toutes les structures du système mésolimbique, notamment le noyau accumbens, où leur activation favorise les comportements d'autoadministration des substances psycho-actives. Finalement, bien que le débat reste ouvert, il y a beaucoup plus d'arguments scientifiques en faveur d'une action du système endocannabinoïde sur la dimension hédonique, à l'instar du système opioïde. Notamment, le Rimonaban®, un antagoniste des récepteurs CB1, réduit la consommation d'aliments sucrés[26] et supprime la mobilisation de dopamine dans l'accumbens que la consommation d'une nourriture de haute palatabilité entraîne[27]. Ces données et d'autres suggèrent donc que l'exposition à une nourriture très agréable accroît la libération de dopamine dans l'accumbens en augmentant le tonus endocannabinoïde. Enfin d'autres sites d'action des EC ont été montrés, notamment les noyaux du tronc cérébral qui reçoivent les afférences vagales venant de l'estomac ou du duodénum et qui coexpriment récepteurs CCK et récepteurs CB1, ou le noyau parabrachial, relais pontin des voies de la gustation.

NOTES

1. Elmquist J. K., Coppari R., Balthasar N., Ichinose M. et Lowell B. B., « Identifying hypothalamic pathways controlling food intake, body weight, and glucose homeostasis », *J. Comp. Neurol.*, 2005, 493, p. 63-71.

2. Minokoshi Y., Alquier T., Furukawa N., Kim Y. B., Lee A., Xue B., Mu J., Foufelle F., Ferre P., Birnbaum M. J., Stuck B. J. et Kahn B. B.,

« AMP-kinase regulates food intake by responding to hormonal and nutrient signals in the hypothalamus », *Nature*, 2004, 428, p. 569-754.

3. Xue B. et Kahn B. B., « AMPK integrates nutrient and hormonal signals to regulate food intake and energy balance through effects in the hypothalamus and peripheral tissues », *J. Physiol.*, 2006, 574, p. 73-83. Kim E. K., Miller I., Aja S., Landree L.E., Pinn M., McFadden J., Kuhajda F. P., Moran T. H. et Ronnett G. V., « C75, a fatty acid synthase inhibitor, reduces food intake via hypothalamic AMP-activated protein kinase », *J. Biol. Chem.*, 2004, 279, p. 19970-19976.

4. Wolfgang M. J. et Lane M. D., « Control of energy homeostasis : Role of enzymes and intermediates of fatty acid metabolism in the central nervous system », *Annu. Rev. Nutr.*, 2006, 26, p. 23-44.

5. Zhang Y., Proenca R., Maffei M., Barone M., Leopold L. et Friedman J. M., « Positional cloning of the mouse obese gene and its human homologue », *Nature*, 1994, 372, p. 425-432.

6. Elmquist J. K., Bjorbaek C., Ahima R. S., Flier J. S. et Saper C. B., « Distributions of leptin receptor mRNA isoforms in the rat brain », *J. Comp. Neurol.*, 1998, 395, p. 535-547.

7. Cone R. D., « Anatomy and regulation of the central melanocortin system », *Nat. Neurosci.*, 2005, 8, p. 571-578.

8. Baskin D. G., Figlewicz Lattemann D., Seeley R. J., Woods S. C., Porte D. Jr et Schwartz M.W., « Insulin and leptin : Dual adiposity signals to the brain for the regulation of food intake and body weight », *Brain Res.*, 1999, 848, p. 114-123 ; Valassi E., Scacchi M. et Cavagnini F., « Neuroendocrine control of food intake », *Nutr. Metab. Cardiovasc. Dis.*, 2008, 18, p. 158-168.

9. Hommel J. D., Trinko R., Sears R. M., Georgescu D., Liu Z. W., Gao X. B., Thurmon J. J., Marinelli M. et DiLeone R. J., « Leptin receptor signaling in midbrain dopamine neurons regulates feeding », *Neuron*, 2006, 51, p. 801-810.

10. Leinninger G. M., Jo Y. H., Leshan R. L., Louis G. W., Yang H., Barrera J. G., Wilson H., Opland D. M., Faouzi M. A., Gong Y., Jones J. C., Rhodes C. J., Chua S. Jr, Diano S., Horvath T. L., Seeley R. J., Becker J. B., Munzberg H. et Myers M. G. Jr, « Leptin acts via leptin receptor-expressing lateral hypothalamic neurons to modulate the mesolimbic dopamine system and suppress feeding », *Cell Metab.*, 2009, 10, p. 89-98 ; Fulton S., Pissios P., Manchon R. P., Stiles L., Frank L., Pothos E. N., Maratos-Flier E. et Flier J. S., « Leptin regulation of the mesoaccumbens dopamine pathway », *Neuron*, 2006, 51, p. 811-822.

11. Wise R. A., « Brain reward circuitry : Insights from unsensed incentives », *Neuron*, 2002, 36, p. 229-240.

12. Wise R. A., Spindler J., DeWit H. et Gerberg G. J., « Neuroleptic-induced "anhedonia" in rats : Pimozide blocks reward quality of food », *Science*, 1978, 201, p. 262-264.

13. Geary N. et Smith G. P., « Pimozide decreases the positive reinforcing effect of sham fed sucrose in the rat », *Pharmacol. Biochem. Behav.*, 1985, 22, p. 787-790 ; Schneider L. H., Davis J. D., Watson C. A. et Smith G. P., « Similar effect of raclopride and reduced sucrose concentration on

the microstructure of sucrose sham feeding », *Eur. J. Pharmacol.*, 1990, 186, p. 61-70.

14. Martel P. et Fantino M., « Mesolimbic dopaminergic system activity as a function of food reward : A microdialysis study », *Pharmacol. Biochem. Behav.*, 1996, 53, p. 221-226 ; Martel P. et Fantino M., « Influence of the amount of food ingested on mesolimbic dopaminergic system activity : A microdialysis study », *Pharmacol. Biochem. Behav.*, 1996, 55, p. 297-302.

15. Hommel J. D., Trinko R., Sears R. M., Georgescu D., Liu Z. W., Gao X. B., Thurmon J. J., Marinelli M. et DiLeone R. J., « Leptin receptor signaling in midbrain dopamine neurons regulates feeding », *Neuron*, 2006, 51, p. 801-810 ; Figlewicz D. P., Evans S. B., Murphy J., Hoen M. et Baskin D. G., « Expression of receptors for insulin and leptin in the ventral tegmental area/substantia nigra (VTA/SN) of the rat », *Brain Res.*, 2003, 964, 107-115 ; Abizaid A., Liu Z. W., Andrews Z. B., Shanabrough M., Borok E., Elsworth J. D., Roth R. H., Sleeman M. W., Picciotto M. R., Tschop M. H., Gao X. B. et Horvath T. L., « Ghrelin modulates the activity and synaptic input organization of midbrain dopamine neurons while promoting appetite », *J. Clin. Invest.*, 2006, 116, p. 3229-3239. Borgland S. L., Taha S. A., Sarti F., Fields H. L. et Bonci A., « Orexin A in the VTA is critical for the induction of synaptic plasticity and behavioral sensitization to cocaine », *Neuron*, 2006, 49, p. 589-601.

16. Fantino M., Hosotte J. et Apfelbaum M., « An opioid antagonist, naltrexone, reduces preference for sucrose in humans », *Am. J. Physiol.*, 1986, 251, R91-R96.

17. Gosnell B. A. et Majchrzak M. J., « Centrally administered opioid peptides stimulate saccharin intake in nondeprived rats », *Pharmacol. Biochem. Behav.*, 1989, 33, p. 805-810 ; Zhang M. et Kelley A. E., « Opiate agonists microinjected into the nucleus accumbens enhance sucrose drinking in rats », *Psychopharmacology*, 1997, 132, p. 350-360.

18. Drewnowski A., Krahn D. D., Demitrack M. A., Nairn K. et Gosnell B. A. « Taste responses and preferences for sweet high-fat foods : evidence for opioid involvement », *Physiol. Behav.*, 1992, 51, p. 371-379 ; Yeomans M. R. et Gray R. W., « Selective effects of naltrexone on food pleasantness and intake », *Physiol. Behav.*, 1996, 60, p. 439-446.

19. Yeomans M. R. et Gray R. W., « Opioid peptides and the control of human ingestive behaviour », *Neurosci. Biobehav. Rev.*, 2002, 26, p. 713-728.

20. Lenoir M., Serre F., Cantin L. et Ahmed S. H., « Intense sweetness surpasses cocaine reward », *PLoS One*, 2007, 2, e698.

21. Colantuoni C., Rada P., McCarthy J., Patten C., Avena N. M., Chadeayne A. et Hoebel B. G., « Evidence that intermittent, excessive sugar intake causes endogenous opioid dependence », *Obes. Res.*, 2002, 10, p. 478-488.

22. Fantino M., « Existe-t-il des addictions au sucre ? », réunion annuelle du Groupe de réflexion sur l'obésité et le surpoids, Paris, 19 octobre 2007.

23. Drewnoski A. et Bellisle F., « Is sweetness addictive ? », *Nutr. Bul.*, 2007, 32 (S1), p. 52-60.

24. Jamshidi N. et Taylor D. A., « Anandamide administration into the ventromedial hypothalamus stimulates appetite in rats », *Br. J. Pharmacol.*, 2001, 134, p. 1151-1154 ; Verty A. N., McGregor I. S. et Mallet P. E., « Paraventricular hypothalamic CB (1) cannabinoid receptors are involved in the feeding stimulatory effects of Delta (9)-tetrahydrocannabinol », *Neuropharmacology*, 2005, 49, p. 1101-1109.

25. Di Marzo V., Ligresti A. et Cristino L., « The endocannabinoid system as a link between homoeostatic and hedonic pathways involved in energy balance regulation », *Int. J. Obes.*, 2009, 33, suppl. 2, S18-24.

26. Simiand J., Keane M., Keane P. E. et Soubrie P., « SR 141716, a CB1 cannabinoid receptor antagonist, selectively reduces sweet food intake in marmoset », *Behav. Pharmacol.*, 1998, 9, p. 179-181.

27. Melis T., Succu S., Sanna F., Boi A., Argiolas A. et Melis M. R., « The cannabinoid antagonist SR 141716A (Rimonabant) reduces the increase of extra-cellular dopamine release in the rat nucleus accumbens induced by a novel high palatable food », *Neurosci. Lett.*, 2007, 419, p. 231-235.

Les auteurs

Gérard Apfeldorfer est médecin psychiatre et psychothérapeute, a une expérience de trente ans des troubles du comportement alimentaire et des problèmes pondéraux. Il est cofondateur et président d'honneur du GROS et auteur de *Maigrir, c'est fou !, Maigrir, c'est dans la tête, Dictature des régimes, attention !, Manger en paix,* aux éditions Odile Jacob.

Danielle Bourque est détentrice d'une maîtrise en psychologie de l'Université Laval à Québec. Elle a enseigné aux collèges de Sherbrooke et de Sainte-Foy. Elle est conférencière et anime des ateliers de prévention et d'intervention auprès de personnes souffrant de problèmes liés à l'image corporelle et à l'obsession alimentaire.

Anne-Françoise Chaperon est psychologue clinicienne en libéral et consultante en entreprise au sein du cabinet Stimulus, enseignante au GROS, à l'AFTCC, membre du comité scientifique et enseignante à la SPOM (Société de psychologie odontostomatologique et médicale), et chargée de cours à l'UFR d'odontologie de l'université Paris VII. Elle est l'auteur de deux ouvrages sur le stress et l'affirmation de soi.

Pierre Dalarun est psychomotricien à Paris, cofondateur du GROS, spécialisé dans l'approche corporelle des problématiques du surpoids et des troubles du comportement alimentaire.

Marc Fantino, médecin physiologiste, dirige le département de physiologie humaine et expérimentale de la faculté de médecine de l'Université de Bourgogne (UB), il est chef du service d'explorations fonctionnelles du CHU de Dijon et professeur de physiologie de la prise alimentaire. Expert Afssa et président du comité d'évaluation en vue de l'attribution du logo PNNS.

Claude Fischler est sociologue et directeur de recherche au CNRS. Il est l'auteur de *L'Homnivore, Du vin,* et de *Manger,* avec Estelle Masson, aux éditions Odile Jacob.

Philippe Froguel est médecin et chercheur en endocrinologie, biologie moléculaire et génétique, professeur à l'Imperial College de Londres et directeur de recherche au CNRS au sein de l'Institut Pasteur de Lille.

Pr Bernard Guy-Grand est professeur honoraire de nutrition et ancien chef du service de nutrition de l'Hôtel-Dieu de Paris. Il a contribué par ses actions cliniques, de recherche et institutionnelles, tant au niveau national qu'international, à développer des concepts novateurs et des pratiques originales en matière d'obésité. Il a notamment été le président du 8e Congrès international de l'obésité (Paris, 1998) et a publié avec le docteur Arnaud Basdevant le *Traité sur la médecine de l'obésité* (Paris, Flammarion, 2004).

Dr Stéphanie Hahusseau est médecin psychiatre et psychothérapeute à Toulouse, spécialiste des émotions. Ses livres, parmi lesquels *Comment ne pas se gâcher la vie, Tristesse, peur, colère. Agir sur ses émotions,* connaissent un grand succès auprès du public.

André Holley est professeur émérite de neurosciences à l'université Claude-Bernard de Lyon. Il a notamment dirigé le Centre européen de sciences du goût, à l'université de Dijon, et publié *Éloge de l'odorat* et *Le Cerveau gourmand,* aux éditions Odile Jacob.

Katherine Kuréta-Vanoli est diététicienne-nutritionniste en région parisienne, vice-présidente du GROS, responsable des formations pluridisciplinaires au sein du GROS, enseignante pour le GROS et différents organismes de formation. Spécialisée sur le goût et son utilisation thérapeutique dans les problèmes de poids et les troubles du comportement alimentaire.

Jean-Michel Lecerf est médecin, professeur associé et chef du service de nutrition à l'Institut Pasteur de Lille, spécialiste en endocrinologie et maladies métaboliques, consultant attaché en médecine interne au CHRU de Lille. Il est l'auteur de nombreux articles scientifiques et livres dans le domaine de la nutrition, du diabète, du cholestérol et de l'obésité. Il est chercheur auprès de l'AFSSA.

Estelle Masson est maître de conférences en psychologie sociale à l'université de Brest, coauteur de *Manger*, publié chez Odile Jacob.

Ulla Menneteau est diététicienne-nutritionniste, responsable des formations pluridisciplinaires au sein du GROS. Formatrice et praticienne de prise en charge biopsycho-sensorielle, elle est spécialisée dans l'utilisation thérapeutique du goût en prévention et en traitement des problèmes de poids et de comportement alimentaire.

Lyne Mongeau est professeur adjoint de clinique à l'Université de Montréal et coordonnatrice du Plan d'action gouvernemental de promotion de saines habitudes de vie et de prévention des problèmes reliés au poids 2006-2012, Investir pour l'avenir, au sein du ministère de la Santé et des Services sociaux du Québec.

Jean-Michel Oppert est médecin, professeur de nutrition à l'université Paris-VI Pierre-et-Marie-Curie-Paris, praticien hospitalier dans le service de nutrition de la Pitié-Salpêtrière (AP-HP), et chercheur au Centre de recherche en nutrition humaine Île-de-France. Il est le président de l'Association européenne d'étude de l'obésité (EASO).

Jean-Pierre Poulain est sociologue et anthropologue, professeur à l'université Toulouse-II. Il est l'auteur de

Sociologies de l'alimentation PUF, 2005 et *Sociologie de l'obésité*, PUF, 2009.

Véronique Provencher est nutritionniste, professeur au département des sciences des aliments et de nutrition et chercheur à l'Institut des nutraceutiques et des aliments fonctionnels (INAF) à l'Université Laval au Québec.

Natalie Rigal est maître de conférences à l'université Paris-Ouest, spécialiste de la construction du goût et des conduites alimentaires chez l'enfant et auteur d'ouvrages et d'articles scientifiques sur le sujet.

Magali Volery est psychologue et diététicienne, spécialisée en thérapie cognitive et comportementale pour le traitement des troubles du comportement alimentaire et du surpoids au CCNP (Centre de consultation nutrition et psychothérapie) à Genève. Active dans l'enseignement, elle a été coordinatrice du programme « Marchez et mangez malin ! » entre 2006 et 2010 pour le canton de Genève.

Bernard Waysfeld est médecin psychiatre, nutritionniste et président du Groupe de réflexion sur l'obésité et le surpoids (GROS) et auteur de nombreux articles sur l'obésité et le comportement alimentaire, il a notamment publié *Le Poids et le Moi*, Armand Colin, 2003.

Pierre Weill est ingénieur agronome et chercheur Avec l'INRA et le CERN, il a participé à plusieurs études cliniques démontrant les effets de l'alimentation sur la santé humaine. Il a signé de nombreux articles scientifiques et deux livres sur le sujet : *Tous trop gros demain ?*, Plon, 2007 et *Mon assiette, ma santé, ma planète,* Plon, 2010.

Jean-Philippe Zermati est médecin nutritionniste, thérapeute comportementaliste, spécialiste des troubles du comportement alimentaire. Il est cofondateur et président d'honneur du GROS et auteur notamment de *Maigrir sans régime, Dictature des régimes, attention !, Maigrir sans regrossir. Est-ce possible ?*, aux éditions Odile Jacob.

Table

II
Les progrès dans la prise en charge

III
Les progrès dans la prévention et les actions de santé publique

Annexe

DES MÊMES AUTEURS
CHEZ ODILE JACOB

Gérard Apfeldorfer

Mangez en paix !, 2008.
Dictature des régimes. Attention ! (avec Jean-Philippe Zermati), 2006.
Maigrir, c'est dans la tête, 2004 ; nouvelle édition, 2009.
Les Relations durables, 2004.
Folie @ Trois, 1999.

Jean-Philippe Zermati

Maigrir sans regrossir, 2009.
Dictature des régimes. Attention ! (avec Gérard Apfeldorfer), 2006.
Maigrir sans régime, 2002.

Cet ouvrage a été transcodé et mis en pages
chez Nord Compo (Villeneuve-d'Ascq)

Achevé d'imprimer par SAGIM en août 2010
sur rotative Variquik à Courtry (Seine et Marne)

N° d'édition : 7381-2428-X
Dépôt légal : septembre 2010
N° d'impression : 12012
Imprimé en France

L'imprimerie Sagim est titulaire de la marque Imprim'vert® depuis 2004